AF411302

TRAITÉ

DES

RÉTENTIONS D'URINE

ET DES

MALADIES QU'ELLES PRODUISENT.

IMPRIMERIE DE PLASSAN,

RUE DE VAUGIRARD, N° 15, DERRIÈRE L'ODÉON.

TRAITÉ

DES

RÉTENTIONS D'URINE

ET DES

MALADIES QU'ELLES PRODUISENT,

SUIVI

D'UN GRAND NOMBRE D'OBSERVATIONS ;

PAR P.-S. SÉGALAS,

DOCTEUR ET AGRÉGÉ LIBRE DE LA FACULTÉ DE MÉDECINE DE PARIS, PROFESSEUR
DE PHYSIOLOGIE ET DE PATHOLOGIE, MEMBRE DE L'ACADÉMIE ROYALE DE
MÉDECINE, ETC.

AVEC DIX PLANCHES.

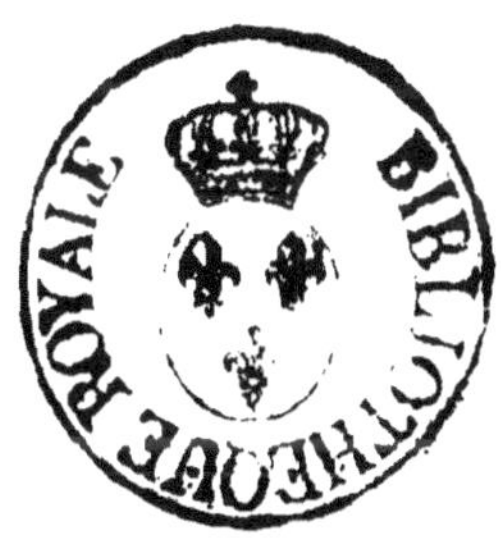

A PARIS,

CHEZ MÉQUIGNON-MARVIS, LIBRAIRE-ÉDITEUR,

RUE DU JARDINET, N° 13,

QUARTIER DE L'ÉCOLE DE MÉDECINE.

A BRUXELLES,

AU DÉPOT GÉNÉRAL DE LA LIBRAIRIE MÉDICALE FRANÇAISE,

MARCHÉ AUX POULETS, N° 1213.

AOUT 1828.

A MONSIEUR

LE DOCTEUR FOURCADELLE,

HOMMAGE

DE HAUTE ESTIME ET DE PIÉTÉ FILIALE.

SÉGALAS.

AVERTISSEMENT.

En juin 1823, deux mois après la mort du jeune et célèbre Ducamp, je fus invité à faire l'application de ses ingénieux procédés pour la destruction des rétrécissemens de l'urèthre. C'était un essai : il fut heureux. Le malade guérit très-promptement d'une difficulté d'uriner qui datait déjà de trente ans, et qu'il croyait être incurable (1).

Ce succès m'enhardit; j'entrepris d'autres traitemens : ils se multiplièrent. Presque tous parlaient en faveur de la méthode de Ducamp; je devais voir avec peine qu'elle fût négligée dans la pratique, et mal jugée dans l'enseignement. Je me décidai à la faire connaître par des leçons publiques.

Dans ce but, j'ouvris un cours spécial sur les maladies des organes génito-urinaires. Ce cours fut suivi : plusieurs de mes con

---

(1) Première Observation.

frères ne dédaignèrent pas d'y venir. Il y avait là plus qu'il n'en fallait pour soutenir le zèle d'un ami de la science. Les affections relatives à mon sujet que je rencontrai furent toutes très-étudiées. Je notai leurs différentes circonstances avec la plus scrupuleuse exactitude. Mon attention s'attacha surtout à ce point de départ, *les rétrécissemens de l'urèthre.* Les empreintes, prises dans le canal, avant, pendant et après le traitement, furent dessinées, sous deux points de vue différens (1), par un artiste habile, M. Duménil.

Déjà les matériaux d'un mémoire, destiné à éclairer l'opinion des praticiens sur la cautérisation de l'urèthre, étaient réunis et mis en œuvre, quand parut l'excellent ouvrage de M. Lallemand sur le même sujet. La question n'était plus au point où je

---

(1) Vues d'abord de haut en bas, puis latéralement, eu égard à la position que la sonde exploratrice occupait dans l'urèthre, le malade étant debout (planches 6, 7, 8, 9, 10). Le n° 1 de chaque figure a été pris dans le premier sens; et le n° 2, dans le second. Le trait transversal représente le premier pouce de la graduation de l'instrument.

l'avais prise ; je renonçai à l'écrit projeté. Je me bornai à poursuivre mes recherches, et à en présenter les résultats aux élèves.

On s'explique qu'avec le temps, mes observations sur les rétrécissemens de l'urèthre soient devenues très-nombreuses, et qu'elles aient pu me conduire à quelques idées nouvelles sur les moyens de reconnaître et de combattre ces maladies.

J'ai pensé que ces faits, sinon mes vues, pourraient être utiles ; j'ai dû les publier : de là ce Traité.

Il se divise en deux parties. Dans la première, j'expose la théorie de la rétention d'urine. J'envisage d'abord cette maladie d'une manière générale ; puis, adoptant une division de Desault, je l'étudie successivement dans le prépuce, dans l'urèthre, dans la vessie, dans les uretères et dans les reins. Je passe ensuite à des considérations sur les affections qu'elle peut produire, telles que la blennorrhée, le catarrhe de vessie, les abcès urineux, les fistules urinaires, etc.

Dans la seconde partie, je rapporte en détail, et avec des dessins à l'appui, une série d'observations de maladies diverses des organes génito-urinaires, pour la plupart liées à des rétrécissemens de l'urèthre et traitées par le caustique. On y verra combien les craintes de quelques chirurgiens sur les effets du nitrate d'argent sont peu fondées, et combien sont grands les avantages que l'art peut retirer de l'emploi d'un agent si puissant et désormais si facile à diriger.

L'histoire anatomique et physiologique de l'appareil urinaire sert d'introduction à l'ensemble de l'ouvrage.

En médecine, le but est l'utilité; ç'a été le mien : une légitime ambition peut se satisfaire dans des travaux arides et sans éclat.

TRAITÉ

DES

RÉTENTIONS D'URINE

ET DES

MALADIES QU'ELLES PRODUISENT.

DE LA DISPOSITION ANATOMIQUE DE L'APPAREIL URINAIRE.

L'appareil urinaire se compose d'un ensemble d'organes dont les uns, les *reins*, forment l'urine ; plusieurs, les *calices*, les *bassinets* et les *uretères*, recueillent et charrient ce liquide; un autre, la *vessie*, lui sert de réservoir; et un dernier, l'*urèthre*, le porte au-dehors.

Les *reins* (*pl.* 1, *a*), glandes chargées de sécréter l'urine, sont ordinairement au nombre de deux. Quelquefois il n'y a qu'un rein ; d'autres fois on en trouve trois ou quatre.

Ils sont placés dans l'abdomen, derrière le péritoine, sur les parties latérales de la colonne vertébrale, vis-à-vis des deux dernières vertèbres du dos et des deux premières des lombes, le gauche un peu plus haut que le droit. Il n'est pas rare de les rencontrer réunis devant la colonne vertébrale; on les a vus dans le bassin.

Ils sont d'un volume proportionnellement plus grand chez la femme que chez l'homme, chez l'enfant que chez l'adulte; le rapport de leur poids à celui du corps est de 1 à 80, à l'époque de la naissance, et de 1 à 240, à l'âge adulte.

D'une forme assez justement comparée à celle d'un *haricot* (1), dont le grand diamètre serait vertical, et l'échancrure en dedans, les reins reçoivent, par cette *scissure*, une grosse artère et un plexus nerveux, et laissent sortir une grosse veine et beaucoup de vaisseaux lymphatiques.

L'artère vient de l'aorte ventrale (*bb*); la veine se rend à la veine cave inférieure (*cc*); les vaisseaux lymphatiques se jettent dans les ganglions lombaires. Quant au plexus nerveux, il offre un ou plusieurs ganglions, et se compose de faisceaux fournis par les plexus solaire et cœliaque, de filets venant de la partie externe du ganglion semi-lunaire, et de deux nerfs assez gros, dont l'un vient du premier ganglion abdominal, et l'autre des deux derniers ganglions thorachiques.

Cette diversité d'origine des nerfs qui se distribuent aux reins, rend compte des sympathies qui lient ces glandes au reste de l'économie, et parti-

____

(1) Eustachi, Portal, Boyer, Meckel.

culièrement aux viscères de la poitrine et de l'abdomen ; sympathies telles que les affections des reins
sont plus ou moins partagées par ces organes, et qu'à
leur tour, les maladies des viscères thorachiques
et abdominaux modifient la sécrétion de l'urine, font
varier à l'infini la quantité et la composition de ce
fluide.

Lorsqu'on divise un rein (*pl.* 3, *fig.* 2), on remarque que son parenchyme est formé de deux substances distinctes; l'une extérieure (*aaa*), *corticale,
glanduleuse*, fauve, granulée, folliculeuse, selon
Malpighi, vasculaire, selon Ruysch, constitue essentiellement l'organe sécréteur; l'autre intérieure
(*bbb*), *médullaire*, *tubuleuse*, *rayonnée*, formée de
conduits urinifères, fait déjà partie des organes excréteurs. Celle-ci est disposée en cônes dont les ba-
ses plus ou moins convexes font suite à la couche
corticale, et dont les sommets (*ccc*), tronqués sous
forme de *mamelons*, de *papilles,* versent l'urine
dans les calices, et s'y montrent ordinairement au
nombre de douze à quinze.

La substance corticale est renfermée dans une
membrane propre, mince, fibreuse, qui pénètre par
la scissure dans l'intérieur de l'organe. Le corps de
la glande est, en outre, enveloppé par un tissu cellulaire plus ou moins chargé de graisse, et désigné
sous le nom de *capsule adypeuse*.

Les reins sont lobuleux chez les fœtus : leurs lobes sont nombreux et très-distincts, quand on les examine à une époque peu avancée de la vie intra-utérine. A l'époque de la naissance, on les reconnaît encore facilement; plus tard, ils se réunissent.

On voit que les reins chez l'homme commencent par avoir une disposition analogue à celle qu'ils ont dans un grand nombre d'animaux. Il en est de ces organes comme de la plupart des autres organes ; ils ne deviennent ce qu'ils sont chez l'homme fait, qu'après avoir passé, en quelque sorte, par les divers degrés de l'échelle animale.

C'est ainsi que, d'après les belles recherches de M. Serres, le système nerveux de l'homme présente successivement les conditions physiques de celui des poissons, des reptiles, des oiseaux, des mammifères, et n'acquiert les conditions propres à l'homme que graduellement, et par les progrès de l'âge (1). Déjà M. Geoffroy-Saint-Hilaire avait établi d'une manière générale que l'organisation des animaux vertébrés peut être ramenée à un type uniforme (2).

Les *calices* (*ddd*), sortes d'entonnoirs membraneux dont chacun embrasse à sa base un ou plusieurs mamelons, recueillent ainsi le fluide qui fil-

----

(1) *Anatomie comparée du cerveau dans les quatre classes des animaux vertébrés ;* 1824.

(2) *Philosophie anatomique ;* 1818.

tre de ces organes, et le versent à leur tour dans le bassinet.

Le *bassinet* (*eee*) est une poche membraneuse, placée dans l'échancrure même des reins. Il est continu en haut avec les calices, en bas avec l'uretère (*ff*); il transmet au dernier le fluide qu'il reçoit des premiers.

Les *uretères* (*pl.* 1, *ddd*) forment deux conduits d'environ deux lignes de largeur, mais ils peuvent se dilater beaucoup, et quelquefois ils sont parcourus par des calculs de quatre ou cinq lignes de diamètre. Ils se dirigent obliquement de haut en bas, et de dehors en dedans, entre les muscles psoas et le péritoine; puis ils passent sur les symphyses sacro-iliaques, pénètrent dans le bassin, gagnent la partie inférieure de la vessie, et, après un trajet oblique de six à huit lignes, s'ouvrent dans son intérieur, à peu près à un pouce de distance l'un de l'autre.

Les calices, le bassinet et l'uretère, de chaque côté, ne sont à proprement parler qu'un seul et même conduit. Ils ont une organisation identique; ils sont composés de deux membranes; l'une externe, fibreuse, semble faire suite à l'enveloppe du rein; l'autre interne, muqueuse, se continue en haut avec la membrane muqueuse qui recouvre les mamelons; en bas avec celle qui tapisse la vessie à l'intérieur.

La *vessie* (*e f g h*) est le réservoir de l'urine. Elle offre plus de capacité chez la femme et l'enfant que chez l'homme adulte et le vieillard. Elle devient large chez les personnes qui ont l'habitude de garder long-temps les urines, et étroite au contraire, chez les sujets qui font abus du vin et des liqueurs alcooliques. Elle a une forme généralement ovale, mais variable selon l'âge et le sexe; elle est allongée chez les enfans, et aplatie d'avant en arrière chez les femmes.

On distingue dans la vessie une partie supérieure (*ee*), appelée le *sommet* ou le *fond;* une partie moyenne plus large, qui a le nom de *corps* (*ff*); et une partie inférieure (*gh*) encore plus développée, qu'on nomme *base*, et qui comprend le *col* (1) en devant, et le *bas-fond* en arrière (2).

Placée dans le bassin et toujours plus ou moins

---

(1) Quelques anatomistes emploient le mot *col* pour désigner l'ouverture antérieure de la vessie; d'autres lui prêtent un sens bien plus étendu : c'est ainsi que M. Velpeau comprend sous ce titre toute la partie de l'organe antérieure aux points où le péritoine l'abandonne. (*Traité d'anatomie chirurgicale.* Paris, 1826.)

(2) Les limites du bas-fond de la vessie sont déterminées diversement par les anatomistes. Pour les uns, cette partie s'étend depuis le péritoine jusqu'à l'urèthre (Sanson); pour d'autres, elle s'arrête, en devant, aux angles postérieurs du trigone (Boyer).

oblique d'arrière en avant et de haut en bas (1), la vessie se continue à son col avec l'urèthre (*lll*), et à son sommet, avec l'*ouraque* (*i i*), sorte de ligament qui monte vers l'ombilic, en longeant la paroi antérieure de l'abdomen.

Ce viscère est en rapport, par sa surface externe, en avant avec le pubis (*k*), en haut et sur les côtés avec les intestins, en arrière et en bas avec l'utérus et le vagin chez la femme (*pl.* 3, *fig.* 1, *ff, ee*), avec le rectum (*pl.* 1, *mm*), la prostate (*o*) et les vésicules séminales (*nn*) chez l'homme.

Il résulte de cette position de la vessie que le bas-fond de cet organe, plus déclive que le col dans l'état de vacuité du rectum et de la matrice, doit se relever dans les circonstances contraires.

Un phénomène semblable se remarque dans l'enfance : la vessie, allongée vers l'ombilic, s'éloigne beaucoup du rectum ; tandis que dans la vieillesse le bas-fond de ce viscère s'applique sur l'intestin, se moule sur lui pour ainsi dire. Il arrive de là que l'introduction d'une sonde droite, opération difficile et même souvent impossible dans le premier cas, est ordinairement facile dans le second.

La surface interne de la vessie (*pl.* 2, *fig.* 1, *aaa,*

______

(1) Elle est assez souvent un peu oblique de haut en bas et de droite à gauche. C'est un fait que Celse avait indiqué, et sur lequel se fonde la préférence accordée au côté gauche du périnée pour la ponction et la taille périnéales.

pl. 3, *fig.* 1, *aaa*) présente des rides plus ou moins marquées, selon l'état de vacuité ou de plénitude de l'organe, et même chez quelques individus des reliefs en forme de *colonnes.*

Cette surface présente de plus à sa partie inférieure une légère saillie triangulaire; c'est le *trigone vésical* (*pl.* 2, *fig.* 2, *aab*). Limité en arrière par les orifices des deux uretères (*aa*), en avant par celui de l'urèthre, ce trigone est surmonté, en ce dernier point, par une petite éminence (*8*) à laquelle Lieutaud a donné le nom de *luette vésicale.*

La vessie est composée de deux tuniques propres, l'une *muqueuse,* l'autre *musculeuse,* et d'une tunique accessoire, *péritonéale,* qui la recouvre sur les parties supérieure, postérieure et latérales, et lui est unie par un tissu cellulaire assez lâche.

La tunique musculeuse est formée par des fibres blanchâtres qui ont différentes directions. Les plus externes sont en général longitudinales, se portent du col de la vessie vers ses régions supérieures, en longeant spécialement les parois antérieure et postérieure; les plus internes sont, au contraire, la plupart transversales, et affectent une disposition circulaire. Celles-ci en se rapprochant un peu forment au col (*cc*) une espèce de *sphincter,* et s'y trouvent associées à un tissu élastique et de nature fibreuse.

La tunique musculeuse de la vessie est quelquefois très-développée. C'est ce qu'on observe surtout chez les sujets qui ont porté long-temps un corps étranger dans ce viscère (1). Les saillies en forme de colonnes, dont nous avons parlé plus haut, sont dues au développement de quelques-uns des faisceaux de cette tunique.

Le tissu cellulaire qui unit les tuniques propres de la vessie, est remarquable en ce qu'il s'infiltre avec facilité et s'hypertrophie souvent.

Les artères de la vessie naissent des hypogastrique, ombilicale, ischiatique, obturatrice, hémorrhoïdale moyenne et honteuse interne; elles varient en nombre et en volume; les plus grosses sont placées vers le bas-fond et le col; toutes sont plus ou moins flexueuses.

Les veines, beaucoup plus nombreuses, constituent en dehors du viscère, sous son bas-fond, et autour de son col, un plexus considérable; elles se déchargent dans le plexus veineux hypogastrique.

Les nerfs viennent des plexus sciatique et hypo-

---

(1) Les muscles se développent en raison directe de leur exercice; plus ils agissent, plus ils sont forts; c'est une loi générale. Les muscles *de la vie organique*, pour me servir de l'expression de Bichat, la suivent tout aussi-bien que les muscles *de la vie animale;* et le temps n'est pas loin, je crois, où l'on reconnaîtra que les différentes parties du système nerveux, le cerveau en particulier, sont aussi sous l'empire de cette loi.

gastrique, c'est-à-dire, qu'ils dérivent de la moëlle de l'épine et du grand sympathique.

Les vaisseaux lymphatiques se rendent aux ganglions hypogastriques. Plusieurs d'entre eux, selon Mascagni, s'anastomosent avec les vaisseaux chylifères.

L'*urèthre*, simple organe excréteur de l'urine chez la femme, est chez l'homme un organe excréteur de l'urine et du sperme tout à-la-fois. Il présente en conséquence une disposition anatomique différente dans les deux sexes.

Dans l'homme, l'urèthre (*pl. 2, fig. 1, b c d*) est un canal, long ordinairement, non pas de neuf à douze pouces comme on l'a dit long-temps, mais bien de huit à neuf pouces. Whately s'en est assuré par la comparaison de quarante-huit sujets. Souvent, il suffit d'une sonde de sept à huit pouces pour donner issue aux urines. J'ai vu différentes personnes chez lesquelles on obtenait ce résultat avec une algalie de six pouces et demi (1). Toutefois, ainsi que

---

(1) Une seule fois ce canal m'a semblé offrir la longueur qui lui a été prêtée ; c'est chez un malade soigné par M. Dudon, et que j'ai sondé sous les yeux de ce médecin et de M. le docteur Fabré-Palaprat. Nous avons constaté, et à plusieurs reprises, que pour ouvrir un passage aux urines, il fallait plonger la sonde à un pied de profondeur. Mais cette particularité tient-elle à l'état naturel des parties ? J'en doute. Ce malade, chez lequel on soupçonne l'existence de la pierre,

M. Lisfranc l'a remarqué (1), il offre quelquefois dix et même onze pouces sur le cadavre. Ce canal commence au col de la vessie et se termine au gland par une ouverture qu'on appelle *méat urinaire*.

L'urèthre a une direction variable, non-seulement suivant l'état du pénis, mais encore suivant l'état de plénitude ou de vacuité de la vessie et du rectum. Cette direction, quoique toujours plus ou moins courbe sous le pubis (2), est susceptible de devenir droite chez la plupart des hommes.

Ce fait, qui paraît avoir été connu des anciens et qui l'était de Lieutaud, a été indiqué par M. de Mon-

a été déjà taillé; et, depuis l'opération, il est affecté d'une rétention d'urine rebelle à tous les moyens de l'art.

(1) Thèse sur les rétrécissemens de l'urèthre; 1824.

(2) Cette courbure est un effet nécessaire de la disposition des ligamens pubio-prostatique, du ligament suspenseur du pénis et de l'aponévrose qui fixe le bulbe de l'urèthre. Elle doit, toutes choses égales d'ailleurs, être d'autant plus prononcée, que la symphyse du pubis et le ligament sous-pubien ont plus de hauteur. Or M. le Roy, d'Étiolles, a reconnu par des recherches comparatives, faites sur un grand nombre de cadavres, que la hauteur de la symphyse et du ligament en question, plus grande d'une à deux lignes chez l'homme que chez la femme, croît avec l'âge dans les deux sexes, varie, terme moyen, de seize lignes à vingt-deux, et peut aller jusqu'à vingt-six lignes. (*Exposé des divers procédés employés pour guérir de la pierre sans avoir recours à l'opération de la taille;* 1825.)

taigu en 1810, démontré en 1813 par M. Gruithuisen, et reproduit en 1820 par M. Amussat. C'est le point de départ de plusieurs inventions nouvelles et heureuses, et en particulier de celles qui ont pour but le broiement de la pierre dans la vessie.

On distingue dans l'urèthre trois parties :

Une première (*bb*) appelée *prostatique* parce qu'elle est embrassée par la prostate, a douze à quinze lignes d'étendue. Elle commence à la vessie, sur une ligne qui, de la symphyse du pubis, irait au coccyx, et à une distance de deux pouces de cette symphyse (1). Elle se porte en devant et en bas dans une direction d'autant plus oblique que la vessie et le rectum sont plus distendus.

M. Lisfranc a observé, et j'ai eu plusieurs fois occasion de vérifier, que même à l'état de vacuité de ces réservoirs, la portion déclive de l'urèthre est souvent de deux à trois lignes plus bas que le col de la vessie, et que cette différence de niveau, dans les cas d'engorgement de la prostate, peut aller jusqu'à six, sept lignes et au-delà (2).

La seconde partie de l'urèthre (*cc*), éloignée de la symphyse du pubis d'environ quinze lignes, est désignée généralement sous le titre de *membraneus e;* celui de *musculeuse* serait plus juste ; déjà plusieurs

---

(1) Sanson, *Moyens de parvenir à la vessie par le rectum.*

(2) Thèse citée.

anatomistes le lui ont donné. Elle présente une longueur de neuf à dix lignes en haut, et un peu moins en bas; en ce sens, les deux autres portions empiètent sur elle.

La portion membraneuse de l'urèthre correspond, en arrière, au rectum, et, en avant, à la partie inférieure de la symphyse du pubis. Sa direction est la même que celle de la portion prostatique, et varie suivant les mêmes circonstances.

La troisième et dernière portion de l'urèthre (*ddd*) est nommée *spongieuse*, parce que ses parois sont principalement formées par un tissu vasculaire d'apparence spongieuse. Elle a six à sept pouces de long. Elle commence à une partie renflée, le *bulbe* (*ee*), se porte d'arrière en avant, logée dans une gouttière que lui présentent les corps caverneux du pénis, et se termine en devant par une partie plus dense et plus grosse, *le gland.*

Quelques anatomistes divisent l'urèthre en quatre parties, et distinguent sous le nom de *portion bulbeuse* la partie de ce canal qui correspond au bulbe.

Le diamètre de l'urèthre est variable selon les sujets, et varie toujours plus ou moins suivant les divers points de son étendue. Ordinairement réduit à deux lignes et demie, trois lignes au méat-urinaire, il a de quatre à cinq lignes dans la plus grande partie du canal, et va jusqu'à six et même sept dans la portion bulbeuse. Il est assez étroit à son entrée dans la prostate, se dilate un peu dans le milieu de ce corps, se rétrécit en sortant, reste étroit dans la portion membraneuse, s'élargit beaucoup dans le bulbe, conserve une largeur moyenne dans la portion spongieuse, s'élargit encore dans le milieu du gland, pour y former *la fosse naviculaire*, et se montre enfin au méat-urinaire plus étroit que partout ailleurs. Cette disposition, très-favorable ici pour l'excrétion de l'urine, et surtout pour celle du sperme, qu'elle accélère, se remarque dans les autres cavités muqueuses; toujours l'entrée est plus étroite que le reste de la cavité. On l'observe dans le rectum, le vagin, la bouche, les fosses nasales et jusque dans l'urèthre de la femme (1).

L'urèthre, peu développé, comme le reste du pénis, dans l'enfance, est flasque, extensible, susceptible de s'élargir et de s'allonger beaucoup, dans la vieillesse.

La surface interne de l'urèthre laisse voir quelques rides longitudinales, et de plus deux lignes blanchâtres, l'une en haut, l'autre en bas (2). Cel-

---

(1) C'est à une condition semblable, offerte par la glotte dans les voies aériennes, condition qui s'établit surtout dans l'expiration, qu'est due, en grande partie, l'influence extérieure la plus immédiatement nécessaire à notre existence, le passage de l'oxygène de l'air dans les veines pulmonaires, l'*oxygénation du sang.*

(2) Elles attestent en faveur de la loi de formation obser-

le-ci aboutit postérieurement à une saillie oblongue, d'un pouce de long, allongée en devant, arrondie en arrière, où elle correspond à la *luette vésicale*; c'est le *verumontanum*.

Cette éminence (*pl. 2, fig. 2, dd*), appelée aussi *crête uréthrale,* présente à sa partie moyenne, parfois déprimée, les orifices isolés ou réunis des conduits éjaculateurs (1), et, sur les côtés, les ouvertures des canaux excréteurs de la prostate. Ceux-ci sont disposés sur deux lignes, de manière à former, par leur ensemble, un angle aigu et saillant en devant.

A droite et à gauche du verumontanum sont des fossettes limitées en arrière par une saillie transversale (*cc*). Aux yeux d'un anatomiste moderne, cette saillie est composée de fibres qui lui sont propres, et mérite le nom de valvule; d'autres anatomistes la regardent comme formée par le bord postérieur de la prostate.

L'urèthre est composé essentiellement d'une membrane muqueuse, qui d'un côté se continue avec celle de la vessie, et de l'autre avec la peau, et qui

---

vée par M. Serres, et sont évidemment des traces de l'engrenure établie, pendant la vie intra-utérine, entre les deux moitiés latérales de l'urèthre.

(1) Ces orifices sont quelquefois dilatés au point de permettre que des sondes ou des bougies de fort calibre s'engagent en eux. M. Lisfranc a eu occasion de constater ce fait sur le cadavre. (Thèse citée.)

dans son étendue, ne présente point de follicules apparens, mais bien de petites cavités, des *lacunes muqueuses* dont les orifices sont dirigés en avant et la plupart situés à la partie inférieure du canal.

Ces lacunes, connues sous le nom de *lacunes de Morgagni*, offrent aux bougies et aux sondes que l'on dirige vers la vessie, des ouvertures dans lesquelles ces instrumens peuvent s'engager. Nous verrons plus tard par quel moyen simple on parvient à glisser sur elles; mais l'on prévoit déjà que, pour éviter ces ouvertures et toutes celles dont nous avons parlé, il faut faire marcher les instrumens le long de la paroi supérieure. Notez que les dilatations de l'urèthre se voient à peu près exclusivement sur la paroi inférieure.

La membrane muqueuse de l'urèthre est associée, par une couche celluleuse assez mince, en arrière à la *prostate;* plus en avant, dans la portion dite membraneuse, à des *fibres musculaires;* et dans le reste du canal, à un tissu vasculaire *spongieux* et de nature érectile.

La *prostate* (*pl.* 1, *o*) est considérée comme un assemblage de follicules muqueux. On l'a comparée à un cône dont la base serait en arrière sur le col de la vessie, et le sommet en avant sous l'urèthre. Mais cette comparaison n'est pas exacte; ce corps offre bien plus d'étendue transversalement que dans le sens vertical. Il a de dix à douze lignes de haut en bas, douze à quinze d'avant en arrière, et jusqu'à dix-huit et vingt de droite à gauche.

Percée (*pl.* 2, *fig.* 1) tantôt dans le milieu, plus souvent à la partie supérieure, et quelquefois seulement échancrée de ce côté, la prostate embrasse l'urèthre à sa racine. Elle y verse, par douze à quinze conduits différens, un liquide onctueux, jaunâtre, et destiné, en apparence du moins, à lubrifier ce canal.

La prostate est embrassée à son tour par des fibres musculaires, qui plus nombreuses en haut qu'en bas, sont longitudinales et semblent être la continuation des fibres externes de la vessie. Dans les cas où la prostate, au lieu d'envelopper en entier l'urèthre, ne fait que loger ce canal dans une gouttière, les fibres musculaires dont nous parlons se groupent de manière à constituer en haut le complément de l'enveloppe.

Evérard Home distingue dans la prostate trois lobes, deux latéraux et un moyen. Celui-ci, à l'état normal, n'est pas évident pour tout le monde. Toutefois, selon l'auteur anglais, l'engorgement de cette partie serait une des principales causes de la rétention d'urine chez les vieillards (1).

La prostate, petite chez les enfans, consistante chez les adultes, est molle et volumineuse chez les

---

(1) *Traité des maladies de la glande prostate*, traduit de l'anglais par **M.** Marchand; 1820.

vieillards. Selon M. **Serres**, elle se développe par quatre lobes dont les deux internes se réunissent de bonne heure pour constituer le lobe moyen de *Home*, et se confondent ensuite avec les deux autres.

Les *canaux éjaculateurs*, conduits qui communiquent à-la-fois avec les *canaux déférens* (*ff*) et les *vésicules séminales* (*gg*), sont logés dans la partie inférieure et moyenne de la prostate, et viennent s'ouvrir sur la paroi inférieure de la portion correspondante de l'urèthre.

Cette disposition des conduits éjaculateurs rend compte des modifications apportées aux fonctions génitales par les différentes maladies de l'urèthre, et en particulier par ses rétrécissemens.

Les *fibres musculaires* que l'on remarque dans la portion membraneuse de l'urèthre, sont de deux ordres : les unes sont propres au canal, les autres lui sont accessoires. Les premières, circulaires en dedans, sont longitudinales extérieurement. **Les secondes** connues sous le nom de *muscles de Wilson*, prennent leur point fixe derrière le pubis, un peu au-dessus du bord inférieur de la symphyse, croisent le canal perpendiculairement à sa direction, et forment, en se réunissant sous lui, une sorte d'anse qui, pendant ses contractions, le relève encore plus qu'elle ne le serre (1).

---

(1) Meckel, *Manuel d'anatomie*, traduction de MM. Jourdan et Breschet ; 1825.

Le tissu *spongieux* de l'urèthre, renflé à ses deux extrémités, n'offre guère, dans l'intervalle, qu'une épaisseur d'une ligne à une ligne et demie, et existe à peine dans les points correspondans aux corps caverneux.

Le renflement postérieur de ce tissu, *le bulbe,* est piriforme, et se prolonge en arrière d'autant plus que le sujet est plus avancé en âge; chez les vieillards il touche presque à l'anus. Il est embrassé par deux muscles (*pl.* 1, *pp*) que généralement on nomme *bulbo-caverneux*, et que M. Blandin préfère appeler *ano-caverneux* (1). Et dans le fait la plupart de leurs fibres naissent au-delà du bulbe, et ne sont séparées du sphincter de l'anus que par une couche aponévrotique fort mince. Ces muscles ont d'ailleurs, en devant, des attaches bien indiquées par leur nom. Ils s'insèrent obliquement sur les parties inférieures et latérales des corps caverneux.

Le renflement antérieur du tissu spongieux de l'urèthre, *le gland,* est connu ; il nous suffit d'indiquer que sa densité est supérieure à celle du reste de ce tissu.

Les artères de l'urèthre viennent de la honteuse interne ; les plus volumineuses pénètrent dans le bulbe. Remarquez que toutes suivent ici la même loi que dans les autres parties du système muqueux,

______

(1) *Traité d'anatomie topographique;* 1826.

qu'aucune d'elles n'arrive à la membrane muqueuse qu'après être devenue capillaire. C'est un fait important sous le rapport de la cautérisation et qui devrait rassurer sur ses effets, lors même que l'observation ne serait point là pour dissiper désormais toutes les craintes.

Les nerfs sont fournis par le nerf honteux et fessier inférieur; les veines suivent le trajet des artères; les vaisseaux lymphatiques se rendent aux ganglions hypogastriques et inguinaux.

Cette dernière circonstance explique pourquoi les glandes de l'aine s'engorgent aussi facilement dans les blennorrhagies et autres inflammations de l'urèthre, de même que la continuité de la membrane muqueuse de l'urèthre avec celle des conduits éjaculateurs rend compte de la tendance de ces mêmes inflammations à se propager aux testicules.

Dans *la femme*, l'urèthre (*pl.* 3, *fig.* 1, *bb*) offre en général plus de largeur que chez l'homme (1), mais sa longueur ne va guère au-delà de douze ou quinze lignes.

---

(1) M. Portal parle d'une femme dont l'urèthre pouvait recevoir le pouce de la main, et chez laquelle les rapports sexuels semblaient manquer leur but pour cette raison; du moins l'étroitesse concomitante du vagin autorisait-elle à croire que l'éjaculation avait lieu dans l'urèthre, que le sperme allait se mêler aux urines. (*Cours d'anatomie médicale;* 1803.)

Ce canal se dirige en bas et en devant, et vient s'ouvrir au-dessus de l'orifice du vagin entre les nymphes (1), en formant là un petit bourrelet. Cette disposition, propre à faciliter le jet de l'urine, est précieuse, en ce qu'elle permet de porter une sonde dans la vessie sans découvrir les parties génitales.

Dans l'état de grossesse, l'urèthre s'aplatit plus ou moins, et sa direction devient verticale.

L'urèthre de la femme est en rapport, à l'extérieur, avec le vagin, le pubis et les corps caverneux du clitoris (*d*); à l'intérieur, il offre des plis longitudinaux et un grand nombre de lacunes muqueuses.

Composé d'une membrane muqueuse et d'une couche de tissu érectil, il est embrassé par du tissu cellulaire dense et par des fibres musculaires émanés du constricteur du vagin et du releveur de l'anus.

On n'y découvre aucun vestige de prostate.

Devant ce corps, la prostate, se trouvent chez

---

(1) Ce nom paraît avoir été donné aux petites lèvres, parce qu'elles servent à diriger l'urine. Ces parties, souvent plus développées dans l'enfance que dans l'âge adulte, le sont quelquefois au point de gêner le coït ; *le tablier* dit *des Hottentotes* n'est qu'un prolongement exagéré des nymphes, développées aux dépens des grandes lèvres.

C'est à tort qu'on attribue cette particularité aux Hottentotes ; elle appartient aux femmes des Houzouanas ou Boschismans. La *Vénus hottentote* elle-même était boschismane. (Cuvier, *Mémoires du Muséum*.)

l'homme deux petites glandes du volume d'un pois, d'une forme oblongue et d'un aspect rougeâtre (*pl.* 2, *fig.* 1, *h*); elles sont accessoires à l'appareil urinaire, et connues sous le nom de *glandes de Cowper*. Elles versent, chacune par un conduit excréteur de sept à huit lignes, un fluide particulier au-devant de la crête uréthrale. Elles sont quelquefois au nombre de trois ou quatre.

Un autre organe qui est de même accessoire à l'appareil urinaire de l'homme est le *prépuce*, ce repli membraneux qui tantôt cache le gland, et tantôt le laisse à nu. Il est formé de deux feuillets cutanés, distincts de couleur, mobiles l'un sur l'autre et unis par un tissu cellulaire très-lâche, très-extensible, très-disposé aux infiltrations séreuses et aux engorgemens inflammatoires.

Les mouvemens du prépuce sont favorisés par un fluide onctueux, blanchâtre et très-odorant que sécrètent des follicules situés derrière la couronne du gland (1).

Enfin, dans l'un et l'autre sexe, il existe, au-dessus de chaque rein, une petite poche à parois parenchymateuses, qu'on appelle *capsule surrénale* (*pl.* 1, *q*) et qu'on est dans l'habitude de rattacher à l'appareil urinaire. Il n'y a aucun rapport connu

---

(1) C'est à des follicules semblables existant chez un petit animal de la famille des cerfs, que nous devons un de nos parfums les plus recherchés, le *musc*.

entre les fonctions de cet organe et la sécrétion ou l'excrétion de l'urine; il ne doit pas nous occuper.

Mais une partie du corps qui, sans appartenir à l'appareil urinaire, doit arrêter un instant notre attention, c'est le périnée (1) ou l'ensemble des organes qui soutiennent la vessie et l'urèthre chez la femme, la vessie et le commencement de l'urèthre chez l'homme.

Immédiatement sous la peau du périnée, on trouve un tissu cellulaire lâche sur les côtés et serré sur la ligne médiane. Ce tissu reçoit en arrière le *sphincter de l'anus.* On voit ensuite une *aponévrose* (inférieure, superficielle, ano-uréthrale), qui sépare l'anus et les organes génito-urinaires, passe sous le bulbe et se continue avec l'enveloppe fibro-celluleuse des testicules, le dartos. Il se présente au-dessus un plan musculeux, formé au milieu par le *muscle ano-caverneux* (bulbo-caverneux chez l'homme, constricteur du vagin chez la femme), en arrière par le *transverse* du *périnée,* et sur les côtés par *l'ischio-caverneux.* Plus profondément une autre *aponévrose* (moyenne, ligament périnéal) embrasse l'urèthre, passe sur les parties latérales du bulbe et s'insère au milieu de l'arcade du pubis. Il existe plus loin un second plan musculeux, le *releveur de l'anus;* il comprime la vessie de bas en

____

(1) Περί, autour, et ναος, temple.

haut; ses faisceaux les plus internes constituent, pour plusieurs anatomistes, le muscle désigné sous le nom de Wilson. Enfin une dernière *aponévrose* (supérieure, recto-vésicale) constitue une sorte de plancher sur lequel repose la vessie et forme à cet organe deux ligamens (antérieurs, pubio-prostatiques, pubio-vésicaux) fixés à la partie postérieure du pubis.

Entre cette aponévrose supérieure et le bas-fond de la vessie, se trouvent, chez l'homme, les *canaux déférens* qui charrient le sperme, les *vésicules séminales* qui reçoivent ce fluide (1), et le commencement des *conduits éjaculateurs*, qui le versent dans l'urèthre.

La disposition respective de ces différens organes, et celle du tissu cellulaire qui les unit, expliquent plusieurs faits relatifs à la rétention d'urine, et en particulier les différentes directions que prend l'urine, selon qu'elle s'échappe de telle ou telle partie de l'urèthre. C'est ainsi que la rupture de ce canal dans sa portion bulbeuse, donne lieu à des infiltrations d'urine qui ne gagnent jamais l'anus, mais s'étendent rapidement vers le scrotum et le pénis.

---

(1) J'ai constaté, par des expériences directes sur les cabiais, la faculté contractile de ces réservoirs, et l'influence que la moelle de l'épine exerce sur cette faculté. En portant un stylet de haut en bas sur la moelle de l'épine, on détermine l'éjaculation chez ces animaux, qu'ils soient ou non décapités, qu'ils aient ou non le ventre ouvert. (*Journal de Physiologie expérimentale.*)

L'urèthre, dans les deux sexes, se présente d'abord sous la forme d'une gouttière ouverte en bas, et ce n'est que par des développemens successifs qu'il parvient à constituer un canal entier.

Ce travail, qui se fait d'arrière en avant, est bientôt terminé chez la femme ; mais chez l'homme il demande du temps et quelquefois il reste incomplet. De là l'*hypospadias*, l'ouverture de l'urèthre à sa partie inférieure, ouverture qui peut être plus ou moins étendue et offrir par suite plus ou moins de ressemblance avec la vulve, simuler plus ou moins bien un *hermaphrodisme* (1).

DES PHÉNOMÈNES PHYSIOLOGIQUES DE L'APPAREIL URINAIRE.

La sécrétion de l'urine est opérée par les reins, et dans ces organes par la substance corticale ; la substance tubuleuse ne fait que perfectionner le

---

(1) Dans l'espèce humaine il n'existe point, à proprement parler, d'hermaphrodite. Les êtres disgraciés de la nature, que l'on annonce comme tels, sont presque toujours des hommes chez lesquels les organes génitaux ont été arrêtés dans leur formation. Il est reconnu que les parties sexuelles se constituent d'après un même type, et que leur forme primitive est celle des organes femelles. (Ducrotay de Blainville, *Remarques sur les organes génitaux;* Bulletin de la Société philomatique.)

fluide. Les faits suivans ne laissent aucun doute à cet égard.

1°. Qu'à un animal dont l'appareil urinaire est disposé comme celui de l'homme, et chez beaucoup d'animaux il est ainsi disposé, on enlève les reins, la sécrétion de l'urine est supprimée.

2°. Qu'à un pareil animal, et comme l'ont fait Galien et M. Richerand, on lie les uretères, l'urine n'arrive plus à la vessie, ce fluide s'accumule alors au-dessus de la ligature.

3°. Le même résultat a lieu chez l'homme, lorsque le cours de l'urine est intercepté dans les uretères par une cause quelconque , par des calculs par exemple.

4°. Quand sur un cadavre, après avoir divisé un rein en deux, on presse isolément la substance tubuleuse, on en voit sortir de l'urine; elle est un peu trouble.

Mais quel est le mécanisme de cette sécrétion? On l'ignore. Il en est de l'appareil urinaire comme de tous nos autres organes; les seuls phénomènes dont nous puissions nous rendre compte, appartiennent à des effets mécaniques, physiques ou chimiques. On sait seulement que les matériaux de l'urine doivent être fournis par le sang, puisque ce liquide est le seul qui arrive aux reins (1). Tout

______

(1) On a long-temps admis des *voies urinaires clandestines ,*

porte à croire que dans ces organes le principe nerveux, quel qu'il soit, agit, pour la fabrication de l'urine, d'une manière plus ou moins conforme à celle que suit le principe électrique pour opérer les merveilles de composition et de décomposition dont les laboratoires de nos chimistes sont le théâtre.

Quoi qu'il en soit, l'urine est versée dans les calices, et la progression du fluide en ce sens s'explique par l'impulsion que doit lui communiquer le sang artériel, et par la pression des conduits urinifères dont cette même impulsion met en jeu l'élasticité. On n'a pas besoin, pour se rendre compte du fait, de recourir, comme Bichat, à une *contractili'é organique insensible*, propriété dont rien ne décèle l'existence, pas plus ici que dans nos autres organes.

Arrivée dans les calices, l'urine les parcourt et rejoint ensuite le bassinet et les uretères, sous l'influence du mouvement qu'elle a reçu, et de celui qui lui est imprimé par l'élasticité des parois de ce système de conduits, par la contraction des mus-

---

des conduits qui portaient directement les boissons des cavités digestives dans l'appareil urinaire ; mais cette croyance est aujourd'hui généralement rejetée par les physiologistes. Rien n'autorise à l'admettre, pas même les dernières communications faites à l'Académie royale de Médecine sur les anastomoses des vaisseaux lymphatiques et des veines de petit calibre.

cles abdominaux, et par le battement des artères voisines. A ces causes constantes de progression, il se joint souvent la pesanteur; de là en partie, sans doute, le besoin d'uriner que l'on éprouve généralement en sortant du lit.

L'urine chemine comme cela jusqu'à la vessie, soulève l'espèce de valvule formée par la membrane muqueuse à l'entrée de chaque uretère, pénètre dans l'intérieur du réservoir (1), et s'y accumule graduellement. Ce fait s'explique par la position déclive du viscère, son occlusion et son extensibilité.

D'abord la position déclive de la vessie, relativement aux cavités par où l'urine a passé, doit contribuer au résultat, à cause de la pesanteur de cette urine, spécifiquement supérieure à celle des intestins, qui sont toujours plus ou moins distendus par des gaz. Ensuite les uretères, par leur insertion oblique dans la vessie, transforment la portion de membrane muqueuse, sous laquelle ils passent, en une sorte de soupape qui empêche le retour de l'u-

---

(1) On voit l'urine pénétrer dans la vessie chez les sujets affectés d'*extrophie*, maladie qui consiste dans l'absence de la paroi antérieure de ce réservoir. Il est facile de constater dans ce cas l'influence des muscles abdominaux, et en particulier du diaphragme sur le cours de l'urine. Ce liquide sort, d'une manière continue, mais bien plus abondamment lors de la contraction de ces muscles.

rine en ce sens; d'un autre côté, ce liquide est arrêté en devant par l'élasticité du col de la vessie, par l'action des fibres musculaires qui lui sont propres, et par la contraction des releveurs de l'anus; et de plus, dans l'homme, par la résistance passive de la prostate, et l'opposition active des muscles de Wilson et des bulbo-caverneux. Enfin les parois de la vessie se prêtent à la dilatation; la membrane muqueuse se déplisse, la membrane musculeuse s'étend, et la membrane séreuse se déplace.

Cette accumulation de l'urine dans la vessie proviendrait-elle aussi d'une pression inégale des viscères abdominaux sur les uretères et sur la vessie? C'est l'opinion d'un physiologiste célèbre, de M. Magendie, qui pense que cette pression doit être moindre dans le bassin que dans le reste de l'abdomen (1).

Mais d'abord il semble qu'une telle inégalité de pression devrait avoir sur les organes du bassin le même effet que le vide relatif causé par la ventouse, qu'il devrait déterminer la stase du sang dans les vaisseaux capillaires de ces organes. Ensuite, si cette inégalité de pression était réelle, on la rendrait sans doute évidente, en appliquant à l'abdomen un procédé, employé par M. Barry, pour mesurer la pression que les parois thorachiques exercent sur les pou-

---

(1) *Précis élémentaire de physiologie;* 1825.

mons. Ce procédé consiste à porter dans la poitrine un tube qui communique avec le réservoir d'un baromètre, et à observer la hauteur de la colonne de mercure.

Or, je viens de tenter l'expérience avec **M. Barry** lui-même; le tube de communication a été porté dans diverses parties de l'abdomen; mais ces positions n'ont déterminé aucun changement dans la hauteur du mercure. Cependant, mis en rapport avec la poitrine, l'instrument se montrait très-sensible; le mercure descendait dans le mouvement d'inspiration, s'élevait dans le mouvement d'expiration, et présentait souvent plusieurs pouces de différence. Nous avons opéré sur des chiens et des cabiais.

Quand l'urine est amassée en une certaine quantité dans son réservoir, nous éprouvons un sentiment de gêne, de pesanteur dans l'hypogastre, de chatouillement, de ténesme au col de la vessie; sentiment peu définissable comme toutes les sensations internes; il invite à faire écouler le liquide.

Cette indication du besoin d'uriner doit avoir pour causes principales, on ne peut en douter, la distension de la vessie par l'urine, l'augmentation de son poids par l'abord continuel du liquide, et le rapprochement des élémens de ce fluide par l'absorption de ses parties les plus aqueuses. En effet, le sentiment dont nous parlons est fréquent et vif, si la vessie se prête peu à la distension ; si les urines sont abondantes ; si elles sont chargées de sels et d'autres substances irritantes.

D'ailleurs, les organes qui agissent ici immédiatement paraissent être la membrane muqueuse de la vessie et les nerfs que ce viscère reçoit du plexus sciatique ; l'observation et l'expérience se réunissent pour indiquer les nerfs céphalo-rachidiens comme les seuls susceptibles de transmettre des impressions à l'âme ; et la membrane muqueuse, seule en contact avec l'urine, ne peut s'enflammer sans que le sentiment dont il s'agit ne se fasse éprouver avec énergie et presque à tout instant.

Lorsque, avertis par ce sentiment, nous procédons à l'émission de l'urine, nous provoquons d'un côté la contraction de la vessie et des muscles abdominaux, et de l'autre le relâchement du releveur de l'anus, du muscle de Wilson, du bulbo-caverneux et des fibres musculaires propres à l'urèthre. Par ce double effet l'urine surmonte les obstacles à son issue ; elle sort avec plus ou moins de force, et en formant un jet beaucoup plus étendu, mais plus fin chez l'homme que chez la femme.

Cette différence dans le jet de l'urine se conçoit aisément par la différence de largeur du méat urinaire dans les deux sexes, et sans recourir, comme on l'a fait, à la différence de longueur des deux conduits. La preuve, c'est qu'il suffit pour lancer l'urine plus loin que d'ordinaire, de diminuer un peu l'étendue du méat urinaire, par une pression légère faite sur ses côtés. C'est par un procédé semblable, en diminuant l'ouverture antérieure, qu'on parvient, avec une force médiocre à lancer l'eau à une très-grande distance, à l'aide de ces pompes aspirantes et foulantes dont on se sert pour arroser nos jardins.

Nous verrons plus tard combien, pour apprécier l'état de certains malades, il est important de se rendre compte de ce phénomène. Il n'y a rien d'indifférent en médecine, et c'est souvent pour avoir négligé des faits semblables, que des hommes du premier ordre ont eu à déplorer de funestes erreurs.

La contraction des muscles abdominaux et le relâchement du releveur de l'anus, du muscle de Wilson, du bulbo-caverneux et des fibres musculaires, propres à l'urèthre, sont évidemment volontaires et dus à l'action des nerfs partis de la moelle de l'épine. Mais la contraction de la vessie est-elle produite immédiatement par la volonté et par l'intermédiaire de nerfs venant du plexus sciatique? Je serais porté à le croire; plusieurs physiologistes en doutent. Ils considèrent cette contraction comme consécutive à celle des muscles abdominaux (1).

Ce qu'il y a de certain, c'est que la contraction

______

(1) Adelon, *Physiologie de l'homme;* 1823.

plus ou moins forte des muscles abdominaux est nécessaire pour vaincre les obstacles à la première issue de l'urine, et que la contraction isolée des parois de la vessie suffit pour terminer l'excrétion. Ce qu'il y a de certain encore, c'est que la contraction de la vessie et l'influence du cerveau sur cet organe, sont des conditions nécessaires à l'émission de l'urine, puisque cette émission est impossible dans les paralysies de vessie, et dans tous les cas de lésion profonde de la moelle de l'épine (1). Ce qu'il y a de certain enfin, c'est que la vessie se fatigue de la même manière que les muscles volontaires : sa contraction ne peut être prolongée au-delà d'un certain temps; la rétention incomplète d'urine, que produisent dans ce viscère les rétrécissemens partiels de l'urèthre donne la preuve du fait. On peut aussi s'en assurer en consultant une expérience faite par Ducamp, et facile à répéter.

Cette expérience se réduit à attendre pour répandre l'urine, qu'un extrême besoin se soit manifesté, à faire en sorte d'uriner par un jet très-fin, en pres-

***

(1) Deschamps expliquait ce fait par l'effort excentrique que les fibres musculaires du col de la vessie exercent sur la prostate, et par la nécessité de leur contraction pour surmonter la résistance que ce corps apporte à l'issue de l'urine. (*Traité de la taille,* avec un supplément par M. Bégin.)

sant le canal de manière à en resserrer le calibre, et à continuer ce mode d'excrétion jusqu'à ce qu'il soit devenu impossible. Quelques instans après on éprouve un nouveau besoin d'uriner, et la quantité d'urine qui s'écoule par le mode habituel d'excrétion est telle, qu'il reste évident que la première fois la vessie ne s'est vidée qu'en partie ; sa contraction avait cessé avant que toute l'urine fût sortie.

Lorsque l'action de la vessie est suspendue, il reste encore de l'urine dans l'urèthre. Ce fluide est expulsé des parties postérieures du canal, par la contraction du releveur de l'anus, du muscle de Wilson, du bulbo-caverneux et des fibres musculaires propres à l'urèthre ; quant à la partie antérieure de l'urèthre, l'urine en est chassée par son poids, et quelquefois par une pression mécanique et instinctive.

La contraction du releveur de l'anus et du transverse du périnée est encore utilisée pour l'émission de l'urine placée sur le bas-fond de la vessie. Il en est de même de l'inclinaison du corps en avant ; elle devient un auxiliaire avantageux, moins en *favorisant le mouvement des muscles,* qui exécutent l'excrétion, comme on l'a annoncé, qu'en diminuant la capacité de l'abdomen, et en changeant la direction du bassin.

Quant aux tractions exercées sur la verge, elles semblent agir en redressant les courbures du canal, en gênant la contraction des fibres musculaires qui l'embrassent, et en favorisant la séparation des points contigus de ses parois.

L'obstacle, sinon entier, du moins partiel, apporté à l'issue de l'urine par l'érection, s'explique par la turgescence des parois du canal, et par la contraction des muscles du pénis, qui a lieu presque toujours dans cet état.

C'est sans doute pour la même raison qu'un violent exercice rend cette excrétion difficile. Un des meilleurs moyens pour la faciliter chez un homme échauffé, par l'équitation, par exemple, c'est de faire immédiatement une application astringente sur le gland. Souvent on utilise dans ce cas le contact de l'eau froide, du marbre ou de tout autre corps peu élevé en température, et bon conducteur du calorique.

L'excrétion de l'urine chez la femme se fait facilement et en bien moins de temps. C'est que chez elle les urines trouvent une voie plus large et plus courte, on doit ajouter plus libre. Il y a d'abord de moins la résistance opposée par la prostate; ensuite, les fibres musculaires qui enveloppent l'urèthre de la femme sont bien plus faibles que celles que l'on observe autour de l'urèthre de l'homme. C'est en grande partie pour cela que la rétention d'urine, maladie commune chez l'homme, est très-rare chez la femme; c'est pour la même raison que celle-ci est très-sujette aux incontinences d'urine.

L'excrétion de l'urine se fait à des intervalles plus ou moins longs, non-seulement suivant la quantité de l'urine sécrétée, sa nature plus ou moins irritante, la capacité plus ou moins grande de la vessie, l'état de calme ou d'irritation des parois de ce viscère, comme nous l'avons déjà indiqué, mais encore suivant les âges, les sexes, les tempéramens, les idiosyncrasies, et surtout l'habitude.

En général, cette excrétion se répète plus souvent chez les enfans que chez les adultes; chez ceux-ci que chez les vieillards; chez les hommes que chez les femmes; chez les personnes d'un tempérament nerveux ou bilieux, que chez celles d'un tempérament sanguin ou lymphatique.

Ces différences s'expliquent par celles que l'on observe dans le volume des reins, la capacité de la vessie, la sensibilité du sujet, la nature des alimens, la quantité et la composition des urines. Mais il y a des individus qui urinent très-souvent; d'autres qui n'urinent que très-rarement, sans qu'ils soient malades, et sans que cette particularité paraisse se rattacher à aucune disposition connue de l'organisation, à aucune circonstance spéciale de régime.

Quelques personnes éprouvent un besoin pressant d'uriner à des heures fixes; d'autres après certains actes qui ne dépendent aucunement des conditions du régime ou des positions du corps. Je connais un homme qui ne peut sortir de chez lui, ou y

rentrer, sans ressentir ce besoin d'une manière très-
vive.

DES CONDITIONS NORMALES DE L'URINE.

L'urine que l'on rend ordinairement à la quantité
de trois ou quatre livres par jour, et à la température
du corps, est un liquide d'une couleur jaune citrin,
d'une saveur salée, d'une odeur très-distincte, et
d'une pesanteur spécifique un peu supérieure à celle
de l'eau. Elle est légèrement acide ; elle a pour élémens constituans une grande quantité d'eau (plus
de 0,90), une forte proportion d'urée (30,10 suivant M. Berzélius), une quantité moindre d'une
matière animale (17,14), une quantité moindre encore d'acide urique (1,00), un autre acide qu'on a
dit successivement être le phosphorique, l'acétique,
le lactique (1), des phosphates de soude, d'ammoniaque, de chaux et de magnésie, des sulfates de
potasse et de soude, du lactate d'ammoniaque, des
hydrochlorates de soude et d'ammoniaque (chaque
sel à peu près dans la proportion de 1, 2, 3, 4 parties); enfin un peu de mucus et un atome de si-
lice (2).

----

(1) L'acide rosacique ne se trouve guère que dans l'urine
des individus atteints de la goutte, de fièvres intermittentes
ou de fièvres nerveuses. Cependant M. Proust l'a trouvé dans
l'urine de l'homme sain.

(2) *Voyez*, pour cette analyse et les changemens qu'offre

Mais rien n'est constant ni dans la quantité de l'urine, ni dans ses caractères physiques, ni dans sa composition chimique. Il devient utile d'indiquer les circonstances principales qui font varier les conditions de ce fluide. Il n'est pas rare, en effet, que le médecin soit consulté sur des changemens naturels et très-compatibles avec la santé, survenus dans les urines.

La *quantité de l'urine*, qui le plus souvent dépasse le tiers des liquides et des solides introduits dans l'estomac, varie suivant l'âge, le sexe, le tempérament, les climats, les saisons, et plusieurs autres circonstances extérieures.

Les enfans urinent plus que les adultes, les femmes plus que les hommes; ceci est expliqué par le volume proportionnel des reins. On croit avoir remarqué que les personnes d'un tempérament bilieux urinent plus que celles d'un tempérament sanguin; les lymphatiques paraissent tenir le milieu. Quant aux sujets nerveux, ils se font remarquer sous ce rapport, comme sous tant d'autres, par leur extrême irrégularité.

Les urines sont plus abondantes en hiver qu'en été; dans les temps pluvieux que dans les temps

---

la composition de l'urine selon les maladies, les *Élémens de Chimie appliquée à la médecine et aux arts*, par M. Orfila, 1824.

secs; dans les pays bas et froids que dans les lieux élevés et chauds. Les sujets qui font usage d'alimens herbacés ou de boissons acidules, urinent en plus grande quantité que ceux qui se nourrissent de farineux, de viandes, ou qui boivent des liqueurs aromatiques et spiritueuses (1). On urine davantage le jour que la nuit; pendant un exercice modéré que dans un exercice fatigant. En général, plus les autres excrétions, et particulièrement la transpiration cutanée et les évacuations alvines sont abondantes, moins on urine.

Cette sorte de balancement entre les pertes diverses de l'économie, qui fait que tous nos organes excréteurs se montrent solidaires les uns des autres, est une des grandes lois de l'organisme. Elle rend raison de beaucoup de variations que subit la quantité de l'urine; elle explique l'influence que les climats, les saisons et l'exercice obtiennent sur elle.

La peur accélère la sécrétion de l'urine, la tristesse la ralentit, la colère peut l'arrêter (2).

(1) Beaucoup de substances possèdent la propriété d'activer la sécrétion de l'urine; elles sont désignées sous le nom de *diurétiques*; telles sont le nitre, les racines d'asperges, les feuilles de pariétaire, etc.

(2) Dans l'état de maladie, la quantité de l'urine augmente quelquefois d'une manière étonnante. Il y a des exemples de personnes qui pendant deux et trois mois ont rendu trente, quarante livres d'urine par jour.

La *couleur de l'urine,* verdâtre pendant le premier âge, prend une teinte jaune vers la seconde enfance; elle devient ensuite citrine, elle est d'un jaune foncé vers l'âge adulte, elle reste telle pendant long-temps, et quelquefois elle s'éclaircit un peu dans la vieillesse. Moins foncée que celle des hommes, l'urine des femmes se colore et devient muqueuse à l'approche des règles. Le plus souvent, pendant la grossesse, on y voit un ou plusieurs flocons lanugineux en suspension. Ce liquide est safrané chez les sujets bilieux, citrin chez les sanguins, très-variable et quelquefois limpide chez les nerveux, blanchâtre et muqueux chez les lymphatiques.

L'urine qui succède à l'ingestion des alimens et surtout des boissons est moins foncée que celle que l'on rend quelque temps après les repas; de là l'ancienne distinction d'une *urine de la boisson,* et d'une *urine de la digestion :* ces urines sont caractérisées par la couleur qui, à peine sensible dans la première, est très-prononcée dans la seconde. La couleur de l'urine change encore selon les alimens; c'est ainsi qu'elle devient rouge chez les personnes qui viennent de manger des betteraves rouges (1).

Dans les lieux et les temps chauds, l'urine est plus

(1) Plusieurs substances médicamenteuses transmettent de même leurs couleurs à l'urine, telles sont la rhubarbe, la casse et la garance, qui la rendent jaune, noire et rouge.

colorée que dans les lieux et les temps froids. En général moins l'urine est abondante, plus sa couleur est prononcée. Il semble qu'une même quantité de principe colorant sort habituellement par cette voie, et que ce principe se manifeste plus ou moins, selon la quantité d'eau qui lui sert de véhicule (1).

La chaleur de l'urine approche de celle du sang, et varie de 27 à 3o degrés. Elle est ordinairement à 28° chez les enfans, 29° chez les vieillards, et 29° ½ chez les adultes. Elle s'élève par l'exercice et baisse pendant la digestion ; elle baisse aussi par l'usage des boissons aqueuses. L'urine claire ou *crue* est souvent d'un demi-degré moins chaude que l'urine colorée ou *faite*. Cette différence est très-remarquable sous plusieurs rapports, et surtout en ce qu'elle montre que les boissons aqueuses abaissent réellement la température du corps.

L'*odeur* de l'urine est d'abord douce, mais quelques heures après l'excrétion elle devient forte, âcre,

---

(1) Les urines prennent différentes couleurs, selon les maladies et leurs époques. C'est ainsi que dans la jaunisse, elles sont d'un rouge plus ou moins foncé, et quelquefois noires, tandis que dans l'hystérie elles sont limpides. Les changemens de couleur et les autres altérations physiques que les urines présentent dans l'état de maladie, sont exposés avec détail dans les livres qui traitent des signes des maladies. *Voyez* la *Séméiologie* de M. Double, et la *Séméiotique* de M. Landré-Beauvais.

ammoniacale (1). Elle est moins forte dans l'urine des enfans que dans celle des adultes et des vieillards, faible chez les sujets lymphatiques, variable chez les nerveux, elle prend plus d'activité chez les sanguins, et encore plus chez les bilieux. Elle est aussi plus forte dans les temps et les pays chauds que dans les circonstances opposées.

Elle varie beaucoup selon les alimens et les boissons. Le pain, le bouillon, l'ail, l'oignon, donnent à l'urine des odeurs différentes. Les asperges la rendent fétide. La térébenthine et les huiles essentielles changent au contraire son odeur en celle de la violette (2). Il n'est pas même nécessaire, pour que cet

---

(1) Cette odeur devient alcoholique dans le *diabétès*, maladie caractérisée par l'absence de la plupart des sels de l'urine, et la présence dans ce liquide d'une quantité plus ou moins grande de matière sucrée; je parle du diabétès proprement dit.

Dans ce cas, le principe sucré existe-t-il tout formé dans le sang ? Cela est probable. Toutefois, M. Vauquelin et moi, nous avons vainement cherché ce principe dans le sang d'une femme affectée de diabétès, et dans les urines de laquelle le sucre entrait pour un septième. (*Journal de Chimie médicale*, janvier 1825.)

(2) Y aurait-il un rapport entre cette influence des térébenthines et des huiles essentielles sur l'odeur de l'urine, et les modifications que ces mêmes substances font subir aux phlegmasies des voies urinaires ?

effet ait lieu, que ces substances soient portées dans l'estomac, il suffit de la présence de leur vapeur dans l'air que l'on respire ; il se manifeste souvent chez des personnes qui n'ont fait que traverser un appartement fraîchement peint (1).

DES ALTÉRATIONS QUE L'URINE SUBIT APRÈS SON EXCRÉTION.

L'urine exposée à l'air subit des altérations successives et d'autant plus promptes que la température est plus élevée. Recueilli dans un verre conoïde, ce liquide, que je suppose avoir été rendu par une personne saine, est d'abord transparent et homogène. Si on le laisse à l'air et à une température moyenne, il devient louche en moins de dix minutes. Bientôt on y remarque des stries blanchâtres et comme celles qui se forment dans le mélange de l'eau et de l'eau-de-vie. Ces stries se réunissent en un

(1) Ce fait s'explique facilement par la rapidité de l'absorption pulmonaire. Elle est telle, cette absorption, qu'il suffit d'un demi-grain d'extrait alcoholique de noix vomique, injecté dans les bronches d'un chien de moyenne taille, pour le faire périr en moins de dix minutes, tandis qu'une quantité vingt fois plus grande de ce poison, portée dans l'estomac d'un animal semblable, ne manifeste son action qu'après douze à quinze minutes.

nuage blanc, qui occupe d'abord tout le vase, ensuite se resserre peu à peu vers son axe, et forme ce qu'on appelle l'*énéorème*, le *suspensum*.

Ce nuage se condense et se précipite pour former le *sédiment*. Vu au microscope (1), ce dépôt paraît composé de petits cristaux plats et brillans. On en observe en même temps de pareils sur les parois du vase; ils sont blancs d'abord, puis ils se colorent progressivement : deux heures après ils deviennent rouges; bientôt l'œil peut les saisir, et en moins d'un jour ils ont acquis la grosseur de grains de moutarde.

Ces phénomènes se succèdent plus ou moins rapidement, selon les constitutions. Il peut arriver que la séparation du dépôt ait lieu en quelques heures; quelquefois elle est bien plus tardive. Mais toutes les fois que l'urine est faite, il y a un sédiment; il se précipite une matière blanchâtre, saline et muqueuse.

Après la formation de ce dépôt, l'urine peut rester un jour ou deux sans présenter de nouveaux changemens; seulement son odeur devient plus forte. Mais tôt ou tard, et souvent même immédiatement après la séparation du sédiment, il se forme

____

(1) Chopart, *Traité des maladies des voies urinaires*, avec des notes de M. Félix-Pascal ; 1821.

à la surface de l'urine une pellicule composée de mucus et de particules salines. A la place de cette pellicule, on n'aperçoit quelquefois qu'une couche légère d'une substance qui paraît huileuse, et qui, vue
de côté, présente les couleurs de l'iris.

Les parois du vase se couvrent en même temps de
cristaux qui ressemblent à des grains de sable ou de
gravier; ils sont tantôt rouges et tantôt d'un blanc
jaunâtre; il leur arrive parfois de présenter ces
deux couleurs dans la même urine. Ces cristaux,
vrais rudimens de calculs, sont formés presque exclusivement d'acide urique (1).

Plus tard l'urine se décompose, se putréfie. Le
plus souvent son odeur s'exalte tout en conservant
son caractère; quelquefois elle devient aigre; c'est
ce que l'on voit surtout dans les urines pâles, dans
celles dites de la boisson. Ensuite cette odeur chan-

---

(1) Parmi les mammifères, les carnivores sont les seuls
dont l'urine ait fourni de l'acide urique. Ce fait, quelques expériences et la composition de l'acide urique qui contient
beaucoup d'azote, ont conduit M. Magendie à penser que les
alimens azotés, et particulièrement les viandes, favorisent le
développement de la gravelle, tandis que les alimens non
azotés, le beurre, l'huile, le sucre, la gomme, produisent
un effet opposé. (*Recherches sur la Gravelle;* 1818.)

Je partage l'opinion de ce physiologiste; toutefois l'acide
urique existe en grande quantité dans l'urine des oiseaux.

ge, elle devient ammoniacale. Enfin à l'odeur alcaline en succède une autre moins piquante, mais plus désagréable par sa fadeur.

USAGES DE L'APPAREIL URINAIRE.

L'existence de l'appareil urinaire dans tous les animaux vertébrés, les mammifères, les oiseaux, les reptiles et les poissons, annonce assez que le rôle qu'il joue dans l'économie est important; l'observation et l'expérience en donnent des preuves plus directes.

L'observation atteste que la sécrétion de l'urine, ni son excrétion, ne sauraient être suspendues pendant un certain nombre de jours, sans donner lieu à des accidens plus ou moins graves, et que dans aucun cas cette suspension ne peut être prolongée au-delà d'un temps limité, sans que la mort en soit le résultat.

L'expérience démontre que les mammifères, dont l'appareil urinaire présente à peu près la même disposition anatomique et les mêmes phénomènes physiologiques que celui de l'homme (1), ne peuvent être privés de la sécrétion de l'urine, ni du libre

---

(1) Cuvier, *Leçons d'anatomie comparée*, recueillies et publiées par M. Duméril.

cours de ce fluide au-dehors, sans qu'ils ne succombent en peu de jours. MM. Dumas et Prevost ont observé, et j'ai vu moi-même que l'ablation des deux reins chez les chiens, les chats et d'autres mammifères, est constamment suivie de la mort. Cette mort arrive après cinq, six, sept, huit jours au plus tard, sans qu'il soit possible de l'attribuer à une inflammation abdominale, du moins dans la plupart des cas.

L'importance de la sécrétion de l'urine, pour l'entretien de la santé et même de la vie, se comprend facilement, quand on fait attention et à la quantité et à la nature des substances dont elle débarrasse l'économie. Les urines sont la principale voie par laquelle sort l'excédant, soit de la sérosité du sang, soit des autres élémens de ce fluide; la principale voie par laquelle sont éliminées les substances hétérogènes que l'absorption externe ou interne a pu mêler au sang. Par cette voie seule semble pouvoir être portée au-dehors l'*urée*, ce principe constituant de l'urine, que nous avons dit y être en si grande proportion.

En effet, cette substance manifeste sa présence dans le sang des animaux auxquels on a enlevé les reins; et jusqu'à présent, il a été impossible de la saisir dans le sang des animaux munis de ces organes, ou même d'un seul d'entre eux. C'est un fait que MM. Prevost et Dumas, à Genève,

M. Vauquelin et moi, à Paris, avons observé plusieurs fois. Il prouve que les reins *ne font* pas l'urine, comme on l'a cru long-temps, mais bien la *séparent* du sang.

Je me suis assuré d'ailleurs que l'injection d'une certaine quantité d'urine dans les veines d'un animal, de deux onces par exemple pour un chien de moyenne taille, détermine une mort immédiate; tandis que l'injection d'une égale quantité d'une forte solution d'urée, ne produit d'autre changement qu'une augmentation d'activité dans la sécrétion urinaire (1). Ceci semble annoncer que ce n'est pas à l'accumulation de l'urée dans le sang, mais bien à la présence dans l'économie de quelque autre principe de l'urine, peut-être de l'acide urique, qu'est due la mort des animaux privés des reins.

----

(1) Cette action diurétique de l'urée, je l'ai constatée ensuite, chez l'homme, avec M. le professeur Fouquier.

DES RÉTENTIONS D'URINE.

Il y a deux états maladifs différens, dans lesquels l'excrétion de l'urine n'a point lieu. Dans l'un, ce fluide n'est point sécrété, les reins ne remplissent pas leurs fonctions; il y a *suppression d'urine*. Dans l'autre, le seul qui doive nous occuper ici, l'urine est sécrétée, mais elle est arrêtée dans sa marche; elle n'est point éliminée; il y a *rétention d'urine.*

La rétention d'urine peut être complète ou incomplète. Dans le premier cas elle porte le nom d'*ischurie;* dans le second elle prend celui de *strangurie* ou de *dysurie.* Dans la strangurie, l'excrétion de l'urine se fait goutte à goutte et avec les plus grands efforts; dans la dysurie, le liquide sort avec moins de facilité qu'à l'ordinaire. Cette dernière distinction des rétentions d'urine n'est point applicable à celles qui ont lieu plus profondément que la vessie.

Le plus souvent la rétention d'urine commence par une dysurie, et arrive peu à peu, quelquefois après un grand nombre d'années, au degré de strangurie; mais une fois que la maladie est parvenue à ce point, le plus léger écart de régime, la plus pe-

4

tite fatigue suffisent pour la convertir en une ischurie. Dans quelques cas, celle-ci s'établit de prime abord; tout-à-coup le malade éprouve une impossibilité absolue d'uriner.

La rétention d'urine affecte l'un et l'autre sexe, mais elle est bien moins fréquente chez la femme que chez l'homme, ce qui s'explique facilement par la disposition différente de l'urèthre dans les deux sexes. Large, court, uniforme et libre dans l'un, ce canal chez l'autre est long, étroit, inégal et enveloppé de parties consistantes et contractiles. D'ailleurs le genre de vie que mène l'homme, doit ajouter à sa disposition naturelle aux rétentions d'urine.

Dans chaque sexe, l'urine peut être arrêtée dans les diverses parties des voies urinaires ; chez la femme, à *l'urèthre,* à *la vessie,* aux *uretères,* au *bassinet* et aux *calices ;* chez l'homme, dans ces mêmes organes, et de plus au *prépuce.* Mais de toutes ces parties, celle dans laquelle l'urine est retenue le plus souvent, du moins chez l'homme, c'est l'urèthre.

La rétention d'urine peut avoir lieu de deux manières, soit parce que les puissances qui font mouvoir le fluide sont affaiblies, soit parce qu'il existe des obstacles dans les conduits qu'il doit parcourir. Mais les rétentions d'urine de ce second genre sont bien plus fréquentes que celles du premier, surtout chez les hommes, et avant la vieillesse.

Dans les deux cas, la cause de l'affection peut siéger dans des organes différens ; d'un côté dans le cerveau, la moelle de l'épine, les nerfs qui de ces organes vont se rendre à la vessie, et dans les parois de ce viscère ; de l'autre, dans les calices, le bassinet, les uretères, la vessie, l'urèthre et le prépuce.

Cette cause peut, dans chacune des parties citées, être de nature très-diverse ; consister, pour les puissances motrices, en une plaie, une compression, une altération de tissu, etc. ; pour les voies urinaires, en des corps étrangers, tels que des calculs, des caillots de sang, des amas de pus ou de mucus ; en des excroissances charnues ; en des rétrécissemens spasmodiques, inflammatoires ou organiques ; enfin, en des obstructions produites par le développement anormal d'une ou plusieurs parties voisines.

Les effets de la rétention d'urine varient à l'infini. Ils dépendent du siége de la maladie, de la nature de ses causes, et du degré auquel elle est arrivée.

Quelquefois ils sont à peine sensibles pour le malade. Il met plus de temps à uriner, l'excrétion est répétée plus souvent, voilà tout.

D'autres fois l'urine s'accumule dans la cavité qui précède le point où elle est arrêtée ; elle en distend les parois, elle les irrite ; elle produit, elle entretient une affection catarrhale. De là, des écoulemens muqueux, purulens; des urines glaireuses, fétides; des besoins fréquens d'uriner; des efforts d'excrétion; des douleurs uréthrales, vésicales, lombaires, reinales; des désordres des fonctions sexuelles, des pollutions nocturnes et quelquefois diurnes; des engorgemens chroniques de la prostate, des épididymes et des testicules.

Dans quelques cas l'urine, après avoir rempli et distendu les cavités où elle est retenue, finit par sortir d'une manière continue et involontaire, le *trop plein* s'échappe, la rétention d'urine prend la forme d'une *incontinence d'urine.*

Souvent l'urine se décompose, se putréfie dans la cavité où elle séjourne; elle passe dans le sang (1), circule avec ce fluide, porte le trouble dans nos différens organes, et ensuite sort en partie par les transpirations cutanée et pulmonaire. Le malade exhale

______

(1) Ce passage de l'urine dans le sang ne saurait être douteux pour personne; mais on peut se demander s'il a lieu immédiatement ou médiatement; si l'urine est prise par les veines ou les vaisseaux lymphatiques. Je pense que ces deux ordres de vaisseaux concourent à l'absorption de l'urine; mais je crois que les veines y sont pour la plus grande part. Mon opinion est fondée sur les expériences de M. Magendie, et sur celles que j'ai faites moi-même. (*Mémoire sur l'absorption intestinale*, lu à l'Institut en 1822.)

une odeur d'urine ; c'est la *fièvre urineuse* de M. Richerand.

Il n'est pas rare que l'urine rompe les organes qui la contiennent, qu'elle pénètre dans les parties voisines, et qu'après les avoir enflammées ou frappées de gangrène, elle parvienne à se faire jour au-dehors. La plupart des dépôts urineux et des fistules urinaires se forment ainsi.

Enfin la rétention d'urine peut se terminer par la mort, et ce résultat est dû tantôt au désastre local produit par l'urine, tantôt au désordre que ce fluide mêlé au sang a provoqué dans les principaux organes.

Le diagnostic de la rétention d'urine est en général facile, quand elle a lieu dans le prépuce, l'urèthre ou la vessie. La distension de la partie où l'urine s'accumule, et le défaut d'excrétion de ce fluide, la distinguent de toute autre affection. D'ailleurs l'exploration avec des instrumens, dont nous parlerons plus loin, doit dissiper toute incertitude à cet égard. Mais il n'en est pas de même quand la rétention d'urine a lieu plus profondément ; elle peut être confondue avec la suppression d'urine.

En effet, les voies de l'urine accessibles à nos instrumens offrent les mêmes conditions dans les deux maladies, et les parties où l'urine s'amasse sont si peu extensibles, qu'à moins que l'affection ne soit très-ancienne, et que le malade ne soit très-maigre, la distension de ces organes ne donne lieu à aucune tumeur appréciable à l'extérieur. Néanmoins, en tenant compte des symptômes et des circonstances antérieures, on peut presque toujours arriver à des probabilités suffisantes pour le traitement. Les moyens à employer sont à peu près les mêmes dans l'une et dans l'autre hypothèse.

Le traitement de la rétention d'urine varie comme ses causes et son siége ; mais dans tous les cas, si elle est complète, donner issue à l'urine est le premier but que le médecin doit se proposer ; si au contraire elle est incomplète, les premiers efforts de l'art doivent tendre à arrêter la marche de la maladie, à remédier à ses causes.

L'urine a-t-elle passé dans le sang ? L'on doit travailler à l'en chasser, à favoriser les excrétions *critiques* (1), et particulièrement les sueurs que la nature établit en pareil cas. L'urine a-t-elle rompu ses conduits, s'est-elle engagée dans des parties dont la gangrène est imminente et que le bistouri peut at-

---

(1) Je crois avoir montré directement, par des expériences sur les animaux, non-seulement l'existence d'excrétions vraiment critiques, mais encore la coïncidence parfaite de ces excrétions et du retour à la santé. (Expériences relatives à cette question : *Le sang peut-il être le siége de maladies ?* Archives générales de médecine.)

teindre ? Il faut se hâter d'y plonger l'instrument, et de ménager ainsi une issue facile au fluide destructeur. Il se présente ensuite des indications différentes, selon les effets produits et les obstacles à vaincre.

La cure radicale peut être très-facile, n'exiger que quelques minutes de soins ; ou bien nécessiter beaucoup de temps et l'emploi de moyens nombreux et difficiles à manier ; ou bien encore être impossible. Quant à la cure palliative, elle est presque toujours possible, et, dans la plupart des cas, on l'obtient sans peine, et en se bornant à des procédés connus depuis long-temps.

De toutes les divisions possibles des rétentions d'urine, celle qui me paraît le plus propre à en favoriser l'étude, consiste à les distinguer d'abord, selon la partie de l'appareil urinaire où elles commencent ; et ensuite selon les maladies qu'elles reconnaissent pour causes. Les rétentions d'urine sont, en effet, des affections toujours secondaires, des conséquences, des symptômes d'autres maladies ; jamais elles ne constituent des maladies primitives ou essentielles, des maladies proprement dites. Mais ce sont des symptômes qui, par leur fréquence, leur gravité, et surtout par les indications particulières qu'ils offrent, demandent à être étudiés d'une manière spéciale.

Nous allons les considérer successivement dans le prépuce, l'urèthre, la vessie, les uretères et les reins. Nous prendrons l'homme pour objet principal de nos considérations, mais nous aurons le soin d'indiquer au fur et à mesure que l'occasion s'en présentera, ce que ces affections ont de particulier chez la femme.

DE LA RÉTENTION D'URINE DANS LE PRÉPUCE.

L'urine peut être arrêtée dans le prépuce, soit parce que l'ouverture du prépuce n'existe pas, soit parce que cette ouverture est trop petite.

Le défaut d'ouverture ou l'*imperforation* du prépuce, est une affection congéniale, qu'on observe rarement. Quand elle a lieu, la rétention d'urine est complète, l'urine s'accumule dans le prépuce, l'urèthre, la vessie et le reste des voies urinaires.

Le diagnostic de cette maladie est facile, le défaut absolu d'excrétion d'urine, la distension du prépuce et de l'urèthre, la fluctuation que le toucher fait sentir dans ces organes, ne permettent pas de se méprendre sur la nature de l'affection.

Une ponction au centre du prépuce avec la lancette, ou bien avec un bistouri à lame étroite, c'est là tout le traitement à employer.

Après l'opération, qu'on rend plus facile par une pression exercée d'arrière en avant sur l'urèthre, le liquide jaillit, l'appareil urinaire se vide, et l'enfant recouvre la santé. Pour qu'il en fût autrement, il faudrait qu'on eût attendu plusieurs jours avant d'user de ce moyen, et qu'une grande quantité d'urine eût déjà passé dans le sang. Dans ce cas encore, la guérison ne tarde guère, parce qu'à cet âge l'urine s'éloigne peu des qualités de l'eau.

La médication ultérieure se réduit aux soins hygiéniques, et au pansement de la plaie avec une mèche de charpie enduite de cérat. Ce pansement a pour but de prévenir la réunion des parties divisées. Il pourrait être négligé et suppléé par le passage des urines, s'il ne convenait pas de donner et de conserver au prépuce une ouverture qui lui assure, pour la suite, la pleine liberté de ses mouvemens sur le gland.

D'habiles chirurgiens, et dans ce nombre M. Jules Cloquet, pour mieux remplir cette dernière indication, préfèrent exciser une partie du prépuce avec le bistouri (1). Cette opération est facile, mais elle donne lieu à une plaie plus étendue que la première, et celle-ci, bien faite, me semble devoir suffire.

La rétention d'urine, qui tient à la petitesse de l'ouverture du prépuce, peut avoir lieu à tous les âges. En effet, cette disposition du prépuce, qu'on appelle *phimosis,* peut être originaire, ou bien ne dater que d'une époque plus ou moins éloignée de la naissance. Il n'est pas rare de voir cette affection s'établir accidentellement, surtout dans la vieillesse,

---

(1) *Dictionnaire de Médecine,* en 18 volumes, article *imperforation.*

soit qu'elle vienne spontanément, soit qu'elle reconnaisse pour cause une inflammation quelconque, aiguë ou chronique.

Le phimosis, quelle que soit sa cause, ne donne lieu qu'à une rétention d'urine incomplète. Celle-ci affecte la forme de dysurie et quelquefois celle de strangurie. Mais il est rare que la maladie soit portée à ce dernier degré, sans qu'il existe en même temps une inflammation primitive ou secondaire du prépuce.

Les effets de cette maladie sont ordinairement locaux. L'urine sort avec difficulté, lentement, en nappe; mais elle sort toujours. Les accidens qui tiennent à l'absorption du fluide ne sont point à craindre, non plus que ceux qui se lient à la distension des parties profondes de l'appareil urinaire. Un écoulement habituel, des inflammations fréquentes et parfois violentes du prépuce et du gland, quelquefois des dépôts salins, des concrétions calculeuses entre ces organes, voilà ce qu'on observe généralement (1).

Il y a de plus, quand la maladie est portée à un très-haut degré, quelques phénomènes sympathi-

---

(1) M. Duméril a traité chez un jeune homme de Pithiviers, une affection remarquable de ce genre; le prépuce contenait plusieurs calculs, et constituait une énorme vessie secondaire.

ques, un mouvement fébrile, un dérangement des fonctions digestives. Je ne parle pas de la rétention du sperme qui coïncide toujours avec celle de l'urine en pareil cas. Elle peut aller au point d'être un obstacle absolu à la fécondation.

Le traitement palliatif de la rétention d'urine dans l'urèthre, consiste uniquement dans les soins de propreté, et l'emploi des antiphlogistiques locaux. On fait des lotions avec de l'eau de guimauve, on applique des cataplasmes de graine de lin. L'immersion du pénis dans de l'eau *végéto-minérale*, de l'eau blanchie par l'addition de quelques gouttes d'extrait de saturne, devient fort utile pour combattre le gonflement œdémateux du prépuce. Il faut la répéter deux ou trois fois par jour, et la prolonger au moins une demi-heure.

Pour la cure radicale, il faut inciser le prépuce, agrandir son ouverture avec l'instrument tranchant. Cette incision peut être faite sur différens points, en haut, sur les côtés ou en bas; mais en la pratiquant dans ce dernier sens, tout à côté du filet, on donne lieu à une cicatrice moins apparente que partout ailleurs.

Cette opération se fait avec un bistouri à lame étroite que l'on porte à plat entre le prépuce et le gland, soit en s'aidant d'une sonde cannelée, soit en plaçant une boulette de cire à l'extrémité de l'instrument. Arrivé à la base du prépuce on tourne le tranchant du bistouri vers ce repli, et on le coupe de dedans en dehors, et d'un seul coup.

Il est essentiel de mettre d'avance les feuillets muqueux et cutané du prépuce dans des rapports tels, que l'incision porte également sur ces deux parties. Sans cette précaution on pourrait diviser la peau dans une étendue plus grande que la membrane muqueuse, manquer le but, ou du moins donner lieu à une cicatrice difforme.

L'incision faite, on panse la plaie avec de la charpie enduite de cérat, et l'on donne au pénis une direction propre à y faciliter les circulations veineuse et lymphatique. Malgré ce soin, le prépuce devient le siége d'une inflammation œdémateuse, et pendant quelques jours la plaie paraît s'étendre. Cependant, par des pansemens simples, le repos et le régime adoucissant, on arrive à la cicatrisation en deux semaines au plus tard. En même temps on voit disparaître l'écoulement, l'irritation du gland et les autres effets de la maladie. L'excrétion de l'urine et celle du sperme deviennent libres sitôt après l'opération.

Le traitement préservatif, nul pour la maladie congéniale, n'est pas facile à indiquer pour le phimosis accidentel. Les soins de propreté et les émolliens locaux, voilà les moyens qui paraissent le mieux convenir.

DE LA RÉTENTION D'URINE DANS L'URÈTHRE.

L'urine peut être arrêtée dans l'urèthre à toutes profondeurs, dans les divers points de son étendue, et être arrêtée, à chacun de ces points, par des causes très-différentes.

Des obstacles au cours de l'urine dans l'urèthre, les uns sont propres aux parois de ce canal, les autres leur sont étrangers. Les obstacles propres aux parois du canal sont de deux genres : quelques-uns remontent à la vie intra-utérine ; ils consistent en une oblitération congéniale de l'urèthre ; la plupart ne sont qu'accidentels et se sont développés seulement après la naissance. Le premier genre de ces obstacles porte le nom d'*imperforations ;* le second, celui de *rétrécissemens.*

Les *imperforations,* ou mieux les oblitérations *congéniales* de l'urèthre, sont rares, surtout chez l'homme. On les observe le plus souvent au méat urinaire, et quelquefois sur un point du canal plus ou moins profond. M. Jules Cloquet a vu chez un enfant nouveau-né, l'urèthre oblitéré à sa partie moyenne dans l'étendue d'un pouce. Habituellement l'oblitération est établie par un diaphragme membraneux , ou du moins par une adhérence de peu d'étendue. On a vu parfois l'urèthre manquer en entier.

Les *rétrécissemens* de l'urèthre sont des maladies très-fréquentes chez l'homme. Ils constituent les causes les plus ordinaires de la rétention d'urine (1). On peut les distinguer en spasmodiques, inflammatoires et organiques.

Les *rétrécissemens spasmodiques* résultent de la contraction anormale d'un nombre plus ou moins grand des fibres musculaires entrant dans la composition de l'urèthre. Ils ont pour caractère d'être d'une durée très-courte, de cesser et de se reproduire instantanément. Ces rétrécissemens ne pouvant s'établir que dans les régions du canal revêtues de fibres musculaires, ne s'observent jamais à sa partie antérieure (2). C'est sous les muscles bulbo-

---

(1) « Les rétrécissemens sont les causes les plus fréquentes » de la rétention d'urine ; et sur dix malades, huit au moins » la doivent à l'oblitération de l'urèthre ; un environ à la pa- » ralysie de la vessie, et le dixième aux autres causes, telles » que l'inflammation du col de la vessie, le gonflement de la » prostate, un calcul, etc. (Richerand, *Nosographie chirurgicale.*)

(2) Je sais que des médecins disent les avoir rencontrés dans cette partie du canal, et que d'autres, pour expliquer le fait, y supposent des fibres musculaires. Mais d'après ce

caverneux, et dans la portion membraneuse de l'u-
rèthre, qu'on les rencontre le plus fréquemment.
Ils peuvent, comme les autres maladies spasmodiques, être déterminés par tout ce qui agit fortement sur le système nerveux, et en particulier par
les affections vives de l'âme.

On sait que J.-J. Rousseau était tourmenté par de
fréquentes rétentions d'urine, et qu'il y avait été très-
sujet dans son enfance. Il se croyait affecté de la
pierre. L'on ne pouvait parvenir à le sonder; Morand
lui-même avait fait inutilement plusieurs tentatives. Enfin, le frère Côme pénétra non sans peine
jusqu'à la vessie, et il déclara qu'il n'y avait point de
pierre. Dès-lors les craintes du malade se dissipèrent, et l'embarras des urines fut moindre. Il tenait probablement à un spasme de l'urèthre. A la
mort du philosophe, on fit l'autopsie cadavérique,
et l'on reconnut qu'il n'existait aucun désordre,
aucun corps étranger dans les voies urinaires.

Du reste, il est rare que l'on soit appelé pour
traiter des rétrécissemens spasmodiques de l'urèthre; ils cèdent presque toujours spontanément. Si
le médecin les rencontre, c'est souvent parce qu'ils

---

que je vois chaque jour chez les malades, et d'après les recherches que j'ai faites sur les cadavres, je ne puis me dé-
fendre de croire qu'on s'est fait illusion sous l'un et l'autre
rapport.

ont été provoqués par sa présence (1) ou par l'introduction de ses instrumens. Cet effet a lieu surtout chez les sujets jeunes et nerveux; mais plusieurs observations m'autorisent à croire qu'on l'accuse quelquefois à tort.

Les rétrécissemens inflammatoires sont très-communs. Ils peuvent s'établir dans toute l'étendue de l'urèthre; ils siègent ordinairement à sa partie spongieuse chez les jeunes gens, et à sa portion prostatique chez les vieillards.

Ces rétrécissemens consistent souvent dans le gonflement de la membrane muqueuse, et quelquefois dans un engorgement des tissus voisins, particulièrement de la prostate et du tissu cellulaire. Ils peuvent être produits par les irritans directs ou indirects des organes génitaux; par des injections, dans l'urèthre, de liqueurs alcooliques, saturnines, ou autres, dites astringentes (2); par l'usage abusif des

---

(1) Il n'est pas rare de voir des personnes en santé éprouver l'impossibilité d'uriner devant qui que ce soit. Il est vrai qu'ici, l'influence morale peut s'exercer sur l'urèthre ou sur la vessie. La première hypothèse est bien plus probable que la seconde.

(2) Les injections, faites avec une légère solution d'acétate de plomb, ne peuvent jamais nuire, et peuvent devenir utiles. Je les ai employées plusieurs fois avec avantage. Mais il est assez rare que leur administration soit faite avec la réserve et les soins convenables. Habituellement cette pratique

boissons fermentées (1), des alimens épicés, des diurétiques âcres; par les préparations de cantarides administrées à l'intérieur, ou appliquées sur la peau, et surtout par le coït.

Parmi les *uréthrites*, ou inflammations de l'urèthre, développées à la suite du coït, il en est de siphilitiques et de non siphilitiques; et parmi celles-ci, les unes sont contagieuses et les autres non; mais toutes sont accompagnées de plus ou moins de gonflement; toutes gènent plus ou moins le cours des urines. De là même, un nom donné à cette maladie; nom vulgaire, sans doute, et inutile à rappeler ici, mais qui a du moins le mérite d'être plus exact que celui de *gonorrhée*, sous lequel l'affection a été long-temps désignée par les médecins. Ce mot de gonorrhée exprime une idée fausse; il indique un écoulement de sperme qui n'a point lieu : c'est avec raison qu'on y a substitué celui de *blennorrhagie;* il spécifie le principal symptôme de la maladie, un *écoulement* de mucus. La *blennorrhée* est la même affection parvenue à l'état chronique.

Les *rétrécissemens organiques*, les plus fréquens

---

est confiée aux malades. Je donne les injections moi-même; je les fais précéder de l'introduction d'une bougie de cire de deux lignes et demie à trois lignes de diamètre.

(1) La bière produit cet effet chez beaucoup de personnes.

de tous, peuvent aussi exister dans toute l'étendue de l'urèthre ; mais ils se développent surtout dans les parties du canal voisines du bulbe, à la distance de quatre pouces et demi à six pouces et demi du méat urinaire. Ces rétrécissemens sont formés quelquefois par une bride ou une excroissance charnue qui fait saillie dans l'intérieur de l'urèthre ; ils consistent le plus souvent en un épaississement de la membrane muqueuse de ce canal, ou en une induration du tissu cellulaire voisin ; rarement ils dépendent d'un tissu accidentel, développé dans les parois de l'urèthre.

Ils peuvent être circulaires, régner autour du canal, ou bien ne porter que sur un, deux ou trois de ses côtés. Leur longueur ou leur étendue dans le sens de l'axe du canal varie depuis l'épaisseur d'une simple membrane jusqu'à douze, quinze lignes et plus. M. Lallemand a vu un rétrécissement de dix-huit lignes et un autre de vingt. Hunter et Chopart parlent de rétrécissemens de deux à trois pouces de longueur ; moi-même, j'en ai traité un de treize lignes, et un autre de seize. Le plus souvent cette longueur est de deux ou trois lignes au plus. Quant à l'épaisseur des rétrécissemens, à leur étendue dans le sens perpendiculaire à l'axe de l'urèthre, elle peut être très-faible, ne pas gêner sensiblement le cours des urines, ou bien obstruer plus ou moins le canal, et même l'oblitérer tout-à-fait.

Le nombre des rétrécissemens ne varie pas moins. On est quelquefois assez heureux pour n'en trouver qu'un ; mais on en rencontre le plus souvent deux ou trois , et quelquefois cinq ou six, rarement plus. M. Lallemand rapporte l'histoire d'un malade qui en offrait sept, dont deux très-étendus ; le canal était rétréci dans les cinq huitièmes de sa longueur.

En général, le nombre des rétrécissemens est en rapport avec leur ancienneté ; il en est de même de leurs dimensions. Ils s'étendent et se multiplient avec le temps.

Les rétrécissemens organiques de l'urèthre sont presque toujours le résultat d'une uréthrite aiguë ou chronique, simple ou siphilitique. On croit avoir remarqué qu'ils se manifestent de préférence à la suite des blennorrhées qui ont été attaquées par des injections irritantes. On peut en être affligé à tous les âges, et particulièrement de vingt-cinq à soixante ans. Ils se compliquent fréquemment avec les rétrécissemens inflammatoires , et parfois avec les rétrécissemens spasmodiques.

Ils ont été considérés long-temps comme incurables. Aujourd'hui il est presque toujours possible, et souvent facile de les détruire. Sur ce point, l'art vient de faire un pas immense.

Les rétrécissemens spasmodiques et organiques sont extrêmement rares chez la femme ; mais les rétrécissemens inflammatoires y ont lieu assez souvent. Toutefois, chez elle, les effets d'un coït impur ou sans mesure sont moins marqués à l'urèthre qu'à la vulve, dans le vagin et sur les petites lèvres.

Je ne parlerai point ici des rétrécissemens dus à l'érection du tissu spongieux de l'urèthre ; ceux-ci sont généralement instantanés, et constituent plutôt un incident qu'une variété de la maladie.

Les obstacles au cours de l'urine, étrangers aux parois de l'urèthre, sont de deux espèces. Les uns existent au-dehors du canal, et opèrent en le comprimant, en l'affaissant sur lui-même ; quelquefois, ce sont des corps étrangers, et ordinairement, des tumeurs inflammatoires, ou d'autres tumeurs développées tout près de l'urèthre. C'est ainsi que la grossesse, la rétention des lochies ou celle des menstrues, le cancer de l'utérus, et la présence d'un pessaire dans le vagin, déterminent parfois la rétention d'urine chez la femme. Les autres obstacles existent dans l'intérieur du canal, et agissent en l'obstruant ; ce sont des corps étrangers, de différentes natures, des calculs, des caillots de sang, des amas de pus, de mucus ou de matières salines ; parfois même des fragmens de sonde, de bougie, etc. Cette dernière espèce d'obstacles, au cours de l'urine, peut s'associer à ceux dont nous avons parlé, et principalement aux rétrécissemens inflammatoires et organiques.

La rétention d'urine dans l'urèthre s'annonce par divers phénomènes, dépendans de la nature de ses causes et des circonstances où le malade est placé.

Un rétrécissement spasmodique produit une rétention subite; en un instant la personne qu'il atteint peut se trouver dans l'impossibilité d'uriner même une goutte.

Le rétrécissement inflammatoire peut amener aussi une rétention d'urine presque subite. Une personne urinait très-bien ; tout-à-coup elle est placée dans des circonstances qui provoquent une inflammation de l'urèthre. Quelques heures se passent sans qu'elle éprouve le besoin d'uriner : ce besoin survient; mais il lui est impossible d'y satisfaire, ou du moins elle ne peut y satisfaire qu'en partie; le liquide ne sort que par un jet très-fin, que goutte à goutte. Quelquefois le rétrécissement inflammatoire se développe graduellement, et ses effets présentent la même progression.

La rétention d'urine qui tient à un rétrécissement organique s'établit avec lenteur; elle peut exister plusieurs années avant d'éveiller l'attention du malade. C'est le plus communément d'une manière insensible que le jet de l'urine diminue, soit en longueur, soit en largeur. Le malade, lorsqu'il est un peu âgé, attribue ce changement à un affaiblissement naturel et inévitable des organes génito-urinaires. Mais la quantité d'urine, rendue à chaque excrétion, diminue toujours, et le moment arrive où elle dépasse à peine une cuillerée ou deux. Le liquide sort par un jet très-fin, très-court, simple ou bifurqué, droit ou tourné en spirale ; il n'est pas rare de voir s'échapper tout à-la-fois un jet filiforme de quelques pouces d'étendue, et une série de gouttes qui tombent verticalement ; quelquefois le jet cesse, l'urine s'écoule ou en nappe, ou goutte à goutte, comme l'eau qui tombe du sabot du remouleur.

Dans cet état, le moindre oubli de régime, un excès de table même léger, la fatigue physique, quelque contrariété morale, une excitation quelconque des organes génitaux, peuvent suffire pour déterminer une rétention d'urine complète, en ajoutant un rétrécissement inflammatoire à celui qui existe déjà. C'est presque toujours ainsi que la strangurie par rétrécissement organique se convertit en ischurie. Les rétrécissemens de cette nature, qui sont en forme de brides, produisent quelquefois la rétention d'urine en fort peu de temps.

Les corps étrangers de l'urèthre apportent au cours de l'urine un obstacle plus ou moins prompt, suivant qu'ils se développent dans ce canal, qu'ils y sont poussés par la vessie, ou qu'ils y ont été introduits par le méat urinaire ; et plus ou moins grands, suivant qu'ils sont petits ou volumineux, qu'ils occupent les parties larges ou étroites du canal, qu'ils y sont fixés ou mobiles.

Les obstacles au cours de l'urine, extérieurs à l'urèthre, agissent de même avec plus ou moins de promptitude et d'énergie sur ce cours, selon qu'ils se développent naturellement ou qu'ils sont introduits par accident dans les organes; selon qu'ils compriment le canal dans une partie large comme le bulbe, ou étroite comme la portion membraneuse; enfin, selon le degré et l'étendue de l'affaissement qu'ils amènent dans ce conduit.

Une fois que la rétention d'urine dont nous parlons est établie, ses effets varient suivant le degré auquel elle est portée, le désordre auquel elle se lie, et les circonstances qui l'ont provoquée. Une rétention d'urine complète, une ischurie ne tarde pas à donner lieu à un besoin continuel d'uriner, et à des efforts sans cesse répétés pour y satisfaire. Pendant ces efforts, la respiration est suspendue, les veines du cou et de la tête se gonflent, la figure devient d'un rouge foncé, les yeux s'injectent; tous les muscles sont en action, le front et souvent le corps entier se couvrent de sueurs; quelquefois des matières gazeuses, liquides, et même solides, s'échappent par l'anus. Après des tentatives prolongées, tout effort cesse, la respiration se rétablit, la circulation revient à l'état naturel, et le malade, harassé de fatigue, est rendu au repos; mais il y est à peine, qu'il se livre à de vives inquiétudes sur son sort; l'idée d'une mort prochaine, et précédée d'affreuses souffrances, se présente à son esprit. Pressé bientôt par de nouveaux besoins d'uriner, il fait de nouveaux efforts; ils sont aussi violens, et tout aussi vains que les premiers.

Pendant cette succession cruelle d'efforts physiques et d'agitations morales, la vessie, tendue outre mesure et formant déjà tumeur à l'hypogastre, devient le siége d'une inflammation. C'est un effet qui s'explique facilement : les parois de ce viscère sont continuellement en contact avec une urine décomposée ou même déjà putréfiée; elles sont pressées sans cesse entre deux puissances contraires, celle de l'urine qui tend à les écarter, celle des viscères abdominaux, ou plutôt des muscles abdominaux, qui tendent à les rapprocher. Cette cystite est toujours accompagnée, et le plus souvent précédée, de l'inflammation de la partie de l'urètre postérieure au point où l'urine trouve un arrêt. L'uréthrite, ici, est due particulièrement à la distension forcée et souvent répétée que l'urine fait subir à cette portion du canal; mais le contact du liquide coopère au résultat, et d'ailleurs, assez souvent le premier agent de cette inflammation est le même que celui de la rétention.

D'un autre côté, l'urine qui arrive par les uretères, ne trouvant plus de place dans la vessie, s'arrête dans ces conduits, s'y accumule, les distend à leur tour, et, de proche en proche, finit par remplir et distendre le bassinet, les calices, et jusqu'aux conduits urinifères. Bientôt, soit que les reins ainsi distendus remplissent mal leurs fonctions, soit que l'absorption reprenne une partie de l'urine sécrétée, soit plutôt parce que ces deux effets ont lieu à-la-fois, les élémens de ce fluide s'accumulent dans le sang, et vont porter l'irritation et le désordre dans les différens organes.

Par l'action combinée de cette cause, de la distension des voies urinaires, de l'inflammation de la vessie, de celle de l'urèthre, des efforts musculaires, de la douleur physique et du trouble moral, la fièvre s'allume : les battemens du cœur s'accélèrent, le pouls devient fort, plein, fréquent, la température du corps s'élève, la peau se couvre de sueur, la figure se colore, les yeux s'injectent, les facultés intellectuelles et affectives s'exaltent. Le malade est dans une agitation continuelle, donnant tantôt des témoignages touchans de tendresse, et tantôt se livrant à des actes terribles de désespoir.

Cependant l'inflammation de l'urèthre et de la vessie fait des progrès rapides; elle se propage au reste des voies urinaires. De nouvelles parties d'une urine de plus en plus décomposée passent dans les vaisseaux sanguins; de nouveaux élémens de ce fluide y séjournent; le désordre des fonctions va croissant, la poitrine s'embarrasse, les idées se troublent, la mort est imminente.

.Néanmoins il est rare que la mort suive immédiatement une rétention d'urine dans l'urèthre, lorsque la maladie est abandonnée à elle-même ; presque, toujours l'urine finit par se faire jour au-dehors, soit en ouvrant peu à peu la voie naturelle, soit en se frayant un chemin à travers les parois de l'urèthre ou de la vessie. La position du malade est bien différente dans ces deux cas ; mais, dans l'un et dans l'autre, l'appareil urinaire se vide, et les effets généraux de la rétention d'urine disparaissent en peu de temps. Ce n'est pas que la vie soit toujours sauvée : il arrive quelquefois que les désordres produits par l'urine, dans les parties où elle a passé, sont de nature à faire courir les plus grands dangers ; c'est ce qui a lieu, par exemple, quand ce liquide a commencé par s'infiltrer dans le bassin. Dans les cas les plus heureux, le malade reste affecté d'une fistule urinaire, plus ou moins difficile à guérir.

Lorsque l'urine ne trouve pas d'issue au-dehors, la mort ne tarde pas à venir ; elle est ordinairement précédée d'une gangrène plus ou moins étendue de l'urèthre ou de la vessie, et d'un épanchement d'urine dans les parties voisines, rarement dans le péritoine.

Cette mort arrive plus tôt ou plus tard, selon différentes circonstances, selon que le malade a usé ou non des moyens palliatifs, tels que des émissions sanguines, des bains, des boissons adoucissantes, ou qu'il a eu recours, suivant l'habitude des gens du peuple, à des diurétiques âcres, et pris à fortes doses.

Quand la rétention d'urine est incomplète, et que cependant l'urine ne coule que goutte à goutte, qu'il y a strangurie, les effets immédiats de la maladie sont les mêmes, à l'intensité près. La vessie, qui ne se vide jamais tout-à-fait, reste habituellement distendue; le besoin d'uriner se fait sentir à tout instant; des efforts d'excrétion l'accompagnent, et jettent le malade dans un état de fatigue extrême. Les uretères et les autres cavités que l'urine doit parcourir pour arriver à la vessie, finissent par prendre part à la distension de ce viscère, et à l'irritation inflammatoire qui en est la conséquence. A un sentiment de pesanteur, de gêne, de tension à l'hypogastre, se lie, surtout pendant les tentatives d'excrétion, un sentiment de tension douloureuse à la région rénale. La fièvre s'allume, la peau devient moite, l'urine résorbée paraît vouloir sortir par cette voie. Si la maladie se prolonge, le trouble des fonctions peut être porté au point de menacer gravement la vie du malade.

Quand la rétention d'urine est moindre, qu'elle se borne à une dysurie, le malade éprouve des besoins fréquens d'uriner, et chaque excrétion nécessite des efforts; on sent que cet acte ne se fait pas naturellement. Mais, dans ce cas, la vessie et le reste des voies urinaires ne sont jamais distendus outre mesure, l'urine n'est pas résorbée, ou du moins ne l'est guère plus qu'à l'état normal (1); la sécrétion de ce fluide reste la même, et la santé générale n'est le plus souvent dérangée en aucune manière. Si elle l'est quelquefois, c'est surtout sur le moral que porte l'affection : le malade est en proie à une tristesse dont il ne peut se rendre raison ; le présent lui sourit peu, et il voit l'avenir à travers des couleurs sombres.

· Mais ces trois degrés de la rétention d'urine, et les degrés intermédiaires, ont des marches bien différentes, suivant les causes immédiates de la maladie.

La rétention d'urine due à une imperforation de l'urèthre est complète, dès le premier moment ; elle ne tarde pas à être accompagnée d'efforts non interrompus d'excrétion, avec ou sans distension des parois du canal, selon qu'il est plus ou moins profondément oblitéré. Parfois cette rétention d'urine dans l'urèthre est promptement suivie de la sortie des urines par l'ombilic. Cette excrétion accidentelle se

______

(1) On ne peut douter que, dans l'état de santé parfaite, une partie de l'urine ne passe dans le sang; l'absorption s'exerce dans tous nos organes, et dans la vessie en particulier; mais elle y est moins rapide que dans les autres cavités du corps. C'est un fait dont je me suis assuré par de nombreuses expériences sur les animaux.

fait-elle par le sommet de la vessie, allongée outre mesure et ouverte en ce point, ou bien par l'ouraque, devenu un organe supplémentaire de l'urèthre? Cette dernière hypothèse est la plus probable et la plus généralement admise. Quoiqu'il en soit, l'enfant ne court jamais, en ce cas, de danger immédiat pour sa vie; mais il reste sujet à une infirmité très-fâcheuse, et sur laquelle sa volonté ne pourra rien par la suite.

La rétention d'urine déterminée par un rétrécissement spasmodique, est ordinairement portée tout-à-coup au point de constituer une ischurie; elle dure très-peu, rarement au-delà de quelques heures, cesse brusquement, et se reproduit quelquefois à plusieurs reprises dans la même journée. Je ne sache pas, qu'abandonnée à elle-même, elle ait jamais eu des suites funestes.

La rétention d'urine qui se rattache à l'inflammation des parois de l'urèthre, marche comme cette inflammation elle-même, plus ou moins promptement, suivant que celle-ci est aiguë ou chronique. Quelquefois elle parcourt ses périodes en deux ou trois jours, d'autres fois en deux ou trois mois. C'est spécialement au gland que la maladie se montre chronique. Elle peut passer par tous les degrés; mais quand elle devient complète, et surtout quand elle reste telle au-delà de quelques heures, c'est assez souvent parce que des manœuvres imprudentes lui ont été opposées, qu'il a été fait de vaines tentatives de cathétérisme, que les parois du canal ont été fatiguées, froissées, déchirées. Habituellement, après avoir augmenté dans un premier temps, elle reste stationnaire dans un second, et baisse dans un troisième : ces trois temps se passent sans que la distension des voies urinaires et la résorption de l'urine soient portées au point de déterminer des accidens graves.

La rétention d'urine produite par un rétrécissement organique, a une marche chronique; ce n'est souvent que plusieurs années après son invasion, que la maladie constitue une dysurie bien prononcée. Mais, pour être lents, ses progrès ne laissent pas que d'être continus; et il arrive un temps où la maladie, portée au point de strangurie, n'attend que la plus petite circonstance irritante, la plus petite complication inflammatoire, pour constituer une ischurie opiniâtre, et donner lieu à une série d'accidens graves.

Abstraction faite de la distension de l'appareil urinaire, de son inflammation et de leurs conséquences, tels que *les blennorrhées*, *les catarrhes de vessie*, il faut placer parmi les effets les plus fâcheux et les plus fréquens de ce genre de rétention, *les dépôts urineux* et *les fistules urinaires* qui leur succèdent.

Dans le cours de la maladie, l'urine est, à chaque

excrétion, arrêtée, en partie, par le rétrécissement qui existe dans l'urèthre. Ce liquide exerce chaque fois un effort de distension latérale sur la portion du canal intermédiaire au rétrécissement et à la vessie ; il en résulte l'inflammation chronique de cette portion du canal, et des écoulemens opiniâtres ou sans cesse renouvelés. Cette distension, qui est en rapport composé de la résistance à l'excrétion apportée par l'obstacle, et des efforts tentés pour opérer cette excrétion, doit être d'autant plus grande que la maladie est plus avancée. De là, quand l'ischurie s'établit, et quelquefois même pendant la strangurie, la rupture de la portion du canal ainsi distendue, et l'infiltration de l'urine dans le tissu cellulaire voisin ; de là l'inflammation, et souvent la gangrène des parties avec lesquelles l'urine est en contact.

La déchirure de l'urèthre est annoncée par une tumeur qui se développe sur son trajet. D'abord dure, indolente, sans changement de couleur à la peau, cette tumeur devient ensuite douloureuse et rougeâtre ; plus tard elle est brunâtre, noire, privée de vie au centre. Le toucher y détermine souvent de la fluctuation, et quelquefois une crépitation. Celle-ci est due au déplacement des gaz produits par la décomposition.

Lorsque la gangrène est devenue apparente, ses progrès sont très-rapides ; en quelques heures elle s'étend de plusieurs pouces ; et, nonobstant les efforts de l'art pour l'arrêter, elle peut envahir le périnée, les bourses, le pénis, les cuisses, le ventre, et jusqu'aux parois de la poitrine.

On verra, dans la cent vingtième observation, un fait de ce genre bien remarquable. La gangrène s'est développée au scrotum ; et de là, malgré l'introduction immédiate d'une sonde dans la vessie, elle a gagné successivement l'aine droite, le haut de la cuisse correspondante, le côté droit du ventre, et la partie postérieure de la poitrine. La peau a été décollée sur une surface de plus de deux pieds carrés. J'ai pratiqué six larges incisions, deux aux bourses, une à l'aine, une au côté interne de la cuisse, une au flanc, et la dernière sous l'épaule. Des injections de chlorure d'oxide de sodium (1) ont été faites dans les plaies ; des escarres énormes se sont détachées, une suppuration *louable* s'est établie, la peau s'est recollée, et j'ai eu le bonheur de voir le malade guérir en peu de jours.

La rétention d'urine, produite par la présence d'un corps étranger dans l'urèthre, a une marche lente, lorsque le corps étranger s'est développé dans le canal, et toujours rapide dans le cas contraire. Quand le corps vient de la vessie, il dérange plus

____

(1) Eau de M. Labarraque.

ou moins le cours des urines, selon qu'il occupe les parties larges ou étroites de l'urèthre : par suite, il peut déterminer une rétention d'urine variable, tantôt complète, tantôt partielle, et quelquefois très-peu sensible. Je rapporte, dans la cinquante-sixième observation, un exemple de rétention d'urine due à même cause (1). Si le corps vient du dehors, et s'il est de forme ronde, il aura les effets qui résultent d'un corps venu de la vessie ; mais s'il est allongé, si, par exemple, c'est un fragment de sonde ou de bougie, ce qui est assez fréquent, la rétention d'urine une fois commencée ne fera qu'augmenter. Dans ce cas, en effet, il existe presque toujours un ou plusieurs rétrécissemens, et l'urine trouve deux genres d'obstacles à son issue. D'ailleurs, pour peu que le corps étranger séjourne, l'irritation qu'il produit devient une nouvelle cause d'obstacle au cours de l'urine. Les corps qui se développent dans l'urèthre apportent, à la sortie de l'urine, un empê-

---

(1) Souvent, à la suite de la lithotritie, de forts fragmens de calcul s'engagent dans l'urèthre et s'y arrêtent; c'est ce qui a lieu surtout chez les enfans dont le col de la vessie est très-extensible, et l'urèthre très-étroit. Mais il est rare que cet incident ait pour effet une rétention d'urine portée à un haut degré. Les observations de M. Civiale, et celles que j'ai eu occasion de recueillir moi-même, sont de nature à rassurer sur ce point

chement croissant; il augmente d'une manière lente et graduée.

Qu'une rétention d'urine dépende de causes extérieures au canal, sa marche varie suivant la nature de ces causes. Cette marche est plus ou moins rapide, si la tumeur qui comprime le canal est le fait d'une inflammation aiguë; elle est plus ou moins lente dans l'hypothèse d'une affection chronique, d'un exostose du pubis, par exemple.

D'après ce qui vient d'être dit de la marche des **rétentions** d'urine dans l'urèthre, on voit que ces affections doivent avoir une durée très-variable, selon les causes qui les produisent. Il en est dont la **durée** ne peut être limitée, comme celles qui sont **dues** à des rétrécissemens organiques de l'urèthre; **quelques-unes** durent très-peu, telles sont celles qui ont pour cause un spasme du canal.

Le pronostic ne varie pas moins. Ainsi, une dysurie, produite par un spasme ou par une phlogose peu intense de l'urèthre, est une affection légère; elle se dissipe d'elle-même; une ischurie, due au développement de plusieurs rétrécissemens organiques, est une maladie toujours grave et souvent mortelle, si l'art ne vient promptement au secours de la nature.

Il est presque toujours facile de reconnaître l'existence d'une rétention d'urine dans l'urèthre, aux symptômes que présente la maladie, et aux circonstances qui l'ont précédée ; mais, pour établir sur elle un diagnostic certain, et pour apprécier exactement les causes qui l'ont produite, et celles qui l'entretiennent, il est indispensable d'explorer l'urèthre avec soin. Les moyens que l'art peut employer, à cet effet, sont aujourd'hui très-nombreux. Nous allons les indiquer.

DES MOYENS D'EXPLORER LE CANAL DE L'URÈTHRE.

Ces moyens sont de quatre ordres, les uns servent à faire exercer sur l'urèthre le toucher médiatement; d'autres, à rendre ce canal accessible à la vue ; ceux-ci, à prendre en relief les formes du canal; ceux-là, à exprimer au-dehors, pendant leur application , les changemens de disposition qu'ils subissent dans l'intérieur de l'urèthre.

Les moyens du premier ordre sont connus sous les noms de *bougies*, de *sondes*, d'*algalies*. J'en ai proposé un sous le titre de *stylet uréthro - cystique*.

Des bougies (*pl.* 4, *fig.* 1, 2, 3, 4, 5, 6, 23, 24), les unes sont appelées *emplastiques ;* elles sont faites avec une toile ou une batiste enduite de cire et roulée sur elle - même ; les autres sont dites de *gomme élastique ;* elles sont établies avec une composition dont les fabricans font un secret, et dans laquelle le caoutchouc entre ordinairement pour la moindre part. On fixe cette composition sur du fil, du coton ou de la soie : celle-ci est préférable. Les bougies peuvent avoir une forme cylindrique, conique, en fuseau ou en baguette ; être creuses ou pleines, et de diamètres très-divers. Les bougies de cire sont habituellement pleines ; celles de gomme élastique sont parfois creuses. Ces dernières sont portées à un point de finesse que les premières ne peuvent atteindre.

On mesure généralement la grosseur des bougies et des sondes avec une filière, percée de douze ouvertures graduellement croissantes ; la première présente trois quarts de ligne de largeur, et la dernière trois lignes et demie. Mais, outre que les bougies de gomme élastique peuvent et doivent descendre au-dessous du 1er numéro, les bougies, de l'un et de l'autre ordre, vont au-delà du numéro 12. Aussi, on indique assez indifféremment aujourd'hui, la grosseur des petites bougies par numéros ou par lignes et fractions de ligne, et on emploie, pour les plus fortes bougies, ce dernier mode de distinction d'une manière exclusive. Afin d'éviter la confusion que ce double système de mesures tend à jeter dans les observations, j'ai cru devoir, pour les miennes, adopter une division un peu différente. J'ai fait établir une filière (*fig.* 31) dans laquelle les numéros commencent à un quart de ligne, et montent, de quart de ligne en quart de ligne, à quatre lignes et quart. Le numéro 1 a un quart de ligne de diamètre, le numéro 2, une demi-ligne, le numéro 3, trois quarts de ligne, et ainsi de suite jusqu'au numéro 17, qui a quatre lignes un quart. Les numéros 4, 8, 12, 16, correspondent à des diamètres de 1, 2, 3, 4 lignes.

La longueur ordinaire des bougies est de neuf à dix pouces.

Les bougies de cire sont droites, mais elles prennent et conservent la courbure qu'on veut leur donner, surtout quand elles ne sont pas montées sur une tige élastique. Les bougies de gomme élastique pleines sont aussi naturellement droites ; néanmoins elles peuvent encore devenir et rester courbes, par l'effet du frottement exercé, sur un de leurs côtés, avec la main. Des bougies creuses, les unes ont une courbure fixe, et les autres empruntent celle qu'on désire leur imprimer, aux mandrins (*fig.* 27) de fer ou de plomb (1) qu'on place dans leur intérieur.

Je ne parle pas des bougies métalliques, elles n'offrent aucun avantage et fatiguent trop par leur poids, pour qu'il soit permis de les employer dans un pays comme la France, où les bougies de cire

---

(1) J'emploie exclusivement des mandrins de fer. Ceux de plomb ajoutent trop au poids de la bougie, s'ils sont gros ; et offrent trop peu de résistance s'ils sont faibles. Il y a d'ailleurs un grand avantage à se servir de mandrins élastiques ; ils fatiguent moins l'urèthre.

et de gomme élastique sont fabriquées avec une perfection vraiment admirable.

Les *sondes* (*fig.* 17, 18, 19, 25, 26, 28, 29, 30), qu'on appelle aussi *algalies*, ne diffèrent des bougies creuses qu'en ce qu'elles offrent près de leur extrémité antérieure, et quelquefois à cette extrémité, appelée *bec*, un plus ou moins grand nombre de trous, désignés sous le nom d'*yeux*. Ces yeux sont destinés à livrer passage aux liquides qui doivent traverser l'urèthre, soit de dedans en dehors, soit de dehors en dedans.

Parmi les sondes, les unes sont métalliques, les autres en gomme élastique ; celles – ci présentent les variétés de forme, de direction et de grosseur, que nous avons indiquées dans les bougies, à cette différence près qu'il n'est guère possible de leur donner moins de trois quarts de ligne de diamètre.

Les sondes métalliques sont ordinairement en argent, quelquefois en platine. Les premières dans la pratique ne le cèdent guère aux secondes; et je ne vois réellement qu'un seul cas où celles-ci méritent la préférence, c'est quand il s'agit de les faire servir à l'application du nitrate d'argent. Quant aux sondes en or, elles ne présentent, ce me semble, aucun avantage particulier. Les sondes métalliques sont droites ou courbes (1), cylindriques ou coni-

_____

(1) La courbure des sondes, comme celle de bougies, est

ques, et de grosseurs différentes, depuis moins d'une ligne jusqu'à trois lignes et plus. Celles que l'on destine aux hommes ont, en général, dix à douze pouces de long, celles de femmes (*fig.* 29), moitié moins.

Les bougies et les sondes ont été long-temps désignées sous le titre commun de *cathéters ;* et de là le nom de *cathétérisme*, donné à leur introduction dans la vessie ; mais aujourd'hui le mot de cathéter n'est presque plus employé que pour désigner un instrument dont on se sert dans l'opération de la taille, et qui consiste dans une tige d'acier pleine, courbée et cannelée sur sa convexité. Il est destiné à servir de conducteur au bistouri ou au lithotome.

Le *stylet uréthro-cystique* (*fig.* 22) est un fil d'argent, terminé par une boule du même métal, et d'un diamètre qui varie comme celui des sondes ; il offre en arrière une sorte de pavillon, un anneau destiné à préciser ses mouvemens.

Les moyens de rendre l'urèthre accessible à la vue, consistent, pour les parties voisines du méat urinaire, en un cône métallique tronqué et semblable à ceux qui servent à éclairer le vagin ; et pour les régions profondes, en un petit appareil (*pl.* 5, *fig.* 17)

---

unique. La disposition en *S*, préconisée par **J. L. Petit**, n'est plus employée.

que j'emploie aussi pour examiner l'intérieur de la vessie, et qu'à cause de ce double usage, j'ai cru devoir appeler *speculum uréthro-cystique*. Il se compose de deux tubes d'argent, de deux miroirs métalliques, de deux petites bougies, et d'une sonde de gomme élastique.

Les tubes sont cylindriques et ouverts à leur sommet. L'un (*a a*), poli à l'intérieur, et devant porter la lumière sur la partie à éclairer, est d'une longueur et d'une grosseur qui diffèrent selon les circonstances. L'autre (*b b*), noirci en dedans, est destiné à mettre l'œil à l'abri de toute lumière venant d'un autre point que de celui qui est à observer. Il est d'une longueur de quatre à cinq pouces, et d'un diamètre souvent égal, mais jamais supérieur à celui du précédent.

L'un des miroirs (*c d e*), consiste en un cône creux de trois pouces et demi de haut, et d'un peu moins de large ; tronqué à son sommet, ce cône fait suite, en ce point, au premier tube, de manière à former avec celui-ci un tout infundibuliforme. L'autre miroir (*f g*) est concave et sphérique ; il a quatre pouces de diamètre et un foyer qui varie ; il livre, par son centre, passage au second tube et fait corps avec lui.

Les bougies (*h h*) ont à peine quatre lignes de diamètre, et la sonde (*pl.* 4, *fig.* 17) est d'un volume tel, qu'elle peut remplir exactement le tube uréthral, et le mettre, pour son entrée, dans les mêmes conditions qu'une algalie droite (1).

Il y a deux genres de moyens pour prendre en relief les formes de l'urèthre. Les premiers sont des bougies emplastiques : nous en avons déjà parlé ; les autres, destinés exclusivement à cet usage, ont été inventés par Ducamp : ils sont connus sous le nom de *sondes exploratrices, sondes à empreinte* (*fig.* 15, 16). Ce sont des tiges de gomme élastique, creuses, et terminées par une tête emplastique. Celle-ci doit être d'une consistance et d'une composition telle, que, par la chaleur du canal, elle devienne apte à se mouler sur lui. L'emplâtre que j'emploie est un

---

(1) A cet appareil que j'ai eu l'honneur de soumettre, l'année dernière, à l'Académie des sciences, j'ai ajouté depuis un tube uréthral de rechange, qui permet de voir sur les côtés. Il ne diffère du premier tube uréthral, qu'en ce qu'il est percé d'une ouverture latérale, et que la lumière ainsi que l'image des objets, y sont réfléchies par un miroir placé obliquement dans son intérieur.

Dans une autre modification du même instrument, deux verres plans, adaptés l'un au cône réflecteur, l'autre au tube oculaire, s'opposent au retour de l'air que l'on a poussé dans la vessie, lorsque, pour mieux éclairer l'intérieur de ce viscère, on a jugé convenable de le dilater avec ce fluide.

Je vois encore quelques changemens à apporter à la construction de cet instrument; ils feront le sujet d'un travail particulier.

mélange formé de parties égales de cire et de poix, et coloré avec du noir d'ivoire. Cette préparation me paraît préférable à celle qui a été proposée par Ducamp, et dans laquelle il entre, en plus, une égale quantité de diachylon et de résine. Quelle que soit, au reste, sa composition, cet emplâtre doit être soutenu par un pinceau de soie plate, lequel est lui-même fixé à l'extrémité de la sonde, soit par un nœud intérieur (*fig.* 9), soit par des points latéraux (*fig.* 10.) Il devrait l'être constamment de la première manière (1).

Quant aux instrumens destinés à exprimer au-dehors, pendant leur application, les changemens de disposition qu'ils subissent dans l'urèthre, ils sont au nombre de deux : l'un est fort ingénieux, il est de Ducamp ; l'autre est plus simple, je l'ai proposé (2). Le premier de ces instrumens (*fig.* 20) se compose 1° d'une canule de gomme élastique, ouverte à ses extrémités ; 2° d'une seconde canule de même substance, logée dans la première ; 3° d'une losange métallique, à côtés articulés et mobiles. Suivant la

---

(1) Je ne parle pas d'une troisième façon d'attacher la soie ; elle consiste à l'assujettir avec un cordonnet arrêté à l'extrémité opposée de l'instrument, et longeant celui-ci dans toute son étendue ; elle manque de solidité.

(2) Mémoire sur de nouveaux moyens d'explorer le canal de l'urèthre, lu à l'Académie des sciences ; 1826.

volonté de l'observateur, et par le jeu d'une tige placée dans la petite canule, cette losange s'efface ou se développe à l'extrémité de la canule. Le second instrument (*fig.* 21) se réduit à un stylet uréthro-cystique jouant dans une canule de gomme élastique.

DE LA MANIÈRE D'EXPLORER LE CANAL DE L'URÈTHRE.

On peut examiner le canal de l'urèthre dans trois positions différentes : le malade étant debout, assis ou couché. Chacune de ces positions offre ses avantages et ses inconvéniens. Dans la première, le chirurgien est assis en face du malade. Il peut, mieux que dans aucune autre, juger les diverses conditions de l'urèthre ; car la vessie, en vertu de son poids, tend à se mettre sur la même ligne que ce canal, et la direction horizontale des instrumens met à l'abri des illusions de la pesanteur. Mais aussi l'impression morale, que cet examen produit chez les personnes qui s'y soumettent pour la première fois, donne lieu à des effets plus prononcés que dans tout autre position. Il n'est pas rare que les malades pâlissent et accusent un sentiment de défaillance, et cela quels que soient, d'ailleurs, leur force et leur courage.

Dans la position assise, les accidens nerveux sont rares ; mais la direction du canal varie, et le chirurgien, placé entre les jambes du malade, se trouve

dans une attitude gênante. Dans la position horizontale, le malade est dans les conditions les plus favorables pour ses forces physiques et morales ; seulement la direction oblique des instrumens en rend
le jeu moins précis. Ici l'opérateur est debout, à
côté du malade, et le plus ordinairement à gauche.
Le speculum uréthro-cystique devient d'une application impossible.

On pourrait examiner l'urèthre dans une autre
position ; on y a rarement recours. C'est celle que
l'on donne aux malades pour la taille périnéale.
Cette position facilite les recherches ; mais elle oblige à un changement dans la disposition du lit,
et entraîne un appareil qui presque toujours agit
d'une manière fâcheuse sur l'imagination du malade.

La première de ces positions est celle à laquelle
je donne habituellement la préférence. Je fais as-
seoir les malades, quand je les vois pâlir ou chan-
celer ; je ne les examine couchés que lorsqu'ils sont
faibles ou pusillanimes. Je n'ai pas besoin d'ajouter
que, dans cet examen, il faut que les femmes soient
assises ou couchées.

Quelle que soit la position que l'on donne au malade, le choix des instrumens et la conduite à tenir
varient selon le but que l'on se propose dans l'exploration ; selon que l'on veut s'assurer de l'accumulation de l'urine dans la vessie ; constater l'exis-

tence d'un obstacle dans le canal ; déterminer le siége, la nature, la forme et l'étendue de ces obstacles ; ou acquérir des notions sur l'état de la membrane muqueuse de l'urèthre.

COMMENT ON CONSTATE L'EXISTENCE D'UN OBSTACLE DANS LE CANAL DE L'URÈTHRE.

Pour constater l'existence d'un obstacle dans le canal de l'urèthre, on peut recourir à divers instrumens ; mais ceux qu'on emploie, ceux qu'il faut employer de préférence, sont ceux qui font exercer, pour ainsi dire, le toucher dans le canal, et particulièrement les bougies et les sondes. Parmi ces instrumens, je prends, pour commencer, une bougie de cire, n° 3 ou 4. Avant de la présenter au canal, je lui fais subir une légère modification ; je plie sa pointe sur elle-même, de façon à la convertir en une petite boule d'un diamètre égal ou même supérieur à celui du reste de la bougie (*fig.* 6). Quand la bougie est ainsi disposée, si le canal est libre, elle pénètre toujours avec facilité et sans douleur dans la vessie. Je ne l'ai vue s'arrêter que lorsqu'il y avait dans l'urèthre un obstacle dont j'ai pu vérifier l'existence par d'autres moyens.

La bougie ne pénétrerait pas avec cette facilité, si on ne lui faisait point subir le changement préliminaire dont je viens de parler : elle pourrait être arrêtée dès la fosse naviculaire, et nécessiter des mouvemens d'aller et de venir pour arriver seulement à quelques pouces de profondeur. La raison de cela est simple ; la pointe de la bougie s'engage dans les plus petits plis, dans les plus petites lacunes muqueuses de l'urèthre.

Si donc une petite bougie de cire, disposée comme je l'ai dit, est arrêtée sur un point quelconque du canal, on est fondé à croire qu'il y a là un obstacle ; et l'on peut en juger le siége, en tenant compte de la profondeur à laquelle elle a pénétré. Dans le cas où la bougie arrive à la vessie, il ne faut point se presser de conclure qu'il n'y a point d'obstacle. Un corps d'un aussi faible diamètre pourrait parvenir à son but sans rencontrer précisément l'obstacle, dans l'hypothèse où celui-ci serait de peu d'étendue, et résiderait dans les parties larges du canal.

Toutefois, lors même que la bougie marche, elle fait ordinairement, en passant sur l'obstacle, un saut qui indique qu'elle le franchit. Ce n'est pas un des moindres avantages de la forme sphérique, donnée à l'extrémité de la bougie, que de rendre ce mouvement bien plus sensible qu'il ne le serait autrement. De cette manière, l'on peut même souvent déterminer le nombre des obstacles qui existent dans le canal, et recueillir quelques probabilités sur leur nature et sur leur volume.

Lorsque pendant la marche de la bougie, soit en avant, soit en arrière, l'on n'a senti ni résistance ni secousse, on peut présumer qu'il n'existe pas d'obstacle dans le canal, mais non l'affirmer. Il faudrait, avant, renouveler l'exploration avec une autre bougie emplastique, et d'un plus grand diamètre, du n° 8 ou 10 par exemple, en prenant pour elle les mêmes précautions que pour la première, en repliant son extrémité sur elle-même (1).

Il serait même prudent de n'affirmer que le canal est libre, qu'après avoir introduit une bougie emplastique du n° 12, et l'avoir laissée en place pendant quelques minutes. Quand il n'existe point d'obstacle, une bougie comme celle-là entre ordinairement avec facilité, et sort sans aucune déformation; s'il en existe, au contraire, et si la bougie est bien faite (2), elle conserve l'empreinte de la pression latérale qu'elle a éprouvée.

Voici comment je procède à l'introduction de ces bougies. Le malade est debout, et en face de

---

(1) C'est un soin que je prends pour toutes les bougies de ce genre, quel que soit leur volume. Je crois avoir évité par là bien des douleurs au malade, et bien des mécomptes à moi-même.

(2) On conçoit qu'une bougie emplastique dure, comme celles qui sont montées sur des tiges de baleine ou des cordes à boyau, serait peu propre à cet usage.

moi. La main gauche saisit le pénis, entre l'index et le médius; elle lui donne une direction horizontale, et le pouce de la même main met le gland à découvert. Je prends ensuite de la main droite, entre le pouce et l'index, la bougie par sa dernière extrémité; je la présente au méat, je la place sur la même ligne que le canal, et je la pousse dans celui-ci, en appuyant sur elle avec le pouce seulement, et sans lui imprimer d'autres mouvemens que celui de progression en avant. Arrivé sous le pubis, je baisse un peu le pénis, et, continuant à pousser de la même manière, je pénètre aisément jusqu'à la vessie, lorsque le canal est libre, et que sa courbure n'est point très-grande. Dans ce cas encore, il n'y a que les bougies des numéros élevés qui puissent être arrêtées, et presque constamment il suffit d'une légère flexion, donnée d'avance à la bougie, pour lui faire atteindre le but. C'est une précaution qu'il est bon de prendre pour toutes les bougies un peu grosses.

En opérant comme je viens de le dire, sans tirailler le pénis, on évite toute fatigue au malade; et il est possible d'employer immédiatement d'autres moyens explorateurs, si cela est nécessaire.

L'introduction des bougies de cire se fait de la même manière, quand le malade est assis; lorsqu'il est couché, elle ne subit que des modifications relatives à l'inclinaison différente qu'il faut donner à la bougie. Dans cette circonstance je pousse celle-ci avec le doigt indicateur, plutôt qu'avec le pouce.

De l'exploration faite avec les bougies de cire, on peut conclure qu'il n'existe point d'obstacle dans l'urèthre, si les plus grosses passent facilement, et sortent sans empreinte; qu'au contraire, il existe un obstacle persistant ou momentané, quand les petites bougies ne peuvent point pénétrer, ou lorsque les grosses sortent avec des indices de compression latérale. Il n'y a d'incertitude que dans les cas, extrêmement rares, où la courbure du canal est tellement forte, que la flexion des bougies de cire ne suffit pas pour la leur faire franchir. Il faut alors recourir à un instrument naturellement courbe, ou rendu tel à l'aide d'un mandrin : tout instrument droit, s'il était flexible, éprouverait la même difficulté que la bougie de cire; et, s'il offrait de la résistance, fatiguerait le malade sans utilité.

Parmi les instrumens courbes généralement employés, ceux qui méritent ici la préférence sont les bougies. Les sondes, à raison de leurs ouvertures, peuvent irriter, déchirer la membrane muqueuse de l'urèthre. Je me suis servi quelquefois d'une bougie de caoutchouc très-souple et armée d'un mandrin très-élastique. Elle offre sur les instrumens plus durs, et surtout sur les bougies ou algalies métalliques, l'avantage de s'adapter mieux à la disposition du canal, et par suite d'arriver bien plus facilement à la vessie.

J'ai eu plus d'une occasion de me convaincre qu'en se servant d'un instrument à direction fixe, on peut être arrêté en chemin, et croire à un obstacle qui n'existe point. C'est ainsi, par exemple, que l'année dernière, j'ai pu parcourir, d'abord avec une bougie de caoutchouc n° 12, puis avec une sonde de la même composition et du même diamètre, l'urèthre d'un vieillard, chez lequel deux médecins distingués avaient fait de vaines tentatives de cathétérisme, et près duquel un troisième médecin, M. le docteur Vassal, venait de me faire appeler. Je suis persuadé que, si l'on a été arrêté dans l'urèthre de ce malade, qui n'avait qu'une paralysie de vessie, et qui depuis est sondé habituellement par sa femme, âgée de près de quatre-vingts ans, c'est parce que l'on s'est servi d'un instrument trop raide, ayant une courbure trop peu en rapport avec celle du canal.

Pour introduire une bougie courbée, il faut commencer par donner au pénis une forme semblable, le diriger de la main gauche en haut, sur le côté ou en bas; puis, de la main droite, présenter la bougie à l'ouverture de l'urèthre, et la faire marcher dans ce canal en variant graduellement la position des deux mains, de façon que la courbure de l'instrument et celle du canal se correspondent sans cesse. En conséquence, si l'on commence par incliner le pénis en haut, on abaissera les deux mains au fur et à mesure que la bougie avancera sous le pubis; et si on a incliné le pénis sur le côté, on le ramènera, par un mouvement de quart de cercle, à la position horizontale, dès l'instant où l'instrument sera arrivé à la courbure naturelle de l'urèthre. Si l'inclinaison du pénis a eu lieu en bas, ce qui aura nécessité une position de la bougie tout-à-fait inverse de celle qu'elle doit avoir plus tard, il faudra que le pénis, la bougie et les deux mains décrivent un demi-cercle par un mouvement d'ensemble qui porte le nom de *tour-de-maître*, et qu'un homme d'esprit a très-bien comparé à un tour de passe-passe.

De ces trois manières d'introduire une bougie courbe dans l'urèthre, la première est celle que l'on suit habituellement; c'est celle qui mérite la préférence, quand il s'agit de s'assurer si, dans ce canal, il existe un obstacle au cours de l'urine. La seconde est utile, quand la saillie de l'abdomen apporte des difficultés à l'exécution de la première. La troisième ne devient avantageuse que pour éviter certaines fistules, certaines fausses routes, celles qui ont leur siége à la paroi supérieure de la portion spongieuse de l'urèthre; il importe alors que le bec de l'instrument s'éloigne de cette paroi. Dans tous les autres cas, il vaut mieux, au contraire, qu'il glissé sur elle dans toute sa longueur ; c'est le moyen d'empêcher qu'on ne soit arrêté par les saillies, les dilatations et les nombreuses ouvertures que présente la paroi inférieure du canal.

Nous avons supposé ici le malade debout, et le chirurgien assis devant lui. Il est inutile de nous entretenir des légers changemens que l'opération subit dans les autres positions ; ils se présentent d'eux-mêmes à l'esprit. Cependant je ne négligerai point de dire que dans l'introduction de cette bougie, comme dans celle de tous les instrumens destinés à explorer l'urèthre, il faut éviter soigneusement de forcer les résistances. Lorsque l'on se sent arrêté, on revient sur ses pas ; on se représente ensuite sur la même partie ; et on répète ce mouvement d'aller et de venir, deux, trois fois, et plus, si cela est nécessaire. En tâtonnant de la sorte, jamais l'examen de l'urèthre n'est suivi d'accidens ; en négligeant ces précautions on peut donner lieu à de fausses routes et à d'autres effets plus ou moins fâcheux.

Il y a une circonstance où l'exploration avec les bougies, quelque bien faite qu'elle soit, peut laisser dans l'incertitude : c'est quand elles pénètrent et s'arrêtent à une profondeur telle, qu'il est douteux qu'elles soient parvenues à la vessie. Il est bien alors de recourir à une sonde qui, par l'issue de l'urine, indique son entrée dans la vessie. On prend de préférence une sonde courbe et cylindrique ; son introduction est plus facile, et l'exploration plus précise.

La manière de porter et de faire marcher cet instrument dans l'urèthre, est absolument la même que celle que nous avons indiquée pour l'introduction des bougies courbes; mais elle exige encore plus de ménagement, à cause des inconvéniens attachés au frottement des yeux. L'avantage d'avoir un instrument avec de petits yeux, exerçant en même temps un tact médiat plus net, assure, ici, à l'argent la priorité sur la gomme élastique.

Il est possible encore qu'après l'exploration avec la sonde d'argent, on reste dans le doute, et même que l'on croie à un obstacle qui n'existe pas. J'ai été témoin d'un fait qui ne le prouve que trop.

Un homme d'une soixantaine d'années n'avait point uriné depuis deux jours; il avait l'hypogastre saillant; la sonde arrivait à sept pouces, sept pouces et demi de profondeur, mais s'arrêtait là, et n'amenait point d'urine. L'état général du malade était à peu près celui que l'on remarque à la suite d'une rétention d'urine prolongée : le ventre était distendu, la poitrine et le cerveau commençaient à s'embarrasser. L'exploration avait été faite, et répétée à plusieurs heures d'intervalle, par un des chirurgiens de Paris les plus exercés dans le cathétérisme. Ce chirurgien se crut obligé de faire la ponction. Il plongea en conséquence le trois-quarts à la partie inférieure de la ligne blanche ; nous vîmes sortir par la canule d'abord des gaz, puis des matières fécales ; il ne sortit point une seule goutte d'urine. Quinze heures après le malade n'existait plus.

Je fis l'ouverture du cadavre, sous les yeux de l'opérateur. Nous reconnûmes alors que la vessie était vide, et que la tumeur de l'hypogastre provenait de la distension de l'intestin grêle par des gaz. Il y avait eu une suppression d'urine, et non une rétention d'urine. La sonde arrivait dans la vessie ; elle ne donnait point d'urine, parce qu'il n'y en avait point.

Sans nul doute, on pouvait s'épargner une méprise aussi cruelle, par un examen plus attentif du malade, et surtout de la tumeur hypogastrique. La percussion, par exemple, aurait pu nous éclairer (1); mais le chirurgien ne douta point un seul instant de la rétention d'urine, et j'étais encore à cet âge où l'on accepte le diagnostic tout fait, et où l'on croit presque à l'infaillibilité des praticiens d'une grande réputation.

L'instrument que j'emploie le plus souvent pour l'examen dont nous parlons, est la *sonde exploratrice de Ducamp*; elle aurait jeté du jour sur le cas que

______

(1) L'instrument proposé par M. Piorry, sous le nom de *plessimètre*, serait très-utile dans ce cas.

nous venons de citer. J'ai le soin de la rendre courbe, à l'aide d'un mandrin peu résistant. Ainsi disposé, cet instrument s'introduit avec facilité, s'il n'y a point d'obstacle ; et, s'il en rencontre, il prend l'empreinte immédiatement ; on fait une double exploration.

La sonde exploratrice, quand elle est droite, est portée dans l'urèthre de la même manière qu'une bougie emplastique ; mais si elle est courbée, elle doit être introduite suivant le même procédé que les autres instrumens courbes. Toutefois il faut, autant que possible, éviter de la changer de position, c'est le moyen de conserver à la cire la forme qu'elle peut avoir prise. En tenant compte de cette forme et de la résistance que l'on a éprouvée, soit en entrant, soit en sortant, on peut avec cette sonde juger assez bien si l'on est arrivé ou non à la vessie.

Un autre instrument dont je me sers depuis quelque temps, c'est celui que j'ai indiqué sous le nom de *stylet uréthro-cystique*. On peut l'employer droit dans la plupart des cas ; mais il est bon de le courber légèrement près de sa tête, quand surtout on a lieu de croire que la courbure du canal est très-prononcée. Je prends ordinairement pour cet examen un stylet dont la tête a trois lignes de diamètre. Si l'instrument est droit, son introduction se fait comme celle d'une bougie emplastique ; s'il est un peu courbé, on en facilite la marche, en opérant comme avec les autres instrumens courbes. Mais, dans tous les cas, la forme de la tête et la souplesse de la tige permettent de varier la position de l'instrument, et favorisent singulièrement sa progression dans le canal. Aussi est-il rare, quand celui-ci est libre, que, de prime-abord, on n'arrive point à la vessie. Un autre avantage de ce stylet, c'est d'être aussi sensible aux obstacles en revenant qu'en allant, et de faire ainsi reconnaître si une résistance, qu'on a surmontée, tient à une disposition normale ou anormale de l'urèthre. On peut d'ailleurs, avec cet instrument, sentir si on a pénétré ou non dans la vessie.

Les bougies souples de caoutchouc, que j'ai dit ne point convenir à cette exploration, quand on s'est déjà servi des bougies emplastiques, peuvent être utilisées à leur défaut ; elles sont même employées exclusivement par beaucoup de praticiens. Cette préférence s'explique par la délicatesse des bougies de cire, qui ne permet guère que l'on se serve de la même deux fois de suite, et par la nécessité où l'on est d'en modifier la forme pour se mettre à l'abri des résistances que les lacunes muqueuses de l'urèthre peuvent apporter à leur progression.

Quel que soit le motif qui détermine le choix des bougies souples de caoutchouc, leur introduction se fait comme celle des bougies de cire, avec cette variation que les bougies de gomme élastique peuvent être tournées sur elles-mêmes sans se déformer, et qu'il est bon, alors qu'on les pousse en avant, de leur imprimer de légers mouvemens circulaires sur leur axe. C'est un des meilleurs moyens que l'on puisse employer pour empêcher que les lacunes muqueuses ne s'opposent à leur marche dans l'urèthre.

Parmi les bougies de ce genre, celles qui, dans ce cas, méritent d'être préférées, sont les bougies en baguette, et après elles les bougies cylindriques. Les bougies coniques ne permettent pas toujours de distinguer la résistance qui a lieu à leur pointe, de celle qui s'exerce sur leurs côtés ; et d'ailleurs elles s'arrêtent facilement sur les parois saines du canal. Les bougies en baguette ont, sur les bougies cylindriques, l'avantage d'être bien plus sensibles aux obstacles pendant la progression, et de l'être presque exclusivement au retour. C'est un mérite qu'elles partagent avec le stylet uréthro-cystique et les bougies emplastiques modifiées comme je l'ai déjà indiqué.

COMMENT ON DÉTERMINE LE SIÉGE ET LA FORME DES OBSTACLES.

Rien ne paraît plus facile au premier abord que de fixer le siége des obstacles au cours de l'urine dans l'urèthre, parce que l'on peut toujours ou employer des instrumens gradués, ou bien les mesurer après l'exploration, et s'assurer par là de quel espace une sonde ou une bougie, rencontrant un obstacle, a pu dépasser le méat urinaire. Mais, dans la plupart des cas, il ne s'agit pas seulement de constater la profondeur à laquelle on trouve un obstacle, il faut savoir encore s'il existe en haut, en bas, à droite, à gauche ; s'il se trouve dans l'intérieur, à l'extérieur ou dans les parois de l'urèthre. D'ailleurs on se tromperait beaucoup si l'on croyait que cette profondeur est toujours facile à préciser. L'étendue différente que présente l'urèthre, selon qu'on l'examine dans un état d'érection ou de laxité, pendant la contraction ou le relâchement de ses muscles, en particulier des muscles bulbo et ischio-caverneux, rend ce calcul difficile à faire justement, surtout quand l'obstacle est voisin de la vessie. Cependant il est possible de parvenir à un résultat assez exact, si l'on tient compte de l'état dans lequel on procède à l'exploration, et si l'on a le soin, dans la supposition où le pénis serait dans un état de laxité, de tirer sur le gland de façon à tendre légèrement l'urèthre, et à imprimer à sa partie spongieuse une direction droite et semblable, autant que possible, à celle des portions membraneuse et prostatique.

On peut encore assez bien juger si l'obstacle a son siége hors de l'urèthre, dans les parois ou la cavité de ce canal, en examinant par le toucher s'il existe une tumeur près de l'urèthre, et s'assurant par le cathétérisme si l'obstacle est mobile on non. On pourrait le croire dans le premier cas, extérieur, et dans le second, intérieur à l'urèthre. Dans tout autre hypothèse, il serait naturel de penser qu'il siége dans les parois mêmes de ce canal; c'est là qu'on le trouve le plus souvent. Mais pour porter un jugement positif sur ce point, et surtout pour déterminer si l'obstacle est circulaire ou non, s'il existe de tel ou tel côté, il faut introduire dans le canal des corps aptes à se mouler sur lui, à recevoir son empreinte.

Ici les praticiens ont le choix entre deux moyens; les bougies emplastiques et les sondes exploratrices. Les premières, quand elles ont dépassé avéc quelque effort un obstacle qui a son siége dans les parois de l'urèthre, ou bien en dehors, et qu'elles ont séjourné dans le canal pendant quinze à vingt minutes, présentent communément, dans la partie qui correspond à l'obstacle, une dépression plus ou moins étendue. Cette dépression a lieu spécialement suivant la circonférence des bougies; elle est, toutes choses égales d'ailleurs, plus prononcée quand l'obstacle est intérieur. Mais d'abord ce mode d'exploration oblige à aller au-delà des obstacles, ce qui n'est ni constamment aisé, ni même possible; ensuite les notions qu'il fournit, sur la disposition des obstacles, ont toujours quelque chose d'incertain.

Il n'en est pas de même de l'examen fait avec la sonde exploratrice ; celle-ci peut toujours donner la représentation exacte de la portion du canal où gît l'obstacle, et par là mettre à même de connaître le siége et la forme de cet obstacle. Mais pour arriver à ce résultat, il y a des précautions à prendre, soit dans la confection de l'instrument, soit dans son application.

Faites-le donc avec une gomme très-souple et un emplâtre d'une consistance moyenne : si la gomme était raide, elle fatiguerait les malades, et s'accommoderait difficilement aux courbures du canal ; si l'emplâtre était dur, il ne se moulerait point sur la partie ; s'il était trop mou, la portion engagée dans le rétrécisssement, filerait, s'allongerait, lorsqu'on retirerait l'instrument, et cela ferait croire à un obstacle bien plus grand que celui qui existe réellement. Le mélange que j'ai proposé me paraît exempt de ces inconvéniens.

Dans l'application, je commence par employer une sonde exploratrice sans mandrin ; je la porte dans l'urèthre à la manière d'une bougie emplastique droite, en la poussant directement, et sans lui imprimer aucun mouvement latéral. Lorsque je sens de la résistance, je ne cherche point à la surmonter, je me contente d'appuyer légèrement sur elle. Alors il peut arriver trois choses : l'emplâtre ramolli promptement par la chaleur du canal, s'arrête dans l'obstacle, ou passe au-delà, ou reste en deçà. Dans le premier cas, l'on se procure sur-le-champ l'empreinte désirée, et l'on peut juger du siége et de la forme de l'obstacle, et même exprimer une opinion sur sa grandeur, ou du moins sur la saillie qu'il forme dans l'intérieur de l'urèthre. Dans le second, on est autorisé à croire l'obstacle plus ou moins faible, suivant le diamètre de la sonde dont on a fait usage ; et l'on n'a besoin pour en préciser la forme, que de recourir à un instrument plus fort. Dans le troisième cas, qui se reconnaît à la facilité avec laquelle la sonde revient sur elle-même, à la forme arrondie, à la disposition *en massue* qu'offre l'emplâtre à sa sortie, on peut s'arrêter à ces trois hypothèses : celle d'être retenu par la fossette de la portion bulbeuse de l'urèthre, celle de rester en contact avec un obstacle qui oblitère complétement ce canal, ou celle de s'engager entre ses parois et un obstacle en forme de diaphragme. Si le résultat tient à la première cause, il devient très-différent quand on emploie une sonde exploratrice, courbée à l'aide d'un mandrin. La même précaution et le soin de ne faire absolument que présenter l'instrument à l'obstacle, suffisent pour faire obtenir une empreinte dans le dernier cas. Quant au second, il est extrêmement rare ; je ne l'ai remarqué qu'une seule fois (48ᵉ Observation). Une forte application de sangsues et quelques antiphlogistiques mirent bientôt l'urè-

thre dans les conditions ordinaires, et l'empreinte
fut prise.

COMMENT ON PEUT CONNAÎTRE LA NATURE ET LA GRANDEUR DES OBSTACLES.

Le moyen de déterminer la nature et la grandeur
des obstacles, qui s'opposent au cours de l'urine
dans l'urèthre, change suivant le siége de ces obstacles, suivant qu'ils sont placés à l'extérieur, à l'intérieur, ou dans les parois du canal. L'obstacle a-t-il son
siége dans la cavité de l'urèthre? c'est un corps étranger dont la nature et le volume peuvent être étudiés
d'abord avec les moyens employés pour en constater
l'existence et le siége. Ainsi le cathétérisme, avec un
instrument métallique, suffit pour que l'on reconnaisse si le corps est dur ou mou, volumineux, élastique, sonore, etc. Quant aux notions acquises de la
sorte, on associe celles que les circonstances com-
mémoratives ont fournies, il est presque toujours
possible, et souvent facile, de déterminer si c'est à
un calcul, à un caillot de sang, à un amas de mucus, à un fragment de sonde, de bougie, ou à un
autre corps venant du dehors, que l'on a affaire.
D'ailleurs, en ce cas, l'on peut acquérir toujours le
complément des connaissances nécessaires pour
apprécier la nature de ce corps, en portant la vue
sur lui, à l'aide du speculum uréthro-cystique.

L'application de cet instrument est très-facile ; on commence par introduire le tube uréthral, muni d'une sonde de gomme élastique, jusque sur l'obstacle. Arrivé à ce point, on retire la sonde ; on place ensuite, de la main droite, le tube oculaire sur la même ligne que le précédent, et de manière à l'enfoncer jusqu'à la partie moyenne du cône réflecteur. En même temps, et de la main gauche, on tient les deux bougies allumées, en face de la base de ce cône et sur les parties latérales du tube oculaire. Cette disposition prise, il faut porter l'œil sur l'œilleton, et varier la direction de l'appareil d'après les points du canal ou du corps étranger que l'on désire étudier. (Voyez *pl* 4, *fig.* 17.)

Je crois avoir donné, dans une expérience faite à la bibliothèque de l'Institut, une idée de la netteté avec laquelle on peut voir l'intérieur de l'urèthre avec cet instrument. J'ai prouvé là, devant plusieurs académiciens, qu'avec son secours, il m'est facile de lire à quinze pouces de distance, et dans le lieu le plus obscur, les caractères les plus fins de notre imprimerie, ceux des *classiques en miniature*, par exemple.

Pour déterminer la nature et la grandeur des obstacles qui ont leur siége dans les parois de l'urèthre, les mêmes moyens d'exploration peuvent être utilisés, mais ils ne suffisent point. Ainsi, par exemple, l'étendue des obstacles dans le sens de l'axe du canal ne peut être appréciée exactement, ni par le cathétérisme ordinaire, ni par la sonde exploratrice, ni par le speculum, ni même par les bougies emplastiques. Ce dernier moyen, que Ducamp employait souvent dans ce but, ne donne point de résultats certains : tantôt l'urèthre n'est resserré que dans l'étendue d'une ligne ou deux, tandis que la bougie est déprimée dans une longueur de plusieurs pouces ; quelquefois, au contraire, l'obstacle a une profondeur bien plus grande, et la bougie ne rapporte qu'une impression linéaire. Les différences sur ce point peuvent tenir à diverses circonstances, et particulièrement à la résistance plus ou moins forte de l'obstacle, au degré de consistance de la bougie, et au rapport de son diamètre avec l'ouverture du rétrécissement.

Il y a quatre instrumens auxquels on peut recourir dans ce cas.

L'un (*pl.* 4 *fig.* 10) est celui que j'ai décrit à la page 90, et que j'ai dit avoir été imaginé par Ducamp. On le porte dans son ensemble jusque sur l'obstacle ; arrivé à ce point, le conducteur s'arrête, et la gaîne intérieure est poussée de manière à franchir l'obstacle. Quand il est parvenu au-delà, on presse sur la tige centrale, et la losange qui le termine se développe. L'obstacle est alors compris entre deux parties saillantes, le conducteur d'un côté et la losange de l'autre. Pour en mesurer la profondeur, il ne s'agit plus que de rapprocher ces deux parties, de manière à les

mettre en contact immédiat avec les faces antérieure et postérieure, et d'observer sur la graduation,
qui est au-dehors, de combien l'instrument dépasse
le conducteur. On retire ensuite le tout, en faisant
rentrer la losange dans la gaîne, par une traction
exercée sur la tige, et rendant ainsi l'extrémité de
cette gaîne à son diamètre primitif. Mais outre que,
par la grosseur obligée de cette gaîne, cet instrument
devient inapplicable dans beaucoup de cas, les saillies anguleuses de la losange qu'elle porte, en rendent
l'emploi douloureux pour la plupart des malades.
Aussi Ducamp lui-même avait-il renoncé à peu
près à son usage ; il se bornait ordinairement à l'exploration par les bougies emplastiques.

J'ai proposé (1) de substituer un autre instrument
(*fig.* 21) à celui-ci : il n'en diffère qu'en ce que la gaîne
centrale est supprimée, et la losange remplacée par une
boule. On l'applique de même, avec la précaution toutefois d'établir un rapport entre le diamètre de la boule
et l'ouverture du rétrécissement, précaution que des
stylets de rechange, et les notions fournies par la
sonde exploratrice, rendent facile à prendre. En
choisissant une boule d'un diamètre légèrement supérieur à celui de l'ouverture indiquée par l'empreinte, on franchit l'obstacle sans effort, et l'on

---

(1) Académie des Sciences ; 1826.

acquiert la possibilité d'exercer un toucher médiat sur sa face postérieure. Cet instrument offre, sur le précédent, trois avantages qui me semblent de quelque prix : celui d'être plus simple, de ne point faire souffrir les malades, et d'être d'une application toujours possible. Ajoutez que les données qu'il fournit doivent être plus exactes à cause de la forme sphérique substituée à celle de losange, dans le corps qui se trouve en contact avec la face postérieure de l'obstacle.

Mais l'instrument dont je me sers le plus souvent, pour mesurer l'étendue des rétrécissemens, est le stylet uréthro-cystique (*fig.* 22). On conçoit que sa simplicité et la facilité avec laquelle on l'applique doivent lui assurer la préférence sur les deux instrumens dont je viens de parler, si d'ailleurs il peut remplir l'indication avec exactitude. Or, l'expérience m'a appris que l'on atteint le but, lorsqu'on tient compte de la profondeur à laquelle le stylet rencontre l'obstacle, et de celle à laquelle il s'arrête, quand, après avoir franchi cet obstacle, il est ramené sur lui d'arrière en avant.

Il y a un autre instrument que j'ai long-temps employé seul (1), et qui me sert encore quelquefois; c'est une sonde exploratrice du plus petit diamètre (*fig.* 16).

------

(1) Voyez la thèse de M. le docteur Liégard; Paris, 1825.

L'emplâtre, disposé en boule (1), fait l'office de la petite sphère qui termine le stylet, et peut, comme elle, faire sentir le moment où l'on arrive à l'obstacle d'avant en arrière, et celui où l'on revient sur lui d'arrière en avant. Cet instrument a sur le stylet l'avantage de s'adapter mieux à la capacité du passage laissé par le rétrécissement ; mais il est inapplicable toutes les fois que ce passage est très-étroit ; d'ailleurs, la forme de sa tête peut varier suivant le degré de pression qu'il éprouve, et l'on doit bien moins compter sur les données qu'il fournit que sur celles du stylet.

Une fois que l'on a calculé l'étendue d'un obstacle dans le sens de l'axe du canal, on peut, en tenant compte de cette mesure et des notions acquises par l'exploration précédente, particulièrement des données que fournit l'empreinte prise sur la face antérieure de l'obstacle, porter un jugement sur sa nature, déterminer s'il est spasmodique, inflammatoire ou organique, membraneux ou charnu.

Quant aux obstacles au cours de l'urine qui ont leur siége à l'extérieur de l'urèthre, c'est spécialement sur les signes commémoratifs et les données

---

(1) Le pinceau de soie qui soutient cet emplâtre est assujetti par un petit cercle métallique goupillé à l'extrémité de la gomme. Le diamètre de l'instrument s'oppose à l'emploi du moyen généralement mis en usage pour arrêter la soie.

recueillies par le toucher immédiat, qu'on établit leur diagnostic.

COMMENT ON CALCULE LE NOMBRE DES OBSTACLES.

Le nombre des obstacles au cours de l'urine, qui siégent à l'extérieur de l'urèthre, se détermine comme leurs autres conditions, par le toucher et les signes commémoratifs; mais ces obstacles ne peuvent guère être multiples. Quant à ceux qui existent dans la cavité de l'urèthre, ils le sont quelquefois : c'est ainsi, par exemple, que l'officier dont je parle dans la cinquante-sixième observation, portait à-la-fois sept calculs dans l'urèthre.

Le toucher et les signes commémoratifs sont encore ici les principaux moyens de connaître ces obstacles. Mais le cathétérisme avec un instrument métallique, et surtout avec un stylet à tête de petit diamètre, peut devenir fort utile pour cet examen. Dans le cas cité, le nombre des calculs que j'ai retirés de l'urèthre, était juste celui que le malade avait annoncé, et que nous pensions nous-mêmes avoir constaté.

Les obstacles qui siégent dans les parois de l'urèthre sont le plus souvent multiples. Il en existe ordinairement deux ou trois, quelquefois davantage. On peut chercher à connaître le nombre de ces obstacles par l'exploration avec les bougies ou les sondes, surtout avec les bougies et les sondes métalliques. Mais le meilleur moyen, je pense, se trouve être dans l'emploi des stylets et des sondes exploratrices.

Il y a deux manières de faire servir ces instrumens à l'usage dont il s'agit. Voici la première : on prend un petit stylet ou une petite sonde exploratrice, et en la promenant lentement dans l'urèthre, on peut assez bien distinguer les parties où les parois présentent des saillies. Dans la seconde manière, on prend des instrumens de diamètres différens, et on les porte successivement dans l'urèthre, en commençant par les plus gros ; l'on tient compte ensuite du point où chacun d'eux est arrêté, comme d'un indice d'obstacle. Mais on conçoit qu'au-delà de l'obstacle le plus profond, reconnu de la sorte, il peut en exister d'autres, toutes les fois que l'exploration n'a pu s'étendre à tout le canal. Aussi, dans ce cas, c'est toujours approximativement qu'on calcule le nombre des obstacles. On peut consulter avec avantage les bougies fines de cire, ou de gomme élastique, en les choisissant cylindriques, et en prenant la précaution d'arrondir la pointe des premières. C'est par là, habituellement, que je commence l'exploration.

On peut favoriser l'introduction, des unes et des autres, en se servant d'un conducteur ; c'est-à-dire, d'une canule de gomme élastique, terminée par une ouverture centrale ou un peu latérale, selon la position de l'obstacle que l'on désire franchir. Cette canule *(pl. 4, fig. 7)* est portée jusque sur l'obstacle, et son ouverture est mise en rapport avec celle du rétrécissement. Il résulte de là que les bougies fines entrent très-aisément dans ce passage, et marchent, le plus souvent, jusqu'à ce qu'elles trouvent un nouvel obstacle. De telle sorte que dans l'hypothèse d'un premier obstacle auquel arriverait un conducteur, et d'une résistance éprouvée, au-delà, par la bougie, il est permis de croire à deux obstacles. Cependant, il faut remarquer que le second, dans ce cas, peut n'être qu'illusoire ; la bougie, à cause de sa finesse et de la direction oblique qu'elle suit quelquefois, s'engage facilement dans les lacunes de Morgagni ; et celles-ci, dès-lors, s'opposent à sa progression. Il faut, dans cette circonstance, comme dans l'introduction ordinaire des bougies, les reculer un peu, dès qu'on les sent arrêtées, et les avancer après, en les tournant légèrement sur elles-mêmes. Par là, on se met autant que possible à l'abri de l'erreur.

DU TRAITEMENT DE LA RÉTENTION D'URINE DANS L'URÈTHRE.

Le traitement de la rétention d'urine dans l'urèthre diffère, selon diverses conditions, et en particulier selon la cause qui l'a déterminée, le degré de la maladie, et les complications qu'elle présente. Nous allons, sous ce rapport, considérer successivement les rétentions d'urine dues à l'oblitération congéniale de l'urèthre ; celles qui sont déterminées par des rétrécissemens spasmodiques, inflammatoires ou organiques ; celles qui tiennent à un corps étranger arrêté ou développé dans le canal ; enfin celles qui dépendent d'une compression exercée sur lui. Nous aurons le soin de marquer, s'il y a lieu, les modifications que le traitement doit subir, d'après l'état de la maladie, ses complications, et les circonstances dans lesquelles le malade se trouve placé.

DU TRAITEMENT DE LA RÉTENTION D'URINE PRODUITE PAR UNE IMPERFORATION DE L'URÈTHRE.

Si l'oblitération congéniale de l'urèthre est due à l'existence d'une membrane ou d'une petite adhérence à l'entrée de l'urèthre, ce qui a lieu le plus souvent, et ce qui se reconnaît à la distension de la partie voisine du canal, il suffit d'une légère incision faite avec le bistouri ou la lancette pour livrer et assurer une issue facile aux urines. Le passage fréquent de celle-ci dispense de tout pansement. Sabatier a constaté ce fait dans sa pratique, et moi-même j'ai eu occasion une fois de l'observer.

Si le gland est imperforé, et que l'urèthre existe, ce dont on est averti par la distension isolée de ce canal, on peut prendre un de ces deux partis : ouvrir l'urèthre à sa face inférieure, immédiatement derrière le gland, et établir ainsi, une espèce d'*hypospadias;* ou autrement, pratiquer un canal artificiel dans le gland, le traverser d'avant en arrière, soit avec un bistouri, soit avec un trois-quarts. La première opération est très-simple; elle se borne à une petite incision, et ne demande aucun pansement; la seconde est plus difficile, elle exige plus de soin, elle fait perdre plus de sang, elle nécessite le séjour d'une canule dans l'urèthre jusqu'à la cicatrisation complète de la plaie. Mais par la première méthode, on ne fait que substituer une maladie à une autre, une maladie légère, il est vrai, et conciliable avec la santé générale, à une maladie grave, à une maladie mortelle; au contraire, par la seconde méthode, lorsqu'elle réussit, on obtient une guérison radicale.

L'ouverture de l'urèthre serait seule praticable dans le cas où ce canal manquerait dans une grande étendue; et s'il n'existait point, on serait obligé, pour arracher l'enfant à une mort certaine, de faire la ponction de la vessie, de mettre une sonde dans la plaie, et de ménager ainsi l'établissement d'une fistule vésicale.

J'ai supposé que la rétention d'urine était complète. Dans l'hypothèse d'une fistule ombilicale, il ne faudrait ouvrir une autre voie aux urines, qu'autant qu'on pourrait espérer de rendre leur excrétion volontaire, qu'autant, en conséquence, que l'urèthre existerait dans une étendue plus ou moins grande. Mais, encore, dans cet état des choses, il ne faudrait agir sur l'ombilic, chercher à y arrêter les urines qu'après les avoir fait sortir par la voie naturelle. L'observation suivante fournit un exemple de guérison d'une maladie de ce genre ; elle est rapportée par Cabrol.

Une jeune demoiselle avait de tout temps uriné par l'ombilic, elle avait cette partie allongée de quatre doigts, et pareille à la crête d'un coq d'Inde. Cabrol, après s'être assuré que l'urine sortait du milieu de cette excroissance, voulut constater l'état de l'urèthre. « Mais la pitié, dit ce chirurgien, fut à l'exhibition des pièces ; car la patiente, qui pouvait être âgée de dix-huit à vingt ans, n'y voulait aucunement entendre ; enfin, vaincue des prières du père et de la mère, consentit d'en faire la montre. J'y trouvai l'orifice de la vessie fermé d'une membrane épaisse d'un teston ou plus, le reste bien formé ; qui fut cause que je m'attaquai premièrement à cette partie inférieure, et en ayant fait l'ouverture, lui

» mis une canule de plomb jusqu'au-dedans du corps
» de la vessie, pour tenir le conduit libre, et faire
» que l'urine eût son naturel passage par là. » Le
lendemain l'excroissance ombilicale fut liée, et
douze jours après, la fistule était guérie.

DU TRAITEMENT DE LA RÉTENTION D'URINE PRODUITE PAR
UN RÉTRÉCISSEMENT SPASMODIQUE DE L'URÈTHRE.

Rarement le médecin est appelé pour remédier à
cette maladie ; presque toujours elle cède, en quelques heures, aux soins du régime. Les boissons
émulsives et mucilagineuses, comme l'eau de graines
de lin, édulcorée avec du sirop d'orgeat ; les lavemens émolliens et antispasmodiques, tels que ceux
que l'on prépare avec une décoction de racines de
guimauve et de têtes de pavots ; des bains généraux,
et, à leur défaut, des bains de siége ; ce sont là les
premiers moyens à employer. Si, à l'aide du repos de
l'esprit et du corps, ils étaient insuffisans, il faudrait
recourir à des préparations anti-spasmodiques, et en
particulier aux opiacés, administrés par la voie de
l'estomac ou des intestins. Quelques gouttes de laudanum, injectées dans le rectum, donnent souvent
un résultat satisfaisant.

L'extrait de belladone porté dans l'urèthre aurait-
il une action plus immédiate ? Je le croirais assez. Je
dois l'idée de cette médication à un médecin distingué de Paris. Il me l'a communiquée à l'occasion

d'une lecture sur cette substance, que je venais de faire à l'Académie royale de médecine (1). Ce médecin est lui-même sujet à des spasmes de l'urèthre. Il est probable qu'avant peu de temps, il pourra nous donner une opinion positive sur ce point de thérapeutique.

Dans l'hypothèse où les antispasmodiques, associés aux autres moyens que j'ai déjà relatés, n'obtiendraient point de succès, on introduirait dans le canal une bougie soit de cire, soit de gomme élastique, et on la ferait avancer jusque sur l'obstacle. Il suffit souvent de cette simple pratique pour faire écouler les urines. Dans tous les cas, il faut avoir grand soin de ne jamais forcer l'obstacle, et de ne point faire, pour porter une sonde dans la vessie, des tentatives qui pourraient devenir fâcheuses. Il est, je crois, sans précédent qu'une rétention d'urine par un spasme de l'urèthre, ait eu des suites graves, quand on a eu la patience de faire une médecine expectante, ou du moins prudente. La maladie cède toujours avant que l'accumulation de l'urine dans la vessie ait eu le temps de causer un grand désordre local, et surtout général.

Le moyen de prévenir le retour de l'affection est

---

(1) Note sur la manière d'agir de la belladone appliquée sur l'œil. (*Journal de Chimie médicale.* Janvier 1827.)

d'éloigner tout ce qui peut exciter les organes génitaux, et en particulier les excès de la table et du coït. L'usage des bains, des lavemens, et d'une boisson délayante, peut être utilisé pour le traitement préservatif comme pour le curatif. L'exemple de J. J. Rousseau montre assez l'influence que le moral exerce sur cette maladie ; il faudrait autant que possible éviter toutes les impressions vives sur l'âme.

DU TRAITEMENT DE LA RÉTENTION D'URINE PRODUITE PAR UN RÉTRÉCISSEMENT INFLAMMATOIRE DE L'URÈTHRE.

Le traitement de la rétention d'urine causée par un rétrécissement inflammatoire de l'urèthre, est essentiellement antiphlogistique. On a recours aux saignées locales plus ou moins répétées, et faites chacune par quinze à vingt sangsues au moins ; on applique des cataplasmes émolliens sur le périnée, l'hypogastre et les parties génitales ; on prescrit le repos absolu du corps et de l'esprit, le décubitus horizontal, une diète sévère, et l'usage abondant de boissons émulsives, mucilagineuses ou gommeuses. La boisson qui m'a paru réussir le mieux est une légère décoction de graines de lin édulcorée avec du sirop d'orgeat.

Les bains, soit locaux, soit généraux, qui sembleraient au premier abord devoir être fort utiles, et qui le deviennent, sans doute, par la suite, ont souvent un effet immédiat inverse. J'ai vu beaucoup de rétentions d'urine partielles devenir complètes pendant l'immersion du siége ou du corps, soit dans l'eau tiède ordinaire, soit dans une décoction émolliente. Il n'est pas aisé de se rendre compte de ce fait. Toutefois, il est probable qu'il tient spécialement à la position déclive du bassin, pour le bain de siége (1) ; et à la suspension, ou du moins à la diminution de la transpiration cutanée, pour le bain général (2). Dans le premier cas, il est possible que la capacité de l'urèthre soit diminuée, surtout à la partie rétrécie, par l'accumulation du sang dans les vaisseaux de ses parois ; dans le second cas, la quantité de l'urine se trouvant augmentée de tout ce qui sort de moins ou rentre de plus par la peau, l'action de la vessie peut devenir insuffisante pour surmonter la résistance que l'urèthre oppose à la sortie de

---

(1) Les observations de M. Bourdon, les recherches de M. Piorry, et quelques expériences que j'ai faites et communiquées moi-même à l'Académie royale de médecine, établissent d'une manière évidente la grande influence de la pesanteur sur la circulation en général, et sur la circulation capillaire en particulier.

(2) M. Edwards a démontré par des expériences ingénieuses et d'heureux rapprochemens, que la transpiration cutanée peut avoir lieu dans l'eau. (*De l'Influence des agens physiques sur la vie ;* 1824.)

ce fluide. Ce qui semble appuyer cette opinion, c'est qu'il est rare qu'une rétention d'urine complète, survenue dans un bain, se prolonge au-delà de quelques heures, comme si l'action du bain, sous ce rapport, était physique et momentanée. Quoi qu'il en soit de l'explication, il est prudent de tenir compte du fait, et d'être réservé dans l'emploi des bains, surtout quant à la durée de l'immersion.

J'ai cru remarquer qu'en pareille circonstance un bain entier de vingt minutes était sans inconvénient, et que ce temps suffit pour calmer le système nerveux, et mettre la peau dans les conditions favorables à l'excrétion qui lui est confiée. D'un autre côté, les cataplasmes émolliens, préparés liquides, et appliqués largement et à nu, peuvent assez bien suppléer aux bains de siége. Il conviendrait donc de n'employer ceux-ci que comme moyens de propreté et une fois par jour, et de ne recourir aux bains entiers que pendant un temps très-limité, et quand l'état du système nerveux et celui de la peau l'exigeraient impérieusement.

Je ne m'arrêterai point à faire observer qu'il convient de mettre dans l'usage des antiphlogistiques, une activité et une persévérance qui soient en rapport avec l'intensité de l'uréthrite ; seulement il faut remarquer que lorsque cette inflammation est ou devient chronique, on peut employer avec avantage le baume de Copahu, administré à l'intérieur à la dose de un, deux, trois, et même quatre gros par jour. Je le fais prendre ordinairement dans de l'eau. C'est, de toutes les formes, celle sous laquelle il agit le mieux, parce que, sans doute, c'est celle sous laquelle on en prend le plus. Je le donne aussi quelquefois en opiat ou en bols, associé à de la magnésie, par exemple, mais rarement en potion. Quel que soit le mode de son administration, les évacuations alvines ne sont point, comme le croient quelques personnes, une condition de son efficacité ; je l'ai vu agir très-énergiquement, sans conduire une seule fois à la garde - robe (1). Le poivre cubèbe m'a paru réussir beaucoup moins bien. Il en a été de même du camphre, de l'opium et de la jusquiame, médicamens préconisés par quelques praticiens. Ils peuvent être, sans doute, utilisés dans cette affection ; mais ils me semblent devoir être considérés seulement comme des moyens secondaires.

Si, malgré l'emploi des antiphlogistiques associés aux agens thérapeuthiques dont nous venons de parler, l'inflammation de l'urèthre continue à déterminer une rétention d'urine complète ; et si le malade, peu soulagé par les sueurs, se livre à des

---

(1) J'emploie depuis quelque temps l'huile essentielle de Copahu. Elle est plus active que le baume. Je l'associe au laudanum, et l'administre en potion.

efforts fréquens et vains pour uriner, il faut employer les moyens propres à favoriser ou à produire immédiatement l'issue des urines. Ce sont toujours les bougies et les sondes.

Parmi les bougies, celles de cire méritent la préférence, à cause de leur souplesse. On en choisit une petite, dont on arrondit la tête, et on la porte dans le canal, suivant le procédé ordinaire. Quelquefois elle arrive assez facilement à la vessie; et alors il convient de la laisser en place jusqu'à ce qu'on ressente vivement le besoin d'uriner.

En la retirant au moment où les efforts d'excrétion commencent, on voit presque toujours l'urine sortir et former le jet. Il est très-mince, mais il suffit pour apporter du calme à l'instant. Il n'est pas rare, qu'ensuite, l'excrétion se fasse spontanément, que ce jet aille en croissant, et que la vessie finisse par se vider complétement. Il est possible que, pour obtenir ce résultat, il faille revenir une, deux fois et plus à la même pratique; il est possible encore qu'en répétant l'opération on rencontre des difficultés qui le plus communément se présentent d'abord; que la bougie, arrivée à l'obstacle, se trouve arrêtée tout-à-coup; ou bien qu'elle le franchisse, et rencontre un point d'arrêt plus loin. Dans l'une et l'autre hypothèse, il faut se bien garder de multiplier les tentatives d'introduction, et se borner à maintenir la bougie en place; de cette manière on ne fatigue point le canal, et l'on peut espérer une excrétion prompte. On aura le soin seulement de retirer la bougie au moment où le malade va renouveler ses efforts. Il est assez fréquent, en effet, que l'urine suive la bougie, et que ce liquide continue ensuite à sortir. Ce fait n'est point aisé à expliquer; mais il est réel. Desault l'a énoncé, et j'ai eu souvent occasion de le vérifier. Tiendrait-il à ce que la bougie entraîne avec elle le mucus qui peut obstruer les parties rétrécies du canal?

Dans l'hypothèse où ceci n'aurait aucun succès, on pourrait essayer de la même manière de passer une bougie plus mince encore, et en gomme élastique; mais on réussit rarement avec celle-ci, quand on a échoué avec la première.

C'est le cas de se servir d'un conducteur, et de présenter, par lui, à l'ouverture du rétrécissement, si elle n'est pas trop petite, une bougie de cire; et, dans la supposition contraire, une bougie de gomme élastique. Le conducteur sera pris avec ou sans bouton, droit ou courbe, selon l'empreinte que l'on aura saisie et la partie où elle l'aura été. Si de cette façon la bougie s'engage dans l'ouverture du rétrécissement, et si elle se laisse pousser jusqu'à ce qu'elle soit entrée tout-à-fait dans ce conducteur, on la fera marcher après en portant dans celui-ci l'espèce de stylet qui lui sert de mandrin.

Il est important de tenir compte de la profondeur à laquelle pénètre ce stylet, pour l'arrêter à temps, pour ne point courir le risque d'aller au-delà du méat urinaire. On conçoit la position où l'on pourrait se mettre, si cette précaution était négligée, encore qu'il fût assez facile aujourd'hui, comme nous le verrons, d'extraire de l'urèthre les corps étrangers qui y resteraient accidentellement.

Dès que la bougie est introduite à la profondeur voulue, il suffit de retirer le conducteur, pour qu'elle se retrouve dans les conditions ordinaires.

Lorsque, même en s'appuyant de ce procédé, on ne parvient point à franchir l'obstacle, cas des plus rares, il est bon de recourir à ce moyen généralement employé, l'introduction avec l'aide d'un mandrin courbe, d'une bougie, ou, ce qui serait mieux, d'une sonde de gomme élastique. C'est ici surtout qu'il faut prendre les plus grands ménagemens, et ne point chercher à pénétrer de vive force. Des faits nombreux, et plusieurs sont à ma connaissance personnelle, attestent les accidens graves et même mortels que peut développer le cathétérisme forcé. Or, je n'ai jamais vu arriver rien qui y ressemble, à la suite de tentatives d'introduction faites ainsi que je l'indique.

On aura donc le soin de prendre une sonde cylindrique de petit calibre, de lui faire parcourir la partie libre du canal, en imprimant à celui-ci, dans sa totalité, une tension légère ; et dans sa partie spongieuse, une courbure appropriée à celle qu'on a cru devoir donner au mandrin. Parvenu à l'obstacle, il faut chercher à pénétrer dans l'ouverture qu'il laisse ; pour cela on dirige le bec de la sonde suivant les données fournies par l'exploration. Quand plusieurs essais, faits avec cette attention, une douce pression, et à quelques minutes d'intervalle, ne suffisent point pour faire atteindre le but, on renonce au moyen ; cela est prudent.

Si l'instrument a pénétré, et si cet instrument est une sonde, le malade urine, dès que le mandrin est retiré; et peu de temps après, il est soulagé. La sonde se laisse en place. Alors, on n'a plus à s'occuper que du traitement antiphlogistique. Si c'est une bougie, il peut se faire que l'excrétion de l'urine ait lieu pendant qu'elle est dans le canal; mais habituellement il faut la retirer pour obtenir ce résultat. Dans ce cas, il est fréquent de voir qu'une seconde introduction est devenue nécessaire; celle-ci est souvent aussi difficile que la première. C'est pour cela qu'il est bien de donner, d'abord, la préférence à la sonde.

On la fixe au moyen d'une mèche de coton ; on noue ce coton sur l'instrument à un demi-pouce du méat, et on l'assujettit ensuite soit à la verge elle-même, immédiatement derrière le gland, au-desssus ou au-dessous du prépuce, soit au tronc, par l'intermédiaire d'une ceinture, d'un suspensoir ou d'un bandage. La première façon d'arrêter l'algalie est la plus expéditive ; mais elle n'a de solidité qu'autant qu'on serre un peu sur le pénis ; et alors elle expose à une espèce d'étranglement du prépuce ou du gland. On ne doit l'employer que provisoirement, à moins que l'on ne soit sûr de l'intelligence et de l'adresse du malade ; dans cette hypothèse, il remédierait lui-même, ou, à une laxité trop grande, ou à une constriction trop forte du cordon. Lorsqu'on a recours à ce moyen pour fixer la sonde, et lorsque celle-ci est fine, il faut l'assujettir au moins de deux côtés ; sans cette précaution, il serait possible qu'elle se pliât sur elle-même, et sortît, tout en restant attachée.

C'est avec quatre cordons qu'on arrête l'instrument à la ceinture ; deux se portent sur elle par devant, l'un à droite, l'autre à gauche, et les deux autres par derrière, en passant sous chaque cuisse. Ces quatre cordons seront réunis autour de l'algalie, par un anneau de coton ou de caoutchouc. Celui-ci embrasse le pénis. derrière le gland, mais il ne le touche point ; il résulte de là que l'érection n'est point gênée. De petits cercles d'ivoire ou de buis peuvent remplir cet office.

L'assujettissement de la sonde à un suspensoir

ne diffère de celui que je viens de décrire, qu'en ce que le suspensoir remplace l'anneau, et que les cordons viennent se fixer sur lui immédiatement, par l'effet de quatre œillets existans à la circonférence de l'ouverture qui reçoit le pénis. Ce petit bandage est très - solide ; il n'a point, comme le précédent, l'inconvénient de se déranger par les mouvemens du malade ; mais il couvre le scrotum, et en partie le pénis ; il ne peut être mis en usage quand ces organes doivent être libres, quand il y existe une fistule, par exemple.

Dans ce cas, voici ce que que je pratique : je fais passer deux petits rubans de fil sur les parties latérales des bourses ; je les fixe devant et derrière à une ceinture ; je les réunis ensuite au-dessus et au-dessous du pénis, par deux autres petits rubans de fil. Ceux - ci se placent en travers : les cordons s'attachent au quadrilatère résultant de cette association. La prudence conseille de les marier ; à leur tour, par un ou deux anneaux, d'après le plus ou le moins de finesse de la bougie ou de la sonde.

Je n'ai pas besoin de dire que plusieurs autres bandages peuvent atteindre le même but, et que le choix à faire parmi ces divers moyens dépend des circonstances où se trouve le malade.

Les bougies sont arrêtées de la même manière que les sondes ; comme d'ordinaire on ne les laisse

en place que peu de temps, on peut ne les assujettir simplement qu'avec des cordons arrêtés derrière
le gland.

Les bougies et les sondes, quand on les laisse
à demeure, doivent être changées au moins une
fois tous les huit jours; sans cela elles se chargent
de matières salines, et déchirent l'urèthre en sortant. D'ailleurs, si on les laisse plus de temps, il
faut s'attendre à les voir se détériorer; et même,
dans l'hypothèse de quelque défectuosité de composition, elles pourraient se rompre.

Il y a une autre raison pour les changer souvent;
c'est la possibilité de remplacer tous les deux ou trois
jours, la bougie ou la sonde mise en usage, par une
bougie ou une sonde plus forte, et d'arriver en trente
ou quarante jours, à imprimer au canal une largeur
de trois lignes, et même plus. Il est entendu qu'il
faut, pour favoriser cette dilatation, insister sur
les antiphlogistiques : cela est impérieux, parce
que l'irritation produite par le corps étranger vient
s'ajouter à l'irritation qui existe déjà dans le canal.
Puis, il est évident que cette substitution de
bougies ou de sondes graduellement croissantes,
devient impossible, du moins à des intervalles aussi
rapprochés, quand l'inflammation de l'urèthre prend
de l'intensité.

Supposez qu'une sonde ou une bougie de gomme
élastique soutenue par un conducteur n'a pu fran-

chir l'obstacle, et il sera bien de chercher à introduire la sonde d'argent. Avec cet instrument, le toucher s'exerce plus nettement dans l'urèthre, et le
cathétérisme devient plus facile. Seulement, je
recommanderai encore d'être très-prudent ; règle
générale : il ne faut jamais vouloir surmonter une résistance, excepté lorsqu'on sent positivement qu'elle
est latérale.

On est fort exposé, avec un tel instrument, à
pratiquer de fausses routes, pour peu qu'il dévie,
et qu'il soit conduit avec force. Cet effet serait
très à craindre, si on adoptait pour ce cas, ainsi
que quelques personnes le conseillent, une sonde
conique droite ou courbe : on ne pourrait plus distinguer la résistance qui a lieu sur les côtés de celle
qui se présente à l'extrémité de l'instrument. Je
sais qu'en des mains très-exercées cette méthode
compte des succès brillans, nombreux même ; mais
aussi bien des chirurgiens de mérite ont échoué dans
son emploi, et ont eu à déplorer les résultats les
plus funestes.

Si, dans cette circonstance, une sonde devait être
préférée à la sonde cylindrique, ce serait, avec jus-
tice, celle qui, plus que cette dernière, ferait sentir
à l'opérateur que la résistance éprouvée n'est point
latérale. L'idée que j'énonce m'a conduit à faire établir pour ce cas particulier, une sonde n° 3, terminée par une boule dont le diamètre dépasse un peu

celui du corps (*pl.* 4, *fig.* 28). Une sonde semblable m'a paru être aussi facile à introduire qu'une sonde cylindrique d'une grosseur égale, et j'ai vérifié qu'elle est beaucoup plus sensible , qu'elle fait bien mieux discerner les différentes espèces de résistance. Elle porte six yeux ; deux sur les côtés, et près de la tête ; et quatre à la partie postérieure de cette tête.

L'introduction d'une sonde métallique n'est jamais que provisoire. Cet instrument fatigue l'urèthre et la vessie ; il est très-incommode pour le malade ; il faut le remplacer par une sonde de gomme élastique. Mais lorsqu'il a pénétré avec peine, il est imprudent de tenter la substitution , le second et même le troisième jour : on pourrait éprouver des difficultés pour une nouvelle introduction ; l'irritation, causée par la première, vient augmenter l'inflammation qui existe déjà dans le canal.

Desault avait eu l'idée de faciliter le second cathétérisme, en disposant les choses de manière à laisser, à la place de la sonde d'argent, un fil métallique qui pût servir de conducteur à la sonde de gomme élastique. Une petite ouverture était faite au bec de la sonde, dans le sens de son axe; elle devait laisser passer dans la vessie, l'extrémité d'un fil de deux pieds de longueur; et permettre ensuite de retirer l'instrument sans déranger le fil de position (1). Cette idée est très-ingénieuse ; mais est-

(1) Maladie des voies urinaires.

elle d'une application facile? J'en doute. Cependant un chirurgien distingué, M. Civiale, annonce (1) l'avoir mise en pratique avec succès.

N'oublions pas de faire remarquer que, dans cette circonstance, comme dans tous les cas de cathétérisme difficile, le doigt indicateur de la main gauche., porté dans le rectum, peut favoriser et assurer la marche de l'instrument sur les portions membraneuse et prostatique de l'urèthre.

Dans l'hypothèse où une sonde d'argent ne pourrait se faire jour à travers l'urèthre sans employer la violence, à quel moyen faut-il recourir? Ne pourrait-on point essayer des injections d'eau tiède? On les ferait avec une canule portée jusque sur l'obstacle, et l'on aurait le soin de comprimer légèrement l'urèthre sur l'instrument, afin d'empêcher le reflux du liquide. S'il est une circonstance où ces injections conviennent, c'est bien celle-ci ; mais je dois dire les avoir employées plusieurs fois sans obtenir d'autre résultat que de la fatigue pour les malades. Une seule fois j'ai vu, à la suite d'injections pratiquées avec persévérance et associées à d'autres moyens, le cours de l'urine se rétablir en partie. J'ai attribué ce résultat au décollement des parois de l'urèthre dans le lieu rétréci, et au délayement du mucus qui pouvait l'obstruer.

---

(1) Ouvrage cité.

En supposant que ce soit là l'explication fidèle du fait, peut-on s'en étayer pour faire ce qu'on appelle avec raison des *injections forcées ?* Doit-il engager à pousser l'eau dans l'urèthre au moyen d'une bouteille de caoutchouc, soumise à un *pressoir* à vis? Je ne le pense pas, et l'exemple de deux malades, les seuls, à ma connaissance, sur lesquels des injections de ce genre aient été pratiquées, n'est point de nature à changer mon opinion. Dans les deux cas, les injections forcées ont été faites par un homme familiarisé avec elles. La fièvre et un traitement de plus de trois mois, sans qu'on ait pu arriver à la vessie, voilà ce que les malades m'ont affirmé avoir éprouvé. Il y a eu même chez l'un d'eux, à la suite de ces injections, un tel désordre autour de l'urèthre, qu'il a fallu ouvrir ce canal au périnée; en outre, il s'est établi plusieurs fistules urinaires sur le dos du pénis. J'ai eu la satisfaction de voir ces malades revenir à la santé, sous l'influence du traitement ordinaire. Je donne, à ce sujet, des détails dans les cent deuxième et cent vingt-cinquième observations. L'un des malades m'avait été confié par son médecin ordinaire, M. le docteur Rey; et l'autre a été vu deux fois, en consultation, par M. Dupuytren.

Ce sont là des effets qui s'expliquent aisément quand on tient compte de l'organisation de l'urèthre, de la disposition des retrécissemens, et des principes d'hydrostatique. On sait que les fluides pressent dans tous les sens ; dès-lors l'eau étant poussée avec force dans l'urèthre, qui est fermé d'un côté par l'obstacle, et de l'autre par le médecin, doit écarter violemment les parois libres du canal. L'effort imprimé sur elles est à celui qui a lieu sur l'ouverture du rétrécissement, dans le rapport de leur surface à celle de cette ouverture, c'est-à-dire, que presque toujours il est quelques centaines de fois plus grand. Il est à désirer que ces injections soient faites avec réserve, et qu'on ne perde pas, en insistant sur leur application, un temps qui peut être utilisé autrement.

Lorsque les moyens que je viens de décrire ont échoué, j'ai employé avec avantage un procédé dont on se sert dans plusieurs hôpitaux de Paris, et particulièrement à l'Hôtel-Dieu ; c'est celui-ci : On porte dans l'urèthre, et on assujettit contre l'obstacle, une bougie de gomme élastique, conique, et terminée par une pointe très-mince et très-souple. M. Dupuytren l'a justement nommée *soyeuse*. Ordinairement, quand cette bougie a séjourné quelques heures, plus ou moins, le malade commence à uriner. Le liquide sort d'abord en petite quantité, mais son excrétion se répète souvent ; bientôt sa quantité augmente, et les besoins d'uriner se font sentir moins fréquemment. Il n'est même pas rare de voir la bougie pénétrer ainsi, dans l'ouverture du rétrécissement, et sa progression ultérieure devenir facile en peu de temps.

Ce résultat des bougies, laissées à demeure au-devant des coarctations, me paraît tenir au déplacement de l'irritation. La portion du canal, en contact avec le corps étranger, s'irrite, et l'inflammation, qui a lieu plus profondément, diminue. La bougie remplit ici l'office d'un vésicatoire appliqué à la nuque, dans le but de combattre une otite, une ophthalmie ou toute autre phlegmasie de la face. Mais de même que, quand on traite une ophthalmie aiguë, il ne convient point d'agir, de prime abord, par le vésicatoire ; de même, dans le cas d'une rétention d'urine due à une inflammation de l'urèthre, il est sage de commencer par l'emploi des antiphlogistiques locaux et généraux, si surtout on a affaire à un sujet sanguin, fort et surirrité.

Quand le séjour de la bougie soyeuse n'a pas l'effet que j'indique, il a au moins celui de favoriser le cathétérisme consécutif. Jusqu'à présent je n'ai point vu une seule circonstance où l'on ait eu besoin de recourir au moyen extrême, à *la ponction de la vessie.*

Cette opération consiste à faire une ouverture artificielle à la vessie. On ne doit la pratiquer que lorsqu'elle est d'une nécessité impérieuse. Je pense que, le plus souvent, cette nécessité n'a été amenée que par des circonstances indépendantes de la maladie, et qu'à l'avenir l'art pourra les écarter. Desault n'a fait la ponction de la vessie qu'une fois dans sa vie; je doute que le célèbre chirurgien, qui le remplace aujourd'hui à l'Hôtel-Dieu, ait jamais eu recours à cette opération.

On peut arriver à la vessie par le périnée, le rectum et l'hypogastre. Cette dernière voie me semble devoir être suivie de préférence. Sur cette ligne, l'opération est facile, et l'on est certain de la terminer sans léser aucun organe important. La ponction par le périnée, intéresse beaucoup de parties, et expose, dans certains cas, à manquer la vessie. La ponction par le rectum est d'une exécution aisée, mais peu sûre; si on la fait près de la prostate, on peut blesser les conduits déférens, les conduits éjaculateurs ou les vésicules séminales; si on la pratique trop en arrière, on court le risque d'entrer dans le péritoine. La ponction de la vessie par le rectum, présente un autre inconvénient; c'est la difficulté que les malades éprouvent à garder la canule qui doit donner issue aux urines. Cette opération se pratique, en effet, avec un trois-quarts (*pl.* 5, *fig.* 1), et la canule que cet instrument porte dans la vessie doit rester en place jusqu'à ce que la sortie des urines par l'urèthre soit assurée.

La ponction de la vessie est une opération moins grave qu'elle ne le semble, au premier aperçu. Desault rapporte trois exemples de cette opération faite avec succès par Noël, chirurgien de Reims. Elle avait été chaque fois pratiquée à l'hypogastre.

Quel que soit le lieu où le trois-quarts aura été plongé, il faudra assujettir la canule avec un bandage approprié, et s'occuper ensuite des moyens de rétablir au plus tôt le cours naturel des urines.

Chez la femme, la ponction de la vessie se fait à l'hypogastre ou par le vagin.

Quand un rétrécissement inflammatoire de l'urèthre est compliqué du spasme de ce canal, le traitement est le même; il y a seulement cette différence, que les antispasmodiques peuvent être employés ici avec avantage. L'introduction des instrumens demande encore plus de prudence et plus de patience que dans le cas de simple inflammation. Dans cette association, comme lorsqu'il est seul, le rétrécissement spasmodique se montre inconstant; il s'établit, il disparaît, et puis il se reproduit en un temps variable. Le plus souvent ces apparitions et disparitions successives ont lieu à des intervalles de quelques heures seulement.

DU TRAITEMENT DE LA RÉTENTION D'URINE PRODUITE PAR LES RÉTRÉCISSEMENS ORGANIQUES DE L'URÈTHRE.

Le traitement de la rétention d'urine, causée par les rétrécissemens organiques de l'urèthre, présente deux indications très-distinctes: l'une est de donner issue à l'urine arrêtée dans la vessie; l'autre est de combattre le rétrécissement. Mais la première de ces indications devient accessoire, lorsque la rétention d'urine est réduite à une simple dysurie; on ne doit s'occuper que de la seconde; en la remplissant on satisfait aux deux. Dans le cas où, au contraire, il existe une forte strangurie et surtout une ischurie prolongée, il faut obéir à la première indication et remettre la seconde à une époque plus reculée, ou du moins n'employer pour celle-ci que des moyens réclamés par l'autre. Ce sont ceux dont nous avons parlé en nous occupant du traitement à opposer aux rétrécissemens inflammatoires. Je ne reviendrai pas sur leur emploi; mais je ferai observer que la rétention d'urine, déterminée par un rétrécissement organique, ne peut que rarement être portée à un si haut degré sans complication inflammatoire. En conséquence, il est presque toujours nécessaire de mettre les antiphlogistiques à contribution.

Quand on n'a affaire qu'à une simple dysurie, il faut commencer par enregistrer exactement les notions acquises sur le siége, le nombre, la forme et l'étendue des obstacles, et s'attacher après à combattre ces obstacles. On peut à cet effet avoir recours à divers moyens, mais ils ne doivent pas être employés indifféremment, ils sont loin d'offrir les mêmes chances de succès, de convenir également dans tous les cas. Chacun d'eux offre des avantages et des inconvéniens; il doit être adopté ou rejeté, d'après les conditions présentées par la maladie et par le malade. Il devient donc important de chercher d'abord à nous faire une idée de ces moyens.

DES MOYENS PROPRES A COMBATTRE LES RÉTRÉCISSEMENS ORGANIQUES DE L'URÈTHRE.

Ces moyens sont de trois ordres, les dilatans, les caustiques et les instrumens tranchans.

Les *moyens dilatans* sont les bougies, les sondes, et les instrumens connus sous le nom de dilatateurs.

Les *bougies* sont de tous les moyens dilatans, ceux que l'on emploie le plus souvent. On les choisit coniques, cylindriques ou fusiformes; en cire, en corde à boyau, ou en gomme élastique, selon les circonstances. Mais on n'a jamais besoin de recourir à des bougies métalliques; et l'on ne se sert presque plus des bougies préparées avec des emplâtres irritans (1). On pense généralement que

______

(1) Dans ce genre de bougies, celles de Daran ont joui long-temps d'une grande réputation. Tout récemment encore, elles étaient fort en vogue près des malades. L'auteur les distinguait sous les dénominations de grosses, de moyennes et de petites. Voici un échantillon de la formule bizarre qu'il indique pour établir les premières :

« Il faut prendre des feuilles de ciguë, de nicotiane, de » lotier odorant ou trèfle musqué, des fleurs et feuilles de mill'action physiologique de ces corps, leur action *fondante*, *suppurative*, ne tient point à leur composition chimique. Cette action paraît être un effet de la compression exercée sur les parois du canal, et dépendre de la disposition physique des bougies. Elle se retrouve tout entière dans les sondes.

Les sondes, dont on se sert pour dilater les rétrécissemens organiques, sont en gomme élastique et de forme cylindrique. On n'a recours à celles d'argent que provisoirement, et dans les cas seulement où, une rétention d'urine étant complète ou compliquée de fistules urinaires, le cathétérisme est ur-

---

»lepertuis. une grande poignée de chacune, coupées menu et
» hachées; les mettre dans un chaudron avec dix livres d'huile
» de noix. Ajoutez une livre de fiente de brebis sèche... Faites
» bien cuire ces plantes, jusqu'à ce qu'elles soient comme ris-
» solées... Mêlez-y trois livres de saindoux et trois livres de
» suif de mouton... Ajoutez-y huit livres de litharge en pou-
» dre bien fine..... Laissez bouillir le tout à petit feu pendant
» une heure, après quoi vous ajouterez deux livres de cire
» jaune, et vous continuerez à faire bouillir jusqu'à ce que la
» matière soit de bonne consistance. »

Les bougies moyennes étaient préparées avec une partie de la composition précédente, et deux parties de cire jaune; les petites bougies, avec une partie de cette même composition, et quatre parties de cire jaune. (*Composition du remède de M. Daran*, conseiller chirurgien ordinaire du roi, etc.; 1780.)

gent, et semble ne pouvoir pas être pratiqué avec une sonde de gomme élastique.

Parmi les sondes de ce genre, c'est à celles qui sont naturellement courbes qu'il faut donner la préférence, lorsqu'elles sont un peu grosses. Effectivement, il est rare qu'une sonde droite d'un diamètre de plus de deux lignes ne fatigue pas plus ou moins le canal dans le premier temps qui succède à son introduction, et que plus tard, elle ne s'altère prématurément dans les points correspondans aux parties courbes du canal.

Quant aux *dilatateurs*, il en existe trois à ma connaissance.

Le premier en date, celui que Ducamp employait (*pl.* 5, *fig.* 5 et 6), se compose d'une poche de baudruche adaptée à l'extrémité d'une petite canule. La poche, quand elle est remplie, forme un cylindre de trois à quatre lignes de large, et d'un pouce et demi à deux pouces de long. Elle est soutenue intérieurement par un stylet qui passe dans la canule et vient prendre son point d'appui sur une seringue à laquelle cette canule est jointe par un pas de vis. La petite poche est préparée avec un boyau de chat ; la canule, le stylet et la seringue sont d'argent. Cette dernière pourrait être d'étain, ou remplacée par une bouteille de gomme élastique ; elle n'a d'autre usage que de pousser dans la canule l'eau et l'air qui doivent dilater la petite poche,

lorsque celle-ci a été introduite dans la partie rétrécie.

Le second dilatateur a été présenté, l'année dernière, à l'Académie royale de médecine par un jeune
médecin de Lyon. Cet instrument, que l'auteur appelle *dilatateur à piston*, est formé, comme le premier, d'une petite poche de baudruche, d'une
canule et d'une sorte de mandrin ; mais il en diffère en ce que la canule se prolonge dans l'intérieur de la poche, et s'y divise en deux parties,
qui, rapprochées pendant que le stylet est retiré,
s'écartent, quand celui-ci est poussé entre elles.

Le troisième dilatateur qui, je crois, n'a été mis
encore sous les yeux d'aucune société savante, a
été imaginé par un médecin de Paris, M. le docteur
Dudon. Il consiste en une canule de gomme élastique, fendue sur un des côtés, et enfermée dans
une gaîne de cuir. Cette canule est développée par
l'introduction, dans sa cavité, d'un mandrin légèrement conique.

Les *caustiques* sont des agens chimiques qui,
mis en contact avec les obstacles, se combinent
avec eux, de manière à les désorganiser, les détruire. Différentes substances ont été employées à
cet effet, entre autres, la soude, la potasse et le
nitrate d'argent ; mais ce sel est le seul caustique
qui soit mis en usage aujourd'hui. Il doit la préférence qu'on lui accorde, et qu'il mérite sur tous

les autres cathérétiques connus, à la propriété qu'il a d'être solide, et de ne se dissoudre que par le contact d'un liquide aqueux. Il n'agit que quand il rencontre cette condition ; ce qui donne au chirurgien la faculté de le fixer sur ses instrumens, de le porter sur la partie à détruire, et de disposer les choses de manière qu'il n'opère que là.

Les instrumens dont on se sert dans ce but, et qu'on pourrait par conséquent désigner sous le nom commun de *porte-caustiques*, sont au nombre de trois, savoir : la bougie armée de Hunter, le porte-caustique de Ducamp, et la sonde à cautériser de M. Lallemand : j'en ai fait établir un quatrième que je décrirai à la suite, sous le titre de porte-caustique modifié.

La *bougie armée* n'était primitivement qu'une bougie emplastisque, à l'extrémité de laquelle on adaptait et fixait tant bien que mal un petit cylindre de nitrate d'argent. On portait ensuite la bougie dans le canal, de manière à mettre le caustique en contact avec la face antérieure de l'obstacle. Plus tard cette bougie fut remplacée par une canule, une sorte de porte-crayon ; le caustique était de même présenté d'avant en arrière sur l'obstacle, et maintenu dans cette position pendant tout le temps de son action.

Le *porte-caustique* de Ducamp (*fig.* 15 et 16) se compose d'un conducteur de gomme élastique et d'une bougie de la même substance. Cette bougie porte à la pointe une petite cuillère de platine ouverte par le côté, et chargée de nitrate d'argent. Le conducteur et la bougie marchent ensemble jusqu'à l'obstacle. Arrivé là, le conducteur s'arrête et la bougie avance dans le rétrécissement, de façon à mettre le caustique en rapport avec la surface interne de l'obstacle. Cet instrument est droit ou courbe, selon qu'il est destiné à agir dans la partie droite ou courbe du canal. On en fait de différentes grosseurs ; mais on ne peut lui donner moins d'une ligne et demie de diamètre, sans en rendre l'application illusoire.

La *sonde à cautériser* de M. Lallemand (*fig.* 13 et 14) ne diffère de cet instrument qu'en ce que le conducteur et le stylet sont en platine. Les autres différences ne sont qu'accessoires, ou des conséquences de celle-là. C'est ainsi que la sonde à **cautériser** peut être réduite à un très-petit diamètre ; que la **cuillère**, qui renferme le caustique, fait suite au stylet, au lieu d'être vissée sur lui ; que ce stylet est assujetti par un bouton vissé à son extrémité postérieure, au lieu de l'être par une vis de pression qui parte du conducteur ; c'est ainsi, enfin, qu'au lieu d'une graduation, l'instrument offre un curseur pour **régler** sa marche pendant l'opération. Après cela, il est droit ou courbe, comme le précédent, et dans ce dernier cas, il exige des stylets de rechange pour portèr le caustique sur les côtés supérieur, inférieur, droit et gauche du canal.

Le *porte-caustique modifié* (*fig.* 10, 11 et 12) ne diffère à son tour de la sonde à cautériser de **M.** Lallemand, qu'en ce que cette sonde est placée dans un conducteur de gomme élastique, gradué et destiné à en rendre l'application plus précise, à l'aide de deux vis de pression, dont une porte sur la sonde, et l'autre sur le stylet. Une troisième vis de pression arrête le stylet sur la sonde. Il n'y a d'ailleurs ici ni bouton ni curseur.

On a proposé une autre modification du porte-caustique de Ducamp. Dans celle-ci, un stylet précède la cuillère ; il est destiné à en prévenir la déviation.

Les *instrumens tranchans*, propres à combattre les rétrécissemens de l'urèthre, sont au nombre de trois : le bistouri ordinaire, le bistouri caché, et l'espèce d'olive cannelée que dans ces derniers temps un chirurgien distingué a proposée sous le nom d'*uréthrotome*.

Le *bistouri* doit être droit, boutonné et à lame étroite.

Sous le titre de *bistouri caché* (*fig.* 3 et 4), je désigne un instrument semblable au lithotome caché du frère Côme. Il est disposé de manière à pouvoir entrer dans le canal sous la forme d'une algalie de petit diamètre, et à en sortir avec une lame tranchante, et d'un diamètre qui varie suivant la volonté de l'opérateur. J'ai fait dessiner celui dont je me sers, et je l'ai adopté il y a long-temps. Depuis j'ai lu dans un ouvrage neuf et plein de faits extrêmement curieux (1), l'indication d'un instrument à peu près pareil et destiné au même usage.

L'*uréthrotome* consiste en huit ou dix lames, taillées sur la surface d'une olive, et portées à l'extrémité d'une sonde métallique droite ; un stylet, passant par le centre de l'olive, et formant une sorte d'axe, est destiné à servir de conducteur à ces lames.

Cherchons maintenant à déterminer les cas d'application pour cette nombreuse série de moyens. Essayons de préciser dans quelles circonstances il faut les employer, dans quel ordre il convient de les faire succéder.

DE LA DILATATION DES RÉTRÉCISSEMENS ORGANIQUES DE L'URÈTHRE.

En France, on n'a long-temps opposé aux rétrécissemens organiques de l'urèthre que la dilatation seule. Aujourd'hui cette méthode est encore celle que l'on suit le plus, surtout dans les hôpitaux. Elle consiste à introduire et à laisser séjourner dans l'u-

---

(1) *Traité de la lithotritie, ou broiement de la pierre dans la vessie;* par le docteur Civiale ; 1827.

rèthre des bougies ou des sondes dont on augmente le diamètre graduellement. Les dilatateurs ne sont employés qu'à la suite de la cautérisation.

Desault préférait toujours les sondes aux bougies ; à présent on a recours aux unes ou aux autres, selon l'état du malade et les circonstances où il se trouve placé. On emploie les sondes quand la maladie est compliquée de fistules urinaires ou d'affaiblissement de la vessie, et lorsqu'on craint que l'urine ne s'arrête dans cet organe, ou ne s'engage dans des voies insolites. On se sert encore des sondes lorsque le passage qui reste dans l'urèthre est tellement étroit qu'il serait à craindre que, pendant la présence d'une bougie, l'excrétion de l'urine ne pût pas avoir lieu, et que néanmoins on désire exercer une dilatation permanente. Il convient enfin de faire usage des sondes, si l'imagination du malade est très-préoccupée des accidens auxquels ces rétrécissemens exposent, et si, par suite, il craint ou suppose une rétention d'urine. C'est le parti que j'ai dû prendre dernièrement chez un malade auquel M. Louyer-Villermay et moi donnions des soins conjointement. Il se croyait à tout instant atteint ou menacé de rétention d'urine, alors même que la vessie venait de se vider et que le besoin d'uriner ne se faisait plus sentir. C'est cependant un médecin, et un médecin très-distingué, très-familiarisé avec ce genre de maladie. Il a suffi de placer une sonde dans l'urèthre pour porter le calme dans le moral, et conduire la maladie à une heureuse fin.

Abstraction faite de ces cas, les bougies me semblent préférables aux sondes, en ce que les yeux de celles-ci fatiguent l'urèthre, à leur entrée et à leur sortie, et la vessie, durant le séjour qu'elles y font. Il y a d'ailleurs beaucoup de rétrécissemens où les sondes, en raison de leur grosseur obligée, sont d'abord d'une application, sinon impossible, du moins très-difficile, et dans lesquels, au contraire, les bougies s'engagent avec aisance. On prête un autre mérite aux bougies, c'est de favoriser la dilatation en faisant passer l'urine entre elles et les parois du canal ; mais ce mérite est compensé, je crois, par cet avantage que présentent les sondes, de conserver sur elles une couche abondante de mucus, et d'exercer par cet intermédiaire une pression douce, graduelle, et constante sur les parois rétrécies du canal.

Chaque sonde est laissée en place deux ou trois jours, plus ou moins ; cela dépend des rétrécissemens, de leur nombre, de leur caractère, de leur résistance, du temps qu'il faut pour que le passage d'une sonde d'un numéro plus fort puisse devenir facile. Les introductions subséquentes doivent se faire sans effort, sans précipitation ; une uréthrite intense suivrait l'oubli de cette loi de traitement.

On peut laisser les bougies à demeure, comme les sondes. Si on a le soin de les choisir d'un diamètre tel qu'elles restent libres dans le canal, l'urine ne tarde pas à passer autour d'elles. Je prends très-souvent ce parti lorsque je traite par la dilatation seule; mais beaucoup de praticiens ne font garder les bougies qu'une heure ou deux chaque jour. Ils choisissent pour les introduire le moment où le malade est le plus tranquille, et autant que possible le temps où il est au bain ou dans le lit.

Cette dilatation intermittente réussit, mais ses effets sont très-lents. Je n'engage à y recourir que dans le cas où les occupations du malade ne lui permettraient point de garder le repos. C'est là une condition, sinon indispensable, du moins fort utile dans le traitement par la dilatation permanente. D'ailleurs, pour cette dilatation intermittente, on est souvent obligé de confier l'introduction des bougies aux malades eux-mêmes, et il est rare qu'ils ne fassent pas quelque imprudence. Ils apprécient mal la nature et le degré des résistances, et fréquemment ils emploient la force là où il ne faut user que d'adresse et de patience. J'ai vu beaucoup d'accidens survenir de cette manière. On en verra un exemple terrible dans l'observation d'un employé de la poste, devenu brasseur. Pendant quinze jours, sa vie a été dans un danger imminent. Il avait voulu franchir un rétrécissement avec violence, et s'était déchiré l'urèthre profondément.

Néanmoins, si l'on avait affaire à un malade adroit

et prudent, ou s'il était possible d'aller le voir souvent, il vaudrait mieux employer ce mode de traitement que de lui permettre de sortir et de marcher
avec une sonde dans l'urèthre. Des inflammations
de l'urèthre et de la vessie , des engorgemens des
testicules et de la prostate ont trop de fois été le résultat de cette complaisance. Il y a, à la vérité, des
hommes qui peuvent impunément marcher, aller en
voiture, et même monter à cheval avec une sonde
dans l'urèthre ; mais cette faculté , ils ne l'acquièrent ordinairement que peu à peu, que par l'heureuse influence d'une longue habitude.

Les bougies de cire sont les plus douces, les
moins incommodes que l'on puisse employer dans
la dilatation de l'urèthre; mais elles se détériorent
très-promptement, elles ne peuvent servir que quelques heures. Après cela elles cèdent aux obstacles,
elles se laissent affaisser sur les points qui y correspondent; elles conviennent peu à un traitement par
simple dilatation. Elles sont, au contraire, excellen-
tes pour la dilatation qui succède à la cautérisation.
Ici, on n'a besoin d'agir que momentanément, et la
propriété, que ces bougies ont de céder en partie aux
obstacles, en fait un moyen d'exploration très-précieux pour la circonstance.

Les bougies de corde à boyau amènent l'élargissement plus vite qu'aucune autre espèce. L'humidité du canal les grossit, et elles prennent en peu

de temps un diamètre double de celui qu'elles avaient primitivement. Mais d'abord elles sont trop dures, elles exposent à faire de fausses routes; ensuite la dilatation qu'elles subissent dans le canal n'est pas uniforme, elle est plus grande au-delà et en deçà du rétrécissement que sur la partie qui lui répond. Il résulte de là que, quand après les avoir laissé séjourner quelque temps, on vient à retirer ces bougies, on éprouve de la résistance; et que leur extraction ne peut se faire sans fatiguer les parties du canal qui sont rétrécies, sans les irriter ou même les déchirer.

Ces bougies me semblent devoir être réservées pour les circonstances, assez rares, où l'on aurait un grand intérêt à obtenir une dilatation rapide. Tel serait ce cas-ci : un malade a une rétention d'urine compliquée d'infiltration d'urine ; mais l'extrême finesse de l'empreinte, saisie sur le rétrécissement, fait juger que l'introduction immédiate d'une sonde sera extrêmement difficile.

Si l'on excepte ces circonstances, les bougies de gomme élastique valent mieux, leur extrême souplesse met à l'abri des blessures, et leur résistance latérale amène une dilatation graduelle. D'ailleurs elles peuvent servir plusieurs jours de suite sans être altérées, et leur emploi méthodique n'expose jamais à en laisser des fragmens dans l'urèthre. Ces bougies sont celles que l'on met le plus souvent en usage dans le traitement dont il est ici question.

La forme cylindrique est la meilleure toutes les fois qu'on peut faire arriver les bougies jusqu'à la vessie. Les bougies de cette forme ont l'avantage de dilater uniformément. On a recours aux bougies coniques lorsqu'on ne peut franchir les obstacles. Elles offrent, à cause de la finessse de leur pointe et de la résistance de leur corps, des chances de succès refusées aux premières. Mais il faut les prendre très-douces et les pousser avec prudence dans l'urèthre ; sans cela, on courrait le risque de faire de fausses routes. Ce n'est guère qu'à la suite de la cautérisation qu'on se sert des bougies en forme de fuseau. On y a recours alors pour donner au canal, dans sa partie rétrécie, une largeur supérieure à celle qu'il présente dans le méat urinaire.

Quel que soit le mode de dilatation mis en usage, il est possible de parvenir à donner, par ce moyen, à la partie rétrécie ou aux parties rétrécies de l'urèthre, la largeur qu'offre ce canal à son entrée, et par suite, de rétablir le cours de l'urine à peu près comme il est dans l'état naturel.

Mais cette compression de dedans en dehors, exercée sur les rétrécissemens organiques, ne peut avoir que cet effet, de repousser les obstacles dans les parties molles voisines, et de les affaisser un peu sur eux-mêmes. Ce traitement n'est donc que palliatif. Aussi les praticiens les plus habiles et les plus fidèles à la dilatation confessent que ce moyen a besoin d'être continué long-temps après la guérison apparente, et que, pour en assurer les effets, il est nécessaire d'en renouveler l'application toute la vie, au moins une ou deux fois par mois (1). Notez que dans les circonstances les plus favorables le canal n'acquiert la largeur naturelle qu'après un mois, six semaines de dilatation permanente, et deux ou trois mois de dilatation intermittente : et que de cas où ce résultat demande trois et quatre fois plus de temps (2)! Remarquez encore que dans le traitement

(1) « L'urèthre, comme les autres conduits excréteurs, con-
» serve, lorsqu'une fois il a été rétréci, une tendance si grande
» à se rétrécir de nouveau, qu'on ne peut presque jamais re-
» garder comme complète la guérison de ce rétrécissement. En
» effet, tous les jours l'expérience prouve que les personnes qui
» ont eu ce genre d'incommodité, sont sujettes à y retomber,
» si elles n'ont pas la précaution de passer de temps en temps
» une sonde ou une bougie pour conserver les bons effets
» qu'elles en ont obtenu, et empêcher les coarctations de l'urè-
» thre. La récidive de cette maladie est surtout à craindre chez
» les hommes qui se livrent aux excès de la table, pour ceux
» qui sont obligés de voyager, et particulièrement chez ceux
» qui s'adonnent aux plaisirs de l'amour. » (*Traité des maladies chirurgicales* , par M. le baron Boyer , 1824.)

On sait que le grand praticien dont nous citons ici les pa-
roles, traite les rétrécissemens de l'urèthre par la dilatation
exclusivement.

(2) «La guérison est rare avant le troisième ou le quatrième
» mois, et souvent elle est beaucoup plus longue....... J'ai

par la dilatation le mieux dirigé, on a à craindre divers accidens inflammatoires, et particulièrement des uréthrites violentes, des catarrhes de vessie et des engorgemens chroniques de la prostate, des testicules, des épididymes. Observez enfin que pour la plupart des malades, la présence prolongée d'un corps étranger dans l'urèthre est très-difficile à supporter, et que souvent la fièvre est le premier fruit qu'ils recueillent de leur patience (1).

» remarqué que la plupart des malades pour lesquels je m'é-
» tais servi d'une sonde conique, ne pouvaient guère renon-
» cer à la sonde de gomme élastique avant trois ou quatre
» mois, sans s'exposer à un prompt retour de la maladie ; et
» qu'alors même qu'ils cessaient de la porter constamment la
» nuit et le jour, ils étaient obligés de s'en servir la nuit pen-
» dant fort long-temps, sous peine de retomber dans un état
» semblable, et peut-être même plus fâcheux encore que ce-
» lui où ils étaient d'abord. Cette tendance des rétrécissemens
» de l'urèthre à revenir est une vérité de fait sur laquelle on
» ne saurait trop insister auprès des malades, afin de les en-
» gager à faire usage des moyens propres à prévenir le retour
» de la maladie. » (M. Boyer, même ouvrage.)

(1) Voici encore ce que dit M. Boyer sur ce point : « On
» voit des malades dont l'urèthre est si sensible, qu'ils ne
» peuvent garder la bougie pendant quelques minutes sans
» éprouver beaucoup de douleur, et à qui il faut plusieurs
» jours, et même des semaines avant qu'ils puissent la sup-
» porter un quart d'heure ou une demi-heure..... Je n'em-
» ploie celles-ci (les bougies), que dans le cas où il est impos-

DE LA CAUTÉRISATION DES RÉTRÉCISSEMENS ORGANIQUES DE L'URÈTHRE.

La lenteur du traitement par la dilatation, les précautions qu'il exige, les souffrances qui l'accompagnent, les accidens auxquels il donne lieu, et par-dessus tout son insuffisance pour produire la cure radicale, ont fait chercher d'autres moyens de combattre les rétrécissemens organiques de l'urèthre. L'idée de les attaquer par un agent destructeur, un agent chimique, devait naturellement se présenter. Aussi nous la voyons mise en pratique de fort bonne heure. L'art était encore dans son enfance, que déjà on opposait les caustiques à ces maladies. *De tous nos rois le plus français*, pour employer une expression juste de madame de Genlis, Henri IV, a été traité de cette manière. Mais les procédés mis en usage pour cautériser l'urèthre ont été long-temps

---

» sible d'introduire la sonde la plus fine, ét aussitôt qu'elles
» ont préparé la voie, je les remplace par les sondes de gomme
» élastique. Cependant il est un cas où il y aurait de l'incon-
» vénient à suivre cette méthode ; c'est lorsque la vessie est si
» sensible, que la présence de la sonde cause beaucoup de
» douleurs et des envies fréquentes d'uriner. Dans ce cas, la
» présence de cet instrument, si le malade avait le courage de
» le supporter, ne manquerait pas de causer l'inflammation de
» la membrane muqueuse de ce viscère. »

11

défectueux; les caustiques étaient mal choisis, les instrumens mal disposés. Ce genre de traitement comptait peu de partisans. Hunter entreprit de le reproduire; il lui fit subir des changemens; il adopta le nitrate d'argent, et porta ce sel sur les obstacles à l'aide d'une canule métallique. Plus tard, sir Evérard Home a suivi l'exemple de Hunter; comme lui, il a opéré des cures merveilleuses, et éprouvé des accidens fâcheux.

A quoi tenait cette différence dans les résultats? Ducamp crut pouvoir l'attribuer à la manière dont le caustique était appliqué. Les praticiens anglais le portaient sur les rétrécissemens d'avant en arrière, et par là s'exposaient à brûler des parties saines de l'urèthre, les parties placées immédiatement au-devant des obstacles. Le chirurgien français imagina des instrumens propres à porter le caustique dans les rétrécissemens, à agir sur eux de dedans en dehors, et sans courir le risque de léser les parties voisines.

L'application de ces instrumens fut heureuse; un grand nombre de succès brillans témoigna bientôt en leur faveur. L'Académie des sciences leur donna son approbation. Ducamp jouissait déjà du bonheur d'avoir rendu à l'humanité un service éminent·et apprécié, lorsque la mort vint l'enlever à ses travaux et à ses malades, devenus ses amis.

Plusieurs chirurgiens, ceux auxquels leur âge et

la nature de leurs occupations permettaient de faire un *apprentissage* , s'empressèrent de mettre la cautérisation en usage. Ce moyen leur promettait la destruction complète des obstacles, et dès-lors il devait leur faire espérer une cure radicale. Leur attente n'a pas été trompée ; le nitrate d'argent, méthodiquement appliqué, a eu les effets les plus satisfaisans.

Pour ma part, je n'ai point encore observé la reproduction spontanée des rétrécissemens que j'ai attaqués de cette manière. J'ai vu quelquefois, il est vrai, des rétrécissemens nouveaux se former chez des malades que j'avais cautérisés ; mais j'ai remarqué alors que le siége de ces rétrécissemens était changé. Lorsqu'ils ont reparu aux mêmes points, ils reconnaissaient pour causes des blennorrhagies nouvelles ; ils pouvaient donc être considérés comme tout-à-fait différens des premiers. Je parle des rétrécissemens organiques que j'avais cautérisés suffisamment, de ceux qui, après le traitement, ne laissaient aucune empreinte, soit sur les bougies jaunes, soit sur les sondes exploratrices. J'ai vu des cautérisations incomplètes être suivies du retour de la maladie ; une cure partielle par le caustique n'est guère plus durable que celle qui s'obtient par les dilatans.

On trouvera dans les observations, placées à la suite de cet ouvrage, des preuves de ce que j'avance ici. Beaucoup de rétrécissemens, traités long-temps et sans succès, d'après la méthode ordinaire, par des praticiens du premier ordre, ont été détruits par le caustique, et n'ont plus reparu. On en a un exemple dans la quarante-troisième observation. Le sujet est un facteur de piano , qui portait la sonde depuis treize mois; il recevait les soins d'un professeur dont je m'honore d'avoir été le disciple. D'autres malades, après un traitement par la dilatation que j'avais moi-même dirigé, ont eu des récidives; j'ai eu recours à la cautérisation, et la maladie n'est pas revenue. C'est ce qui m'est arrivé chez un conseiller à la cour des comptes, précédemment opéré d'un sarcocèle par M. Marjolin (dix-neuvième observation).

La supériorité de la cautérisation contre les rétrécissemens organiques de l'urèthre ne réside point uniquement dans une cure plus durable. Ce mode de traitement a, en outre, l'avantage d'être plus court que la dilatation, moins douloureux, moins assujettissant, et d'exposer à beaucoup moins d'accidens (1).

Les observations que j'ai recueillies et que je con-

---

(1) Voici ce que disent sur ce point deux académiciens, dont les opinions chirurgicales ont fait long-temps autorité en France; je parle de MM. Deschamps et Percy : « Il nous »semble qu'il serait pour le moins très-difficile de décou-

signe dans ce travail, ne laissent aucun doute à cet
égard. Bien des traitemens par la cautérisation ont
été terminés dans vingt ou vingt-cinq jours; un grand
nombre dans un mois, et la plupart dans l'espace de six semaines au plus. Chez beaucoup de
personnes, la cautérisation n'a produit aucune douleur; j'en ai même opéré plusieurs qui , dans le
moment, ne se doutaient pas de ce que je faisais. Je
puis citer, à l'appui de cette assertion, un marchand
de vin qui m'avait été adressé par M. le docteur Beaufils. Ce médecin et moi , nous jugeâmes prudent de
lui laisser ignorer quel agent nous mettrions en
usage pour le guérir. Lorsque j'eus pratiqué deux
cautérisations, les seules dont il ait eu besoin, le
malade me disait avec joie : « Je suis bien heureux
» de vous connaître; vous ne me faites pas souffrir.
» Croirez-vous qu'on voulait me faire soigner par
» un chirurgien qui brûle le canal ? »

Les malades de Paris ont été traités, pour la plupart, sans qu'ils aient été forcés de suspendre leurs
travaux. Les étrangers qui y sont venus se faire cautériser, ont pu y utiliser leur séjour ; s'y livrer à leurs
affaires. J'ai eu des malades qui, pendant tout le
temps du traitement, se rendaient à pied chez moi,

» vrir un mode de traitement plus court, plus simple, plus
» certain, plus raisonnable. » (*Rapport sur la méthode de Du-*
camp, fait à l'Institut le 6 mai 1822.)

de Charonne, des Batignolles, de Belleville, de la Petite-Villette. Je les ai vus souvent, après avoir été opérés, aller dans Paris, vaquer à leurs occupations.

Ces observations démontrent que les inflammations de l'urèthre, de la prostate et des testicules, si fréquentes dans le traitement ordinaire, sont très-rares dans le traitement par la cautérisation. Ajoutons que presque constamment, pendant ce traitement, les malades conservent leur appétit, leur gaieté, leurs forces, leur embonpoint, et même recouvrent ces différens signes de la santé lorsqu'ils les ont perdus.

Mais pour obtenir des résultats de ce genre, il y a plusieurs conditions à remplir. Il est nécessaire de choisir les instrumens, de mettre beaucoup de précision dans leur application, et d'apporter une grande attention à leurs effets. Il faut avec cela que la dilatation qui succède à l'emploi du caustique soit faite régulièrement. Elle n'est qu'accessoire, sans doute, mais elle est très-utile. M. Lallemand pense qu'on peut la négliger. Je regrette de ne pas partager l'opinion de ce savant et habile professeur. La chute des escarres, en lesquelles on a converti les obstacles, doit laisser à nu des parties qui suppurent. Si donc la cicatrisation n'est pas dirigée par une dilatation méthodique, elle pourra donner lieu à des brides qui deviendront elles-mêmes de nouveaux obstacles au cours de l'urine. Je ne me suis affranchi que dans un petit nombre de cas de l'obligation de conduire la dilatation à son terme : c'est chez un officier qui était obligé de rejoindre son régiment, et chez quelques malades peu exacts aux rendez-vous. Pour le premier, il a fallu, une année après, reprendre son traitement en sous-œuvre. La guérison des autres s'est fait attendre long-temps ; chez plusieurs même, elle n'a pu être menée à fin.

Cependant je m'explique fort bien que, dans quelques circonstances, dans celle, par exemple, où le caustique est appliqué sur une petite surface, on puisse échapper à la nécessité d'une dilatation consécutive. Cette année, j'ai porté plusieurs fois le caustique dans l'urèthre d'un jeune médecin, sans dilater ensuite ce canal : le résultat a été satisfaisant ; mais le rétrécissement que j'ai attaqué, d'ailleurs assez fort, avait très-peu d'étendue d'avant en arrière. Après cela, il était seul ; à chaque excrétion la colonne d'urine remplissait, à son égard, les fonctions d'une bougie dilatante.

Excepté dans quelques cas analogues à celui-là, mon sentiment est que la prudence commande de faire succéder la dilatation à la cautérisation. Il n'y a aucune raison pour entrer dans les chances d'un non-succès, en négligeant une précaution aussi simple, aussi facile.

La dilatation ici se réduit à introduire d'abord tous

les jours , puis tous les deux ou trois jours , une bougie dans l'urèthre, et à l'y laisser pendant quinze à vingt minutes. En suivant cette marche, on détruit les brides, s'il s'en forme, avant qu'elles soient consolidées. On jouit avec cela du précieux avantage de constater chaque jour, sans recourir à une exploration spéciale, s'il y a, ou non, nécessité de porter de nouveau le caustique dans l'urèthre. Les bougies qu'il convient d'employer, dans ce cas , sont les bougies jaunes, et nous avons déjà dit que, quand elles sont bien faites , elles prennent l'empreinte des obstacles avec lesquels elles restent en contact.

J'ai présenté quatre instrumens comme pouvant servir à la cautérisation de l'urèthre; la bougie armée , le porte-caustique de Ducamp , la sonde à cautériser de M. Lallemand, et le porte-caustique que j'ai modifié.

Le porte-caustique de Ducamp est celui que j'emploie le plus souvent, lorsqu'il s'agit de détruire un obstacle qui a son siége dans la partie droite du canal. Cet instrument est très-léger et très-souple; il s'arrête immédiatement au-devant de l'obstacle ; il cautérise précisément sur lui; et, quand le stylet passe avec facilité, ce qui est fréquent, l'opération ne cause aucune douleur.

Il n'en est pas de même de la sonde à cautériser de M. Lallemand; elle n'indique point rigoureusement la position du caustique, quant à l'obstacle.

Quelque soin que l'on mette dans le calcul de sa profondeur, si cet obstacle est éloigné de quelques pouces du méat, et surtout si le sujet est déjà sur l'âge, on peut, dans des explorations consécutives, trouver deux ou trois lignes et plus de différence. En effet, la longueur du pénis varie suivant le degré de la traction exercée sur lui, et suivant diverses conditions individuelles. Or, il est difficile de mesurer ce degré, et à peu près impossible de préciser les effets de ces conditions. On est donc exposé à appliquer le caustique ailleurs que dans le lieu voulu, quand on n'est dirigé dans cette opération que par de simples mesures de profondeur.

Assez souvent, il est vrai, avec la sonde à cautériser, on sent l'obstacle au moment où on la passe sur lui, et l'on peut recueillir, dans cette espèce de toucher, un nouveau guide pour la cautérisation. Mais il arrive quelquefois que cette impression manque; alors la première cause d'erreur conserve toute son influence. Je n'emploie cet instrument, dans la partie droite de l'urèthre, que sur des obstacles très-étendus et très-sensibles au toucher.

Je dois ajouter que la sonde à cautériser, dans la généralité des cas, fatigue plus les malades que le porte-caustique de Ducamp. Cette différence s'explique d'un côté par la raideur du platine, et de l'autre par la souplesse de la gomme élastique.

M. Lallemand trouve dans l'instrument de Ducamp

un inconvénient très-réel, celui d'être parfois d'une
application peu aisée, à cause de la difficulté que le
stylet éprouve à s'engager dans le rétrécissement. Je
tiens compte de cet inconvénient ; mais pour échapper à ses effets, j'ai le soin constamment de faire
précéder la cautérisation par l'introduction d'une
petite bougie dans le rétrécissement. Je laisse cette
bougie en place durant quelques minutes. Presque
jamais, quand l'opération est ainsi préparée, le
stylet ne rencontre ni arrêt ni empêchement pour
sortir du conducteur. J'ai dû de très-heureux résultats à la précaution que j'indique. Si la cautérisation se bornait à la partie droite de l'urèthre, l'idée
d'un autre porte-caustique ne me serait probablement pas venue.

On comprend que si le stylet du porte-caustique
s'engageait avec difficulté dans le rétrécissement, le
nitrate d'argent pourrait se fondre pendant les tentatives d'introduction, et aller agir devant l'obstacle. Il
serait prudent alors de recourir à un instrument dans
lequel ce sel serait renfermé jusqu'à l'instant où il aurait à opérer. Dans ce cas, si la profondeur de l'obstacle et les conditions du malade étaient telles que l'on
eût à redouter un défaut de précision dans la cautérisation avec la sonde à cautériser, il faudrait y substituer le porte-caustique modifié. La canule de gomme, servant de conducteur, donnerait à l'application
du caustique la précision qui est assurée à la cauté-

risation avec l'instrument de Ducamp ; et la gaîne de platine, qui couvre le stylet chargé de caustique, permettrait de varier les essais d'introduction, de les continuer tout le temps nécessaire.

Passons à la partie courbe du canal. Ici l'instrument de Ducamp, s'il est droit, est souvent inapplicable ; le stylet éprouve de la difficulté à sortir de sa gaîne, même lorsqu'on le fait précéder par une bougie. Quand le porte-caustique est courbe, son application est parfois aussi difficile. Après cela, le caustique cesse d'agir avec précision, dès qu'on cherche à l'appliquer sur plus d'un côté, et surtout circulairement. Le conducteur ne peut pas tourner, et l'on est forcé d'imprimer un mouvement circulaire au caustique, en agissant sur le stylet exclusivement. Or, celui-ci, à cause de sa souplesse, est susceptible de se tordre sur lui-même, et à ce point que son extrémité antérieure ne fasse aucun mouvement, lors même que son extrémité postérieure aurait déjà décrit un cercle tout entier.

Aussi je pense que M. Lallemand, en donnant la sonde à cautériser, a beaucoup fait pour la thérapeutique des rétrécissemens qui ont leur siége dans la portion courbe de l'urèthre. Je regarde cet instrument comme très-précieux. J'ai pu souvent me convaincre que, pour combattre les rétrécissemens dont nous parlons, il est très-supérieur au porte-caustique de Ducamp. Je rapporte des observations qui l'attestent; celle-ci entre autres : Un négociant de Paris m'a déclaré que le caustique lui avait été appliqué *trente-huit* fois ; il a été opéré par un chirurgien qui s'en tient exclusivement aux instrumens de Ducamp. J'ai repris le traitement après ce praticien; il ne m'a fallu qu'une seule cautérisation, faite avec la sonde à cautériser, pour franchir un obstacle qui l'avait arrêté pendant trois mois (1).

Il est facile de pressentir que dans cette partie de l'urèthre, encore plus que dans la première, la sonde à cautériser expose à agir sur un autre point que le point malade. Ce résultat est à craindre surtout chez les individus dont l'urèthre a une longueur très-variable. C'est spécialement pour cette partie de l'urèthre que le porte-caustique modifié me paraît mériter toute préférence. Là, son application est aussi précise que partout ailleurs.

Il faut convenir que cet instrument, qui ne peut être réduit aux mêmes dimensions que la sonde à cautériser, puisqu'il a un conducteur de plus, ne saurait être porté sur tous les points où atteint celle-ci. Pour l'appliquer sur un rétrécissement profond, il faut que la partie du canal, placée

---

(1) Ce fait, dont M. le docteur Liégard a été témoin, est consigné dans la thèse que ce jeune et habile médecin a soutenue sur la rétention d'urine, en 1825.

devant ce rétrécissement, ait déjà une certaine largeur.

On a pu voir, par ces détails, que des trois instrumens nouvellement imaginés pour appliquer le caustique sur les rétrécissemens, il n'y en a point qui puisse être mis en usage exclusivement. Chacun d'eux présente des avantages et des inconvéniens particuliers. Le choix à faire parmi eux dépend des conditions offertes et par les rétrécissemens et par les malades.

Je n'ai rien dit sur la bougie armée. Je ne m'en sers point; elle expose trop à brûler les parties saines du canal. Il n'est pas, ce me semble, permis de l'employer, aujourd'hui que nous possédons des instrumens excellens. On pourrait tout au plus ne point la rejeter lorsqu'on veut attaquer des rétrécissemens membraneux, de simples brides. C'est un cas exceptionnel que M. Lallemand a signalé pour son application.

Les instrumens dans lesquels un stylet précède le caustique, ont un mode d'action qui diffère trop peu de celui du porte-caustique ordinaire, pour qu'il doive nous arrêter. Nous ferons seulement remarquer que ces instrumens ne peuvent être mis en usage que dans les cas où le canal offre, derrière chaque rétrécissement, une place libre d'une certaine étendue. Quand les coarctations se suivent de près, il est souvent difficile, et quelquefois impossible, de faire avancer assez le stylet, pour que le caustique atteigne le point que l'on désire brûler.

Quel que soit l'instrument auquel on donne la préférence, la manière d'y fixer le caustique est la même. On remplit la cuillère avec du nitrate d'argent pulvérisé, et on fait fondre ce sel à la flamme d'une bougie.

Quant à l'application, il faut commencer par préciser, autant que possible, la profondeur à laquelle le rétrécissement est placé, et déterminer le point de l'instrument, qui, pendant l'action du caustique, devra correspondre au méat urinaire. Il est essentiel pour cela de mettre la sonde exploratrice en parallèle avec l'instrument à cautériser. Si l'on se réglait seulement sur les graduations, on serait exposé à se tromper, parce que, d'abord, les graduations peuvent ne pas être les mêmes rigoureusement; ensuite, parce que l'empreinte peut être plus ou moins avancée sur la cire, se trouver plus ou moins éloignée de l'extrémité de la tige graduée.

Après avoir pris ces mesures, on procède à l'opération. Chaque instrument demande une manœuvre spéciale.

Dans le porte-caustique droit de Ducamp, on arrête le stylet intérieur par la vis de pression, en sorte que la cuillère qui contient le caustique réponde exactement à l'extrémité du conducteur, et en ferme l'ouverture antérieure. Par suite de cette disposition, la marche de l'instrument est plus facile, et, pendant cette marche, le caustique reste à l'abri de l'humidité, se conserve dans l'état solide. Si l'obstacle n'est point parfaitement circulaire, il faut placer la cuillère de façon qu'en sortant du conducteur, elle mette instantanément le caustique en contact avec la partie qu'il a surtout pour objet de brûler. Lorsque l'instrument est engagé dans l'urèthre, on en favorise la progression comme on le faisait pour une bougie droite de gomme élastique ; on le tourne légèrement sur son axe ; on fait décrire à son pavillon des tiers et des quarts de cercle, à droite et à gauche alternativement. Arrivé au rétrécissement, et l'on est averti qu'on y touche par la graduation et par la résistance, on arrête le conducteur. Pendant que, de la main gauche, on le fixe sur le pénis, dans une direction horizontale (1), de la main droite, on relâche la vis, et on pousse sur le stylet de manière à faire entrer la cuillère dans la coarctation. Lorsque, par l'avance que le stylet a pu prendre sur le conducteur, on est sûr que le caustique se trouve avec l'obstacle dans le rap-

---

(1) Je pose toujours en fait que le malade est debout, et que le chirurgien est assis en face de lui. On se fait une idée des modifications que toute autre position du malade nécessiterait pour cette opération, comme pour les suivantes.

port voulu, on met en exercice la vis de pression pour arrêter une seconde fois les deux parties de l'instrument l'une sur l'autre. Après cela, ou on le laisse en repos, ou on le tourne à droite, à gauche, et même circulairement. La conduite à tenir ici dépend de l'obstacle qui est d'un seul côté, ou qui occupe une partie plus étendue de l'urèthre, ou qui même forme le cercle dans l'intérieur de ce canal.

Quand le porte-caustique reste immobile, il est rare qu'il produise la plus petite douleur ; lorsqu'on le meut, le malade éprouve souvent une sensation pénible. Elle paraît résulter de l'action mécanique de l'instrument ; elle est constamment peu vive, si les mouvemens sont doux, lents et réguliers.

Je n'ai pas besoin de dire que le nitrate d'argent sera laissé plus ou moins long-temps en contact avec telle ou telle partie de l'obstacle, selon qu'il est utile d'agir plus ou moins fortement sur elle. Mais je dois faire observer que ce sel met beaucoup de temps à se dissoudre, lorsqu'il ne rencontre que peu d'humidité à la surface de l'obstacle. Quelquefois, après deux minutes de séjour dans le canal, on le retrouve en grande partie dans la cuillère. Le retard dans la fonte du caustique a lieu, surtout, quand il est resté immobile, et en regard de la paroi supérieure de l'urèthre. Ce fait s'explique facilement, et il est d'une grande importance. Il démontre que lorsqu'on agit sur un seul côté du canal, il n'est pas nécessaire, comme on peut le croire au premier coup d'œil, de retirer plus tôt le caustique que quand on opère à-la-fois sur différens côtés.

Le lecteur juge bien que la durée de l'application doit varier, surtout en raison de la grandeur de l'obstacle qui est à détruire, et de la quantité de caustique employée. En général, il suffit d'une minute ou deux pour consommer tout le nitrate d'argent que peut contenir une cuillère de dimension moyenne, de la largeur d'une demi-ligne, d'une profondeur moindre, et d'une longueur qui varie avec l'étendue du rétrécissement.

Quelque temps qu'on ait laissé la cuillère sur l'obstacle, il faut, pour la retirer, relâcher la vis de pression ; ensuite, par une traction exercée sur le stylet, on fait rentrer la cuillère dans le conducteur ; après cela, les deux parties de l'instrument sont ramenées ensemble.

Quand on procède ainsi à la cautérisation de l'urèthre, le caustique ne touche aux parties saines du canal, ni en entrant, ni en sortant ; son application sur l'obstacle se fait avec une entière sécurité.

La cautérisation sur un des côtés de l'urèthre se pratique de même, lorsqu'en opérant dans la partie courbe du canal, on se sert du porte-caustique courbe de Ducamp. Il n'y a de différence que pour l'introduction de l'instrument ; il est porté dans l'urèthre de la même manière qu'une sonde courbe ordinaire. Mais, quand il s'agit de cautériser plusieurs côtés de l'urèthre en même temps, c'est le stylet qui doit recevoir et transmettre le mouvement à la cuillère; partant, il faut, au lieu de le fixer sur le conducteur, après que celle-ci est engagée dans le rétrécissement, se borner à le soutenir avec la main.

Mais, comme nous l'avons déjà fait entendre, cette application du porte-caustique de Ducamp présente plusieurs inconvéniens. Il peut être quelquefois impossible, et pour le moins peu facile, d'introduire la cuillère, qui renferme le caustique, dans le rétrécissement; si les essais, pour arriver au but, se prolongent, on est exposé à cautériser les parties de l'urèthre qui se trouvent immédiatement avant le rétrécissement. D'un autre côté, le mouvement circulaire que l'on imprime au stylet est perdu en partie, et dans des proportions qui changent, bien avant d'arriver à la cuillère. Par suite, on tombe dans l'incertitude quant à l'étendue de la surface qu'atteint le caustique.

La sonde à cautériser, qu'elle soit droite ou courbe, doit être introduite comme une sonde ordinaire. On commencera par fixer le curseur de telle sorte que, quand l'extrémité de l'instrument sera engagée dans le rétrécissement, dans l'étendue que l'on veut donner à la cautérisation, ce curseur vienne se placer immédiatement devant le méat urinaire. On aura ensuite le soin de mettre le nitrate d'argent entièrement à l'abri de l'humidité du canal. Pour cela, on garnit de cire le petit intervalle qui peut exister entre l'extrémité de la sonde et la tête du mandrin. Cette précaution est importante ; elle permet de multiplier les tentatives d'introduction de la sonde dans le rétrécissement, sans exposer à aucune action du caustique sur les parties saines du canal.

Quand, averti par le tact et le curseur, ou par ce dernier seul, on juge avoir placé le caustique sur le point où on veut le faire agir, il faut le découvrir. A cet effet, on retire la sonde pendant qu'on soutient le mandrin ; c'est souvent le temps le plus douloureux de l'opération. L'instrument manque de point d'appui, et il est difficile de le mettre en mouvement sans qu'il éprouve une légère secousse.

Lorsque la sonde à cautériser est droite, et qu'on veut la faire agir sur plusieurs côtés à-la-fois, on la fait tourner sur son axe ; on la conduit absolument comme le porte-caustique de Ducamp. Quand on n'a besoin d'opérer que sur un seul côté, et que l'instrument est courbe, il suffit de le maintenir en place. Les mouvemens d'aller et de venir, recommandés par M. Lallemand, m'ont paru fatiguer les malades ; et l'expérience m'a appris que ces mouvemens ne sont pas nécessaires à la cautérisation.

Pour retirer l'instrument, on commence par faire rentrer le mandrin dans la sonde, sans changer celle-ci de place, puis on ramène simultanément au-dehors ces deux parties.

Si l'on opère avec une sonde à cautériser courbe, et si l'on veut agir sur plusieurs côtés de l'urèthre, il faut recourir à plusieurs stylets ou mandrins de rechange; on répète pour chacun d'eux la manœuvre que je viens d'analyser. Chaque fois on disposera le stylet de façon qu'en sortant de la sonde, le caustique soit en rapport avec la partie sur laquelle il doit faire effet.

Que l'instrument soit droit ou courbe, il convient toujours de placer la rondelle, qui se visse sur le mandrin, dans une position telle que la sonde puisse reculer sur lui, seulement dans une étendue égale à la longueur que l'on veut donner à la cautérisation. Toutefois, ce serait à tort qu'on croirait éviter la fonte du caustique renfermé dans la partie la plus reculée de la cuillère. On a beau arrêter la rondelle en question de manière à empêcher que cette partie de la cuillère soit mise à découvert; l'humidité y pénètre. Tout le résultat qu'on peut attendre de cette précaution, c'est de limiter l'action du nitrate d'argent. Encore ne faudrait-il pas, pour être sûr de cet effet, que la cuillère fût trop étendue. Dans ce cas, le caustique devenu liquide, et répandu en grande quantité sur l'obstacle, pourrait gagner les parties voisines.

Dans l'application du porte-caustique modifié, on commence par arrêter le mandrin sur la sonde, et la sonde sur le conducteur. Le but de cette disposition est que les trois parties puissent s'engager et marcher de front dans l'urèthre. Arrivé à la coarctation, on relâche la vis de pression qui assujettit le conducteur à la sonde, et l'on fait avancer celle-ci sur l'obstacle. On emploie, s'il y a lieu, pour l'engager dans le rétrécissement, les manœuvres qui servent pour les cathétérismes difficiles. Les tentatives d'introduction sont répétées ici avec la même sécurité que dans l'application de la sonde à cautériser ; le caustique y est garanti également ; il peut rester indéfiniment sans se fondre devant l'obstacle.

Quand la petite boule qui termine le mandrin est parvenue aux dernières limites du rétrécissement, ou du moins de la partie que l'on veut brûler, il faut relâcher la vis qui arrête la sonde sur le mandrin. Après cela, pendant que la troisième vis, celle qui lie le conducteur et le mandrin, empêche celui-ci de reculer, on ramène la sonde dans le conducteur. Par là, le caustique est mis à nu. Ensuite, si l'instrument est droit, et qu'il soit nécessaire d'agir à-la-fois sur plusieurs côtés, on fait mouvoir le conducteur sur son axe. Dans le cas contraire, on procède absolument comme si on faisait usage de l'instrument de M. Lallemand : on reste en place. Dans l'hypothèse où, opérant à la partie courbe du canal, on a besoin d'attaquer plusieurs de ses côtés, on a recours à des stylets de rechange, on répète les applications. Enfin l'on retire l'instrument comme le porte-caustique ordinaire, en commençant par ramener le stylet dans le conducteur, et en relâchant, pour cela, la vis qui les unit tous les deux.

Je crains que dans un premier, un trop rapide aperçu, les praticiens ne croient cette application du porte-caustique modifié hérissée de difficultés ; que le jeu successif de trois différentes vis surtout ne leur semble une complication très-fâcheuse. Mais ici le but auquel il faut d'abord viser est la sûreté de l'opération pour le malade, et non une exécution facile pour le chirurgien. Or, sous le rapport de la sûreté, il est évident que nul porte-caustique n'est au niveau de celui-ci, ne donne les mêmes garanties. Après cela, l'application de l'instrument est beaucoup plus aisée qu'elle ne le paraît au premier coup d'œil ; quelque habitude et un peu de dextérité y suffisent. D'ailleurs, quand on s'est une fois familiarisé avec la manœuvre de ce porte-caustique, on s'affranchit du secours des vis ; et alors l'opération est très-simple.

Quel que soit l'instrument dont on s'est servi pour appliquer le caustique, il est bien de laisser le malade en repos pendant le temps nécessaire à la séparation de l'escarre. Ce temps est loin d'être toujours le même. Il varie suivant la longueur, la largeur, et surtout la profondeur de la cautérisation (1). Il varie encore d'après le degré de vitalité de la partie et de l'individu. J'ai vu de petites escarres se détacher au bout de vingt-quatre, de vingt, et même de quinze heures, chez des sujets jeunes et en pleine santé. J'ai observé plusieurs fois des escarres étendues qui ne s'étaient séparées qu'après cinq ou six jours ; j'en ai ramené une avec la sonde exploratrice , huit jours après la cautérisation (quarante-sixième observation). Mais, en général , la nature à laquelle ce travail est et doit rester confié en en-

---

(1) J'ai fait un grand nombre d'expériences chez les chiens, pour mieux connaître l'action du nitrate d'argent sur la membrane muqueuse de l'urèthre. Je me suis convaincu que, toutes choses égales, la chute des escarres se fait attendre bien plus quand elles sont longues, larges et profondes surtout. J'ai recueilli, dans ces expériences, ce fait bien autrement important : qu'à l'aide des instrumens , mis en usage aujourd'hui, on peut limiter avec précision l'influence du caustique, et la faire exercer isolément sur tel ou tel côté du canal, sur tel ou tel point de ses parois. L'action secondaire, que le caustique exerce quelquefois sur les parties voisines, n'est jamais que superficielle ; elle n'entraîne aucune perte apparente de substance.

tier, ne met pas au-delà de cinquante à soixante heures à le terminer.

Il devient donc prudent de ne porter de nouveau des instrumens dans l'urèthre, que le troisième jour qui suit la cautérisation. Une exploration prématurée, et les instrumens ne sont introduits que pour cela, ne présente point des résultats positifs. L'influence du caustique sur l'obstacle ne peut pas être constatée tant que la partie morte ne s'est pas détachée. Cette pratique expose d'ailleurs à forcer la séparation de l'escarre, à l'arracher; on produit de la douleur, on détermine un léger écoulement de sang. Or, ces deux résultats peuvent être évités facilement, et doivent toujours l'être dans le traitement par le caustique.

On est averti ordinairement de la séparation de l'escarre, parce qu'elle se montre au malade à sa sortie, ou parce que le jet de l'urine est devenu plus large. Ce dernier indice ne peut exister qu'autant que le rétrécissement attaqué est unique, ou du moins le plus fort de ceux qui existent. Dans toute hypothèse différente, et on s'expliquera facilement le fait, l'obstacle peut être détruit en partie ou en totalité, sans que pour cela le cours des urines ait éprouvé le moindre changement apparent.

L'exploration se fait comme la première fois, à cela près qu'elle est plus simple. Elle se réduit presque toujours à l'introduction d'une petite bougie de cire pour préparer les voies, et d'une sonde exploratrice pour juger les effets du caustique. Si cette dernière est arrêtée sur l'obstacle, et si elle sort avec une empreinte bien marquée, on réitère la cautérisation. On agit de cette manière jusqu'à la disparition totale de l'obstacle, ou du moins jusqu'à ce qu'il laisse passer une sonde exploratrice ordinaire, du n° 8 ou 9 ; lorsqu'on est parvenu à ce résultat, on s'arrête. S'il y a plusieurs obstacles, il faut les attaquer successivement, et comme le premier.

Lorsqu'il n'existe plus d'obstacle à cautériser, on commence la dilatation. On introduit une bougie de cire n° 7 ou 8, et on la laisse en place pendant une dizaine de minutes. Le lendemain on l'introduit de nouveau, on la retire quelques minutes après, et on lui substitue une bougie du numéro qui est immédiatement au - dessus ; celle-ci reste un peu plus de temps dans le canal. On procède de même les jours suivans, jusqu'à ce qu'on soit arrivé à l'emploi des bougies de trois lignes et demie, quatre lignes de diamètre, plus ou moins, selon la largeur naturelle de l'urèthre.

Si l'on éprouve des difficultés à suivre cette progression, et que les fortes bougies sortent avec des traces de pression isolée, on explore de nouveau avec une sonde plus forte ; elle offre constamment une empreinte ; on cautérise ensuite d'après les données qu'elle fournit.

Il vaut mieux procéder ainsi que de cautériser de

prime abord jusqu'à ce que les sondes exploratrices les plus fortes puissent s'introduire avec facilité. Le travail inflammatoire, qui amène la séparation des escarres, est toujours accompagné de gonflement; si l'on s'opiniâtrait à ne suspendre l'action du caustique, qu'autant que toute résistance aux fortes sondes exploratrices aurait disparu, on courrait le risque d'agir long-temps et plus profondément qu'il ne le faut.

C'est vraisemblablement pour n'avoir pas tenu compte de ce fait, que certains chirurgiens ont cautérisé jusqu'à vingt, trente, quarante fois le même obstacle. On s'explique que, par un tel abus du caustique, ils aient pu donner lieu, comme on l'annonce, à des accidens graves, et particulièrement à de fausses routes, à des hémorragies, à des gangrènes, à des dépôts urinaires, à des fistules, à des écoulemens opiniâtres.

Quel que soit l'agent dont on se sert dans le but de modifier l'organisation, qu'il soit mécanique, physique, chimique ou médicamenteux, qu'il soit appliqué sur la peau, porté dans les membranes muqueuses, ou plongé dans nos tissus, son action secondaire est essentiellement vitale. Dès-lors, les lois de la vie doivent présider à son emploi. C'est un principe qu'il importe de ne jamais perdre de vue, pas plus dans la cautérisation de l'urèthre, que dans les autres parties de la thérapeutique humaine.

Que l'on ait eu un ou plusieurs obstacles à vaincre, qu'il ait fallu revenir ou non à la cautérisation une fois interrompue, il est d'une pratique sage de ne point suspendre la dilatation, dès qu'on est parvenu à introduire les plus fortes bougies sans qu'elles rapportent d'empreinte à leur surface. On répétera encore une semaine ou deux l'introduction momentané de ces bougies ; d'abord chaque jour, puis à deux ou trois jours d'intervalle. Par là, on s'assure que la consolidation des cicatrices ne fait rien perdre de la largeur imprimée au canal. Cela permet aussi de surveiller les parties du canal sur lesquelles le caustique n'a point agi. On devra remarquer si des obstacles écartés par des dilatations antérieures n'ont pas de tendance à reparaître. Plus d'une fois il m'est arrivé de découvrir ainsi, et d'être conduit à détruire, des germes de rétrécissemens nouveaux. Je pense qu'abandonnés à eux-mêmes, ils n'auraient pas manqué de produire tôt ou tard les mêmes accidens que les premiers, et de faire croire au retour des obstacles disparus.

Pendant toute la durée de ce traitement, et surtout pendant la période où l'on cautérise, il faut que le malade soit soumis à un régime adoucissant et peu substantiel. Il évitera le vin, la bière, le café, les liqueurs alcooliques, les alimens épicés, tous ceux dits échauffans ; il ne s'exposera à aucune fatigue morale ou physique. Il est utile aussi qu'il fasse usage d'une boisson délayante et de lavemens émolliens, qu'il prenne un bain de siége chaque jour, ou bien deux ou trois grands bains par semaine.

Ce ne sont pas là des précautions de rigueur, et, je crois l'avoir déjà dit, j'ai traité avec succès des malades qui les avaient négligées; mais elles mettent à l'abri des accidens inflammatoires; elles font mieux apprécier les obstacles; elles favorisent la guérison des petites plaies qui leur succèdent; elles accélèrent et avancent le succès de la cautérisation.

Je n'ai pas besoin d'ajouter ici que les rapports sexuels doivent être évités scrupuleusement. Je ferai seulement remarquer qu'à ce sujet les règles de la prudence ont été quelquefois oubliées, sans qu'il soit survenu pour cela des suites fâcheuses. C'est un fait de plus en faveur de l'opinion qui attribue les blennorrhagies à un principe *sui generis*. Le traitement par le caustique procure assez souvent un écoulement léger par l'urèthre; cet effet avait lieu chez les malades dont je parle; malgré cela, les femmes ne furent atteintes d'aucune incommodité.

Cet écoulement disparaît habituellement dès qu'on met quelque intervalle dans l'introduction des bougies; je ne me rappelle pas de l'avoir vu persister après que leur usage a été suspendu, à moins qu'il ne fût antérieur à la cautérisation.

Il y a deux autres petits incidens qui peuvent arriver dans le traitement le plus méthodique. Il est possible que le jour de la séparation de l'escarre, il s'écoule quelques gouttes de sang par l'urèthre, soit que ce fluide s'échappe seul, soit qu'il sorte mêlé avec les urines. Quelquefois, avant sa complète séparation, l'escarre forme valvule dans le canal ; elle obstrue le passage ; il y a momentanément de la difficulté ou même de l'impossibilité à uriner.

Le premier incident est rare, et n'exige le plus souvent le secours d'aucun moyen de l'art. Il m'est arrivé une seule fois d'opposer une injection d'eau froide à cet écoulement de sang. Il avait lieu chez un malade qui avait naturellement des hémorrhagies par l'urèthre ; ce que je fis, y mit fin immédiatement ; le sang ne reparut plus. Des applications d'eau froide pourraient être faites d'abord ; j'estime qu'elles suffiraient dans la plupart des cas.

Le second incident est plus fréquent ; c'est la rétention momentanée d'urine ; cependant il cède le plus souvent de lui-même ; s'il dure, il faut, dans un moment où le malade fait des efforts pour uriner, porter une petite bougie sur l'obstacle : l'urine part à l'instant. Cette bougie écarte la soupape que forme la portion détachée de l'escarre, et le jet de l'urine devient aussi large et quelquefois plus large que de coutume. Cet accident n'est plus à craindre, quand la séparation de l'escarre est faite.

Au reste, les malades y remédient communément eux-mêmes, et peuvent dans tous les cas y remédier. Il faut avoir soin seulement de mettre une bougie mince de cire ou de gomme élastique en leur disposition. Il réussissent d'autant mieux dans l'emploi de ce moyen, que presque toujours ils y sont exercés. Il est extrêmement rare que l'accident qui nous occupe survienne chez des sujets dont les rétrécissemens sont récens. La raison en est simple : ces rétrécissemens ont en général des dimensions bornées ; le canal est plus libre, et les escarres sont peu étendues.

Les accidens auxquels expose la cautérisation, se réduisent-ils aux deux que je viens de signaler ? Je dois déclarer que ce sont les seuls qui se sont présentés dans ma pratique particulière. Je ne parle pas de l'irritation de l'urèthre ; elle est un résultat forcé de l'introduction des corps étrangers dans ce canal. Quand elle est forte, ce qui est rare, elle tient moins à la cautérisation qu'à la dilatation qui lui succède. Pour prévenir cette irritation, ou du moins pour qu'elle ne soit jamais que modérée, on gradue la dilatation. Il ne faut pas la faire marcher trop vite, ni vouloir obtenir par elle un résultat que la cautérisation seule peut donner, la destruction des obstacles qui restent.

En analysant le traitement par le caustique, je n'ai point parlé du dilatateur de Ducamp ; la raison de cela est que je ne me sers point de cet instrument. Je l'ai mis en usage autrefois ; mais je n'ai pas été long-temps à remarquer que son action, peu avantageuse en elle-même, lorsqu'elle écarte faiblement les côtés du rétrécissement, devient douloureuse, insupportable, dès que la distension est un peu forte. Un grand inconvénient, que présente ensuite cette dilatation, c'est d'être inégale, d'aller toujours en diminuant, depuis l'instant où l'eau, précédée d'air, est poussée dans la petite poche, jusqu'à celui où l'on renouvelle cette opération. Loin de là, l'action des bougies va croissant d'une manière graduelle et insensible, par l'addition, à leur surface, d'une couche de mucus d'autant plus épaisse, que leur séjour est plus prolongé.

Je ne relate pas ici les soins minutieux que demande l'application du dilatateur ; ces soins ne seraient pas une difficulté, si le moyen était efficace. L'introduction de l'instrument se fait souvent avec peine, et par suite, elle fatigue le malade, quand le rétrécissement a un siége profond. Pour obtenir tout l'effet possible de l'application du dilatateur, il faut, après avoir mis la petite poche en place, et l'avoir distendue, la tenir dans cet état en poussant continuellement sur le piston. Le robinet, intermédiaire à la canule de l'instrument et à celle de la seringue, est presque toujours insuffisant pour le maintien de la distension. Remarquez que ce mode de

dilatation n'était même pour Ducamp que simplement préparatoire; elle ne le dispensait pas de l'emploi des bougies; et je sais, de l'expérience, que
celles-ci suffisent.

Quant aux autres dilatateurs, on pourrait les employer sans doute. Celui dit à piston, par exemple,
pourrait convenir chez les sujets dont le méat urinaire est très-étroit; mais, je le répéterai, je crois
que les bougies de cire suffisent. Après cela, leur
application est l'opération la plus simple et la plus
facile. L'entrée, le séjour et la sortie de ces bougies,
fatiguent très-peu les malades; elles me paraissent
devoir obtenir toute préférence dans la généralité
des cas. Une dilatation brusque, forte et trop
prompte, peut provoquer des accidens inflammatoires; j'ai déja posé ce fait.

Cette cautérisation, qui présente tant d'avantages
et si peu d'inconvéniens, doit-elle être opposée à
tous les rétrécissemens organiques de l'urèthre? Par
exemple, est-il d'une bonne méthode d'y recourir
pour les rétrécissemens qui existeraient profondément, dans la partie prostatique de l'urèthre?

Les rétrécissemens, qui siégent dans cette partie,
se lient presque toujours à un engorgement inflammatoire de la prostate. Dès-lors, dans la plupart des circonstances, le caustique n'est pas le moyen qu'il est
essentiel de mettre en usage. Mais si on jugeait que
l'action du nitrate d'argent serait utile, rien ne s'op-

poserait à l'emploi de ce sel. On peut aujourd'hui porter le caustique sur ce point, avec autant de sécurité que sur tout autre partie de l'urèthre. Je l'y ai appliqué deux fois, et les deux fois le résultat a été très-satisfaisant; l'opération n'a donné lieu à aucun accident.

Il est une autre portion de l'urèthre où le caustique réussit peu, c'est l'entrée du gland : le méat urinaire et la portion antérieure de la fosse naviculaire. J'ai remarqué, que nulle part les effets du caustique ne sont aussi lents, aussi incertains qu'ici. Ce résultat peut tenir à la sensibilité de la partie; la cautérisation développe constamment plus ou moins d'irritation au gland, et par suite, il survient un gonflement proportionné du tissu spongieux et dense qui constitue cet organe.

Le peu de succès de la cautérisation dans le gland peut dépendre encore de ce que les rétrécissemens simplement organiques, non compliqués d'inflammation, y sont très-rares. Aussi est-ce le cas, ou jamais, de recourir à l'instrument tranchant; non pas à l'urèthrotome, qui irriterait bien autrement que le caustique; mais à un instrument vraiment tranchant, au bistouri ordinaire, ou au bistouri caché. J'ai employé deux fois ce dernier dans le cas que je spécifie. Il est d'une application extrèmement aisée. On l'introduit dans l'urèthre, enfermé dans sa gaîne; arrivé à la profondeur où l'on veut agir, on

appuie sur la bascule, et on le retire dans la direction de son axe; l'incision se trouve faite. On dis-
pose d'avance l'instrument de façon que la lame ne
puisse s'écarter de la gaîne, qui lui sert de conducteur, que d'une distance égale à l'étendue que l'on
veut donner à l'incision.

Quand l'opération est exécutée, il faut, pour en
affermir le résultat, introduire dans l'urèthre une
bougie, ou, ce qui est mieux, une sonde d'un fort
numéro, et l'y fixer à demeure, durant huit à dix
jours. Pendant cet espace de temps, les deux lèvres
de la plaie se cicatrisent isolément, et deviennent
par là inaptes à se réunir. Si cette précaution était
négligée, les parties divisées pourraient de nouveau
adhérer entr'elles. On en a la preuve dans la quatre-
vingt-dix-septième observation.

Il ne faut pas croire cependant que le caustique
soit inutile contre le rétrécissement dont nous parlons; plusieurs observations attestent son efficacité,
même dans ce cas. L'observation cent septième, surtout, est remarquable sous ce rapport. Le caustique
a été mis en usage seulement parce que le malade ne
voulait point de l'incision, et ne pouvait pas se soumettre au repos que nécessite l'établissement d'une sonde
à demeure. Le rétrécissement avait son siége à un
quart de pouce du méat; il était fort grand; néanmoins deux cautérisations ont suffi pour rendre possible le passage d'une forte sonde exploratrice, et

une troisième, pour effacer les dernières traces de l'obstacle. M. Coudray, interne distingué des hôpitaux de Paris, a été témoin de ce fait.

Quant à l'urèthrotome, je ne pense pas qu'il convienne ailleurs plus qu'ici. A en juger par un exemple que j'ai sous les yeux, c'est un instrument dangereux, même dans les mains les plus habituées à le manier. Comment supposer qu'une olive tranchante dans tous les sens, quand elle est poussée d'avant en arrière sur un rétrécissement, ne puisse pas agir sur une autre partie que sur l'obstacle à détruire? ou plutôt comment concevoir qu'elle n'agisse pas sur les parties saines, si non plus, du moins aussi énergiquement que sur la partie malade? Encore, si cette olive était dans une gaîne, et qu'elle n'en sortît qu'au moment d'agir, et dans le lieu où elle doit agir. Dans ce cas même, la prudence demanderait qu'elle fût portée dans le rétrécissement, enveloppée de sa gaîne, et qu'elle fût mise à nu par la retraite de celle-ci, à peu près comme le caustique dans la sonde à cautériser de M. Lallemand. Mais aucune de ces précautions n'a été prise. Je ne comprends donc point comment on aurait recours à cet instrument, aujourd'hui que la cautérisation se pratique si aisément et avec tant de sûreté, à présent que ses résultats sont si positifs, si complets.

Notez que, pour l'emploi de l'urèthrotome, on se

dispense de prendre l'empreinte du rétrécissement, et qu'en conséquence on se condamne à opérer en aveugle. Puisqu'on voulait substituer à une méthode qui, en si peu de temps, avait eu les succès les plus nombreux et les plus probans, une méthode ancienne et abandonnée, il fallait au moins utiliser les moyens, fort simples, qui rendent la cautérisation aussi précise que facile.

Il est inutile de faire remarquer que la méthode, que l'on veut reproduire, aurait, dans tous les cas, l'inconvénient de se borner à diviser les obstacles, et que, par cela même, elle ne pourrait soutenir le parallèle avec la cautérisation qui les détruit. Je ne vois guère que le cas, plus rare qu'on ne pense, de brides membraneuses où l'incision multiple puisse devenir utile, et tenir lieu de la cautérisation, jusqu'à un certain point. Mais il faudrait que cette incision fût faite avec d'autres instrumens que ceux que nous connaissons.

Si ce moyen m'est jamais indiqué par une circonstance particulière, voici comment je m'y prendrai pour l'appliquer. Je ferai fabriquer une sonde métallique de très-petit diamètre, et percée latéralement d'une ou de plusieurs ouvertures longitudinales ; puis j'établirai dans cette sonde un mécanisme analogue à celui que Ducamp a mis en usage pour mesurer l'étendue des rétrécissemens : un stylet, placé dans l'intérieur de l'instrument, ferait sortir, par chaque ouverture, une lame qui, lorsque la sonde serait placée dans le rétrécissement, irait agir sur lui, et rentrerait immédiatement après dans sa gaîne. Avec cet instrument, je pourrais, je crois, inciser sur des parties déterminées, et n'inciser que sur elles ; j'aurais d'ailleurs l'avantage d'opérer de dedans en dehors.

DU TRAITEMENT DE LA RÉTENTION D'URINE PRODUITE PAR LA PRÉSENCE D'UN CORPS ÉTRANGER DANS L'URÈTHRE.

Quand la rétention d'urine est causée par la présence d'un corps étranger dans l'urèthre, que ce corps y ait été laissé, qu'il s'y soit développé, ou qu'il y soit arrivé de la vessie, la première chose à faire est naturellement de l'extraire. Pour cela, il existe deux méthodes : l'une consiste à faire sortir le corps étranger par le méat urinaire ; l'autre à inciser l'urèthre, et à aller le chercher par l'ouverture pratiquée à ce canal. On n'aura, bien entendu, recours à celle-ci que quand la première deviendra insuffisante ; ce qui, grâce aux progrès les plus récens de l'art, sera désormais fort rare.

L'incision est faite avec le bistouri sur la partie inférieure de l'urèthre, à une distance plus ou moins grande du gland, selon le point où se trouve le corps étranger ; c'est le plus souvent dans la portion membraneuse. Ce corps est pris ensuite et amené au-dehors avec les doigts ou avec des pinces. Aussitôt que son extraction est faite, les urines prennent un cours libre par la plaie et par le méat ; tous les accidens cessent.

Dès-lors le traitement se réduit à des soins propres à accélérer la guérison de la plaie. On passe une sonde dans l'urèthre, puis on soumet le malade au repos, à la diète et aux autres conditions antiphlogistiques connues. Dix, quinze, vingt jours au plus suffisent pour que la cure soit complète.

Cette opération, faite dans le temps voulu, n'est nullement dangereuse. Si ses suites ont été funestes, c'est qu'elle aura été exécutée trop tard; c'est que le corps étranger et la rétention d'urine avaient déjà déterminé de grands désordres dans l'économie.

Pour retirer le corps étranger par le méat, on peut employer différentes pinces, et surtout des pinces à pansement; mais l'instrument le mieux approprié à cette opération est la pince à gaîne de Hunter. On a le soin de la prendre courbe, quand il s'agit de la faire pénétrer dans les parties profondes de l'urèthre. Dans ce cas une échancrure, pratiquée sur sa partie concave, la rend d'une application plus facile; cette échancrure fait que les mords de la pince à demi ouverts constituent une sorte de cuillère qui s'engage sous le corps étranger. Cette forme est surtout commode pour saisir les calculs arrêtés ou développés dans l'urèthre. Si ces calculs sont volumineux, il faut les briser, soit en les pressant dans la pince (cinquante-sixième observation), soit en faisant agir sur eux un instrument lithontripteur de petite dimension. Quand l'étroitesse du méat urinaire s'oppose à la sortie du corps étranger, quel qu'il soit, on incise légèrement sur ce méat, avec le bistouri ordinaire ou avec le bistouri caché (1). Qu'il ait fallu ou non recourir à cette opération, une fois que l'extraction du corps étranger est faite, tous les soins se réduisent à ceux de l'hygiène.

On prévoit dans quelles circonstances on devrait recourir à l'incision de l'urèthre : telle serait celle où le corps étranger déterminerait une rétention d'urine complète, et se trouverait derrière un rétrécissement qui ne permettrait pas aux pinces d'avoir accès jusqu'à lui. Ce cas s'est présenté une fois dans ma pratique ; M. le professeur Roux en a été témoin (quatorzième observation). Néanmoins il faut encore ici attendre, pour se décider à l'opération, qu'on ait épuisé tous les autres moyens de faire uriner le malade. On trouvera, dans la soixante-neuvième observation, un fait qui vient à l'appui de ce que j'avance. Un homme avait une rétention

---

(1) Les anciens conseillaient de dilater l'urèthre par l'insufflation, en pareil cas. (Prosper Alpin ; *de Medicinâ Egyptiorum.*)

d'urine complète ; elle était produite par l'application d'un petit gravier à l'ouverture du rétrécissement. Une petite sonde de gomme élastique fut introduite : elle donna issue à l'urine, et amena le calcul avec elle. Il s'était engagé dans un œil. Dèslors le malade, que je voyais conjointement avec MM. les docteurs Duplan et Mezière, put uriner comme d'habitude.

DU TRAITEMENT DE LA RÉTENTION D'URINE PRODUITE PAR LA COMPRESSION DE L'URÈTHRE.

Lorsque la rétention d'urine est due à la compression de l'urèthre, il faut, s'il se peut, combattre la cause de la compression. S'il ne paraît pas possible de la détruire rapidement, et si la rétention d'urine est complète, on se hâtera de prendre des dispositions pour que l'excrétion du liquide ait lieu malgré cette compression.

On juge bien que, pour combattre la cause de la compression, on fait usage de moyens divers. Ils varient comme la nature de cette cause, que nous avons dit pouvoir être une tumeur inflammatoire, purulente, hémorrhoïdale, ou autre. On aura donc recours aux boissons délayantes, aux saignées, aux applications émollientes, aux cataplasmes maturatifs, ou à l'ouverture de la tumeur, d'après les circonstances. Nous faisons abstraction de l'hypothèse dans laquelle la compression tiendrait à la grossesse. Il est inutile de faire remarquer qu'il faudrait se restreindre, ici, à modifier la position de l'utérus par celle du corps , et à extraire directement les urines.

Dans tous les cas, pour donner cours aux urines, une sonde de gomme élastique , et, si elle n'offre pas une résistance suffisante, une sonde métallique, sont les instrumens à employer. Leur introduction est constamment possible avec de l'adresse , de la patience et la connaissance dès changemens qui se sont opérés dans la disposition naturelle du canal. Or, cette connaissance sera fournie par une exploration scrupuleuse.

Si le cathétérisme est difficile , il faut laisser la sonde en place ; dans le cas opposé, on la retire , et puis on la réintroduit plusieurs fois par jour. Le parti à prendre dépend aussi de l'effet que la présence de la sonde produit sur le malade , et de la promptitude avec laquelle on peut venir à son secours.

DE LA RÉTENTION D'URINE DANS LA VESSIE.

L'urine est retenue dans la vessie, parce que le col de ce viscère est obstrué, parce que son corps est déplacé, ou parce que ses parois refusent de se contracter. Nous faisons ici abstraction des cas où l'urine s'accumule dans la vessie, par un effet de sa rétention dans le prépuce ou dans l'urèthre ; nous en avons déjà parlé. Il n'est question, pour le moment, que des rétentions d'urine dont la cause immédiate agit sur la vessie.

L'obstruction du col de la vessie peut être produite par une pierre (1), un caillot de sang, un peloton de mucus ; par des vers (2) ; par un corps venu de dehors ; par le prolapsus de la membrane muqueuse ; par une tumeur inflammatoire, purulente, stéatomateuse, graisseuse, charnue (3), squir-

---

(1) Les pierres, dans la vessie, sont libres ou adhérentes, *enkystées, chatonnées.* Les premières sont à peu près les seules qui produisent la rétention d'urine. Les calculs déterminent quelquefois un effet contraire, *une incontinence d'urine.*

(2) Les *entozoaires* de la vessie sont les hydatides (Baillie); le strongle géant (Meckel), et deux autres vers encore indéterminés qu'on a vu sortir avec les urines. (Lawrence.)

(3) Les fungus se développent ordinairement à la partie

reuse, cancéreuse, polypeuse ou hémorrhoïdale (1).
On observe cette obstruction assez fréquemment
chez les malades soumis à la lithotritie. Dans ce
cas, plusieurs causes concourent à l'amener : la
pierre ou ses fragmens, le sang, le mucus et l'état
d'irritation du col de la vessie.

Les hernies de ce viscère ont lieu le plus souvent
par l'arcade crurale et l'anneau inguinal; elles ont été
vues aussi sur d'autres points des parois abdominales, et particulièrement dans le vagin. Elles se
montrent surtout chez les femmes qui ont eu beaucoup d'enfans et chez les personnes qui ont l'habitude fâcheuse de laisser leur vessie se distendre outre
mesure.

Le défaut d'action de la vessie tient à une affection de ses fibres musculaires, des nerfs qui l'animent, de la moelle de l'épine, de la moelle allongée,
du cerveau ou du cervelet (2). Il affecte ordinaire-

---

inférieure de la paroi postérieure de la vessie. On ne les observe guère que chez les personnes d'un âge avancé. Ce sont
souvent des tumeurs pédiculées, rougeâtres, inégales et ar-
rondies.

(1) Hémorrhoïdes vésicales. (Portal.)

(2) J'ai fait un grand nombre d'expériences sur le système
nerveux, la plupart publiquement dans mes cours de physiologie. Toutes m'ont paru venir à l'appui des résultats énoncés
par plusieurs physiologistes modernes. D'après ces expériences, la moelle allongée serait l'organe central des sensations;

ment les vieillards ; cependant on y est sujet à tous les âges. Il succède souvent aux chutes sur la colonne vertébrale et aux attaques d'apoplexie (1). Il n'est pas rare de le remarquer dans le cours d'une fièvre adynamique ou ataxique. Il se manisfeste quelque-

le cerveau, la condition matérielle des facultés intellectuelles et affectives ; le cervelet, une partie destinée à régulariser les mouvemens volontaires ; la moelle de l'épine, un agent qui transmet d'un côté les impressions tactiles au *moi intérieur ;* de l'autre, les déterminations de la volonté aux nerfs moteurs ; et, par eux, aux fibres musculaires.

(1) La paralysie de vessie qui succède à l'apoplexie cérébrale, est-elle un effet direct de la lésion du cerveau ? J'en doute. Je suis porté plutôt à croire que cette paralysie vient de la compression que le sang épanché exerce médiatement sur la moelle de l'épine. L'hémiplégie, que l'on voit souvent dans ce cas, ne me paraît pas avoir d'autre cause.

Je fonde cette opinion sur l'expérience. Lacérez un des hémisphères cérébraux sur un cabiais ou un lapin, et empêchez le sang de couler, l'animal sera bientôt paralysé de la moitié du corps ; il tombera sur le côté. Enlevez-lui la partie lésée, et livrez une large issue au sang qui s'écoule de la plaie, les mouvemens du corps ne tarderont pas à se rétablir. Faites plus, enlevez tout le cerveau ; l'animal conservera la faculté de se tenir debout, de marcher, de sentir. Décapitez-le, et puis faites-le respirer artificiellement : il n'y aura plus de station ni de progression ; les mouvemens auront perdu leur régularité ; mais la sensibilité et la motilité seront maintenues : si vous pincez une patte, elle fera effort pour vous échapper ; le reste du corps s'agitera, tous les muscles seront en action.

fois chez les sujets qui ont résisté long-temps au besoin d'uriner. On le voit se déclarer assez souvent après une rétention d'urine qui reconnaît une autre cause, un rétrécissement de l'urèthre, par exemple. Il est à remarquer qu'il suffit d'une rétention d'urine incomplète, d'une faible coarctation de l'urèthre pour produire un tel résultat. On a la preuve de ce fait dans la cinquantième observation.

Le diagnostic de la rétention d'urine dans la vessie est assez facile à établir. L'examen de l'hypogastre montre que la vessie est distendue, et l'exploration de l'urèthre fait voir que ce canal est libre, ou du moins n'est ni rétreci ni obstrué au point d'arrêter le cours de l'urine. Si la rétention d'urine est constante, ou si, après avoir duré plusieurs jours, elle est suivie d'une incontinence d'urine (1), on peut croire à la paralysie de la vessie. Si, au contraire, la rétention d'urine est inconstante, si elle s'établit, cesse, puis se reproduit, on doit penser qu'il existe dans la vessie un corps étranger qui change de place, et qui, d'après sa position, en ferme le col ou le laisse libre. Après cela, suivant que la maladie est venue naturellement ou par accident, suivant qu'elle est ac-

---

(1) Quand la rétention d'urine dépend d'une paralysie, elle est bientôt suivie d'une incontinence d'urine ; les urines accumulées dans la vessie, finissent par surmonter la résistance que leur oppose le col affaibli de ce viscère ; elles sortent par regorgement.

compagnée ou non de paralysie, d'hémiplégie, de prostration générale des forces, on rattachera la paralysie à une affection locale de la vessie, à une lésion de la moelle, à un désordre cérébral ou à la débilité. D'un autre côté, selon que l'obstruction du col de la vessie aura été précédée ou non d'écoulement de sang, de pus, de mucus, ou bien des symptômes de la pierre (1), et selon l'impression que font éprouver les instrumens portés sur le corps étranger, on jugera que ce corps est ou n'est pas un calcul, un caillot de sang, un amas de mucus. On pourrait ajouter à la certitude du diagnostic, en explorant la vessie avec le spéculum que j'ai proposé.

Le pronostic de la rétention d'urine dans la vessie varie suivant la maladie qui l'a produite, et suivant la cause de cette maladie. Il n'est pas le même quand la vessie a perdu son action, que quand le col de ce viscère est obstrué; il n'est point le même quand il s'est développé une tumeur dans la vessie, que quand

---

(1) La présence de la pierre dans la vessie est annoncée par un sentiment de pesanteur au périnée et au rectum; par une douleur à l'extrémité du gland, ayant pour caractère d'augmenter après chaque excrétion d'urine; par des urines plus ou moins chargées de mucosités; et par l'effet qui nous occupe, par la difficulté ou l'impossibilité d'uriner. Cet effet est souvent momentané; il disparaît ou se reproduit d'un instant à l'autre, et surtout lorsqu'on change la position du bassin.

il y existe un corps étranger, ou quand ce viscère lui-
même est déplacé. Il dépend encore de la nature du
corps étranger, du caractère de la tumeur, de la
partie où siége la hernie, de la circonstance qui a
déterminé la paralysie. Je vais citer un exemple : Le
défaut d'action de la vessie, qui succède à une distension forcée de ce viscère, cède le plus souvent peu
de temps après que la distension a cessé, et dès-lors
il n'y a plus de rétention d'urine ; la paralysie de
vessie, qui a été amenée par la débilité sénile, est incurable comme elle, et par suite la rétention d'u-
rine, dans ce cas, est une maladie qui dure autant
que la vie.

Le traitement de la rétention d'urine dans la vessie
présente deux indications. La première, c'est de
donner issue à l'urine ; la seconde, de faire disparaître la cause de la rétention.

Il suffit, pour remplir la première indication, de
porter une sonde dans la vessie. Comme le canal est
libre ou peu embarrassé, on peut et on doit toujours
employer une sonde de gomme élastique. Cette
sonde sera laissée à demeure ou retirée, d'après
la cause de la maladie et d'après les conditions
dans lesquelles le malade se trouve placé. Il faut,
dans la décision à prendre à cet égard, ne jamais
perdre de vue que la présence continue et prolongée de la sonde dans la vessie, irrite ce viscère,
ainsi que l'urèthre, fatigue les malades, commande

plus ou moins le repos, et expose à divers accidens, entr'autres à l'engorgement du testicule et au
catarrhe de la vessie.

Pour combattre la cause de la rétention d'urine,
dont nous nous occupons en ce moment, on doit
recourir à des moyens qui diffèrent comme cette
cause. Consiste-t-elle en un corps étranger? il faut
l'enlever ou le détruire, le diviser par un moyen
mécanique, physique ou médicamenteux. Ainsi l'on
délaie les caillots de sang et les amas de pus ou de
mucus, en faisant passer une grande quantité d'eau
par la vessie. Il y a deux manières de laver à grande
eau ce réservoir. On peut faire arriver l'eau par la
voie des urines, en prescrivant un ample usage de
boissons diurétiques, de lavemens de même genre,
et de bains généraux. On peut, et ceci est plus efficace, porter directement l'eau dans la vessie. On se
sert, à cet effet, d'une sonde et d'une seringue ordinaire; ou, ce qui vaut mieux, d'une sonde à double
courant, et d'un réservoir placé à trois ou quatre
pieds au-dessus du lit du malade (1). On peut ainsi

---

(1) Nous devons cet appareil à M. Jules Cloquet; il est
un peu compliqué, long à établir, et toujours plus ou moins
difficile à transporter. On peut y suppléer par une petite
pompe aspirante et foulante. J'en ai fait construire une dont
les dimensions ne dépassent pas celles d'une seringue à injection. Elle me permet de porter dans la vessie toute la quantité d'eau que je veux. Je n'ai besoin, pour cela, que d'une
cuvette et d'une sonde à double courant.

soumettre le corps étranger à l'action de dix pintes d'eau en moins d'une heure ; et rien ne s'oppose à ce qu'on augmente sa force dissolvante en la rendant légèrement alcaline. Si la fibrine du sang résistait à ce moyen, elle céderait à l'action mécanique d'un instrument qu'on ferait agir sur elle; et elle sortirait au moins par parcelles.

Quant aux calculs, on peut aujourd'hui les dissoudre quelquefois, les broyer souvent, et les extraire toujours; mais leur présence dans la vessie constitue une maladie essentiellement grave, l'une des plus graves dont l'espèce humaine soit affligée. A côté de cette maladie, la rétention d'urine ne peut être considérée que comme un accident. Il en est de même des tumeurs développées dans la vessie; la rétention d'urine qu'elles produisent est un effet qui ajoute à la gravité, mais qui, pour le médecin, n'est qu'une affection d'un ordre secondaire. Cependant, c'est seulement à cette affection secondaire, que, dans la plupart des cas, il est possible de porter remède; encore ce remède n'est-il que palliatif. Heureusement que ces tumeurs vésicales sont très-rares.

Pour ranimer l'action de la vessie, il suffit quelquefois de tenir cet organe au repos pendant quelques jours, ou même quelques heures, en y plaçant une sonde, qu'on a le soin de laisser ouverte ou de souvent ouvrir. C'est ce qui a lieu, quand le défaut d'action tient à une distension forcée de la vessie, soit que cette distension ait été volontaire, comme chez ce jeune homme dont parle Ambroise Paré (1), soit qu'elle ait été l'effet obligé d'un obstacle quelconque au cours de l'urine (dix-neuvième et cinquantième observations). On peut appeler au secours de la sonde les excitans, appliqués sur les parties avec lesquelles la vessie entretient des sympathies. Ainsi, on met souvent, dans ce cas, des vésicatoires volans sur la région des lombes. On emploie en même temps les toniques ; on les administre à l'intérieur, on les porte dans le rectum, on les injecte dans la vessie.

Mais, quand la paralysie de la vessie dépend d'une affection du système nerveux, c'est à cette affection

____

(1) « Un jeune serviteur, qui revenoit des champs, menant
« en croupe une honneste damoiselle, sa maîtresse, bien ac-
» compagnée, et estant à cheval, luy print de vouloir pisser ;
» toutefois n'osoit descendre, et moins encore faire son urine
» à cheval : estant arrivé en cette ville, Paris, il voulut pis-
» ser, mais il ne peust nullement, et avoit de très-grandes
» douleurs, et espreintes, avec une sueur universelle, et
» tomba presqu'en syncope. Et alors l'on m'envoya quérir,
» et disoit-on que c'étoit une pierre, qui lenguardoit de pis-
» ser, et estant arrivé, luy mis une sonde dedans la vessie,
» ;et pressay le ventre, et par ce moyen, tirai environ une
» pinte d'eau, et n'y trouvay aucune pierre, et depuis ne
» s'en est senti. »

exclusivement qu'il faut s'adresser. En conséquence,
le traitement sera celui de l'apoplexie, d'une mé-
ningite, etc., selon la maladie dont l'affection de la
vessie se montre le symptôme. Ce n'est que tardive-
ment, et lorsque la maladie est devenue chronique,
qu'on a recours aux moyens propres à agir plus ou
moins directement sur la vessie. Il ne faut pas, au
reste, compter beaucoup sur leur action. L'électri-
cité est un moyen qui peut être utile.

Quant au défaut d'action de la vessie qui se lie
à la débilité, et particulièrement à la débilité sénile,
il réclame des soins du même genre, des excitans locaux et des toniques généraux; mais il faut les employer avec un ménagement extrême, et comme des
moyens dont l'action, peu efficace sur la maladie,
pourrait devenir fâcheuse pour l'économie. Si ne
pas nuire est un devoir pour l'homme, il l'est surtout pour le médecin. On s'occupera donc spécialement du traitement palliatif, c'est-à-dire, des moyens
de vider la vessie chaque fois qu'elle se trouvera remplie; et, afin d'échapper aux inconvéniens d'une
sonde à demeure, on fera en sorte d'apprendre au
malade à se sonder lui-même. Si son état physique
ou moral ne permet pas l'essai, une des personnes,
qui l'assistent habituellement, s'exercera à cette
opération, aussi facile dans ce cas, que difficile
dans celui de rétrécissement de l'urèthre.

DE LA RÉTENTION D'URINE DANS LES URETÈRES.

L'urine peut être arrêtée dans les uretères, par l'inflammation et l'adhérence de leurs parois; par un amas de pus, de sang ou de mucus; par des hydatides; et surtout par des calculs, qui, détachés des reins et engagés dans ces conduits, trouvent de la difficulté à les parcourir (1).

Si la rétention d'urine avait lieu dans les deux uretères à-la-fois, et si elle était complète, elle s'annoncerait par le défaut d'excrétion d'urine. Pour établir le diagnostic de la maladie, il ne s'agirait plus que de la distinguer de la suppression d'urine. Mais, comme on le pense bien, il est extrêmement rare que l'urine soit arrêtée dans les deux uretères; presque constamment, ce liquide continue à sortir par un côté, tandis qu'il est retenu dans l'autre. De sorte qu'il ne reste, pour déterminer s'il y a ou non une rétention d'urine, que les sensations éprouvées par le malade et les données fournies par le toucher.

Les premières sont souvent très-vives et très-dou-

---

(1) On y a trouvé des calculs de la grosseur d'un œuf de pigeon (Lieutand. *Hist. anat. med*).

loureuses. On les attribue, en général, à la marche ou à la présence d'un calcul dans les uretères, plutôt qu'à la rétention d'urine ; mais il me semble qu'elles se lient à cette dernière cause autant et plus qu'à la première. Mon opinion s'appuie de ce fait : la quantité d'urine retenue va en augmentant, et l'effort d'extension qu'elle exerce s'étend, de proche en proche, à toutes les parties de l'appareil urinaire supérieures au point où gît le corps étranger. Je suis persuadé que là existe la principale cause de ces douleurs, que l'on désigne sous le nom de *coliques néphrétiques*. Parfois, dans ce cas, on ressent le besoin d'appuyer le ventre sur un plan horizontal ; on se roule dans le lit, on se roule même à terre. Ceci tiendrait-il à l'urgence où l'on est de soutenir les parois des cavités distendues par l'urine ? Quoi qu'il en soit, ces douleurs sont fréquemment interrompues, sans qu'il y ait expulsion d'aucun corps étranger, et sans que rien annonce qu'il en est arrivé un ou plusieurs à la vessie. Et remarquez que cette suspension des douleurs est accompagnée le plus souvent de l'excrétion d'une grande quantité d'urine.

Quant aux données fournies par le toucher, on comprend qu'elles se réduisent à très-peu de chose, surtout si le sujet a de l'embonpoint. Quelle énorme dilatation de l'uretère et du bassinet ne faudrait-il pas pour que ces parties pussent être distinguées

par la main , au milieu des circonvolutions intesti-
nales, que l'on sait varier à tout instant et de volume et de position? Toutefois, si, sur le trajet d'un
des uretères , on trouvait une saillie cylindrique et
longitudinale, et que cette saillie, constante dans sa
situation, allât plûtôt en augmentant qu'en diminuant de volume (1); si, d'ailleurs, le ventre était
libre , et le malade en proie à des douleurs néphrétiques, on pourrait croire à une rétention d'urine.
On serait surtout autorisé à y croire , si déjà il y
avait eu expulsion de quelque calcul, de quelque
gravier; et si l'on avait remarqué de la coïncidence
entre l'apparition ou la disparition des douleurs, et
la diminution ou l'augmentation dans la quantité
des urines.

On voit que le diagnostic de la rétention d'urine
dans un uretère est rarement clair; et que s'il le devient, c'est quand cette affection est portée au plus
haut degré, ou qu'elle s'est déjà plusieurs fois re-
nouvelée.

Le pronostic, grave dans ce cas , l'est beaucoup
moins quand la maladie est moins forte. Le plus
souvent après quelques heures, quelques jours, plus
ou moins, le corps étranger, poussé par la colonne

---

(1) Les uretères acquièrent quelquefois par cette cause la
grosseur d'un intestin. (Morgagni, Lieutaud, Portal.)

d'urine qui est derrière lui, finit par arriver à la vessie, et tout rentre dans l'ordre, du moins pour le moment. Mais aussi l'on conçoit, et plus d'une fois ce fait a été remarqué, que l'uretère et le bassinet distendus outre mesure, puissent se rompre. Dans ce cas, un épanchement d'urine a lieu, soit dans le péritoine, où il devient nécessairement mortel, soit dans le tissu cellulaire voisin, où il a des effets qui varient. Il produit des inflammations, des abcès, des gangrènes ; et ces nouvelles affections sont suivies de suppurations abondantes, de fistules urinaires, toujours longues à guérir et fréquemment incurables, ou même de la mort du malade. Le trouble, porté dans l'économie par l'irritation des parties distendues et par le passage d'une partie de l'urine dans le sang, doit contribuer à ce dernier résultat, s'il ne suffit pas pour le produire.

Le traitement de la maladie qui nous occupe est surtout prophylactique. Il consiste spécialement dans l'emploi des moyens propres à prévenir la formation des calculs rénaux. On sait que ces calculs sont composés principalement d'acide urique ; les boissons alcalines et carbonatées peuvent donc être utilisées ici. L'hygiène commande, avec cela, l'éloignement des viandes, l'alimentation la moins azotée possible, une boisson délayante et copieuse, des bains, des lavemens.

Quand la maladie s'est développée, les moyens

à lui opposer se réduisent encore aux bains, aux boissons adoucissantes, aux lavemens émolliens. Les uns et les autres ont pour effet d'étendre le sang, et d'augmenter par suite la quantité des urines ; mais cet inconvénient se trouve plus que compensé par l'avantage qu'offre ce traitement, de rendre les urines très-aqueuses, moins excitantes, plus faciles à absorber (1) : ces moyens aident les élémens de l'urine à passer par l'uretère resté libre. Après cela, quand un rein est distendu par l'urine accumulée dans sa cavité, la secrétion dont il est chargé doit devenir moindre, et ne plus se faire que dans les proportions voulues pour le remplacement de l'urine absorbée.

Parmi les préparations antispasmodiques mises en usage dans ce cas, les opiacés me semblent mériter la préférence; mais on doit être réservé dans leur emploi; il ne faut en user que comme d'agens secondaires, propres seulement à rendre les douleurs moins aiguës.

Malgré les boissons prises en abondance, malgré les lavemens répétés toutes les trois ou quatre heures, malgré l'immersion fréquente et prolongée

____

(1) La facilité avec laquelle une substance est absorbée, est, toutes choses égales, en rapport avec sa fluidité. C'est un fait dont je me suis assuré par des expériences sur les animaux.

du corps dans l'eau, la rétention d'urine dans un uretère peut se terminer par la rupture de ce conduit. Lorsque cela arrive, il faut, dès qu'on s'est aperçu du fait, ouvrir une voie à l'urine, en plongeant un bistouri dans le lieu de l'épanchement : c'est le seul moyen de diminuer les ravages que ce fluide opère, et de se ménager les chances de la fistule urinaire la moins compliquée. L'indication d'inciser est plus urgente encore, quand il existe déjà un abcès urineux ou des indices de gangrène.

Nous supposons que l'urine s'est frayée une voie dans le tissu cellulaire. Dans le cas où elle se serait épanchée dans le péritoine, l'emploi des antiphlogistiques locaux et généraux serait le seul traitement possible. Encore on ne pourrait espérer par là que de retarder un peu le denoûment, la mort. Rien ici ne peut arrêter la marche de la péritonite ; parce que rien ne peut empêcher qu'à tout instant une nouvelle quantité d'urine ne tombe dans le péritoine.

DE LA RÉTENTION D'URINE DANS LES REINS.

La rétention d'urine dans les reins est une conséquence obligée de la rétention d'urine dans tout le
reste des voies urinaires. Mais elle peut être produite
isolément par les corps étrangers qui viennent obstruer le bassinet, et en particulier par les calculs (1).

On juge quels doivent être les effets de cette rétention : la distension forcée du rein où elle a lieu,
son irritation, son inflammation et les conséquences
ordinaires de cette affection. Il y a des douleurs
vives dans la région du rein malade; elles se propa-
gent souvent à l'épigastre, à l'autre rein et le long
des voies urinaires, jusqu'à l'extrémité antérieure
de l'urèthre; elle s'étendent quelquefois au dos, à
la cuisse et même au genou correspondant. On remarque fréquemment une rétraction du testicule du

---

(1) Les reins peuvent contenir un ou plusieurs calculs
sans qu'il y ait aucun dérangement apparent dans le cours
des urines; des milliers de faits l'attestent. Un fait de ce
genre bien remarquable est rapporté par Eustachi : cet anatomiste parle d'un calcul qui était placé de manière à obstruer complétement le bassinet, et qui cependant laissait
passer les urines par un conduit établi dans son intérieur.

même côté. Il y a une fièvre violente et un grand désordre des fonctions digestives et respiratoires : il
survient des nausées, des vomissemens ; on éprouve
un sentiment d'oppression, de suffocation.

Ce sont là des effets qui s'expliquent par l'origine
des nerfs rénaux et par leurs communications, d'un
côté avec les plexus lombaires et sacrés, de l'autre
avec les nerfs spermatiques (1). Il est à croire aussi
que les rapports de continuité et de contiguité des
organes affectés, ne sont pas sans influence sur ces
désordres.

Plus tard, si la rétention d'urine persiste, le rein
est amené à suppuration ; cet organe se convertit
en une espèce de poche membraneuse, et il se fait
dans son intérieur un énorme amas d'urine et de
pus. Ces fluides passent graduellement dans le sang,
et l'on voit se développer la série des accidens qui
se lient à une résorption purulente sans fin. En dé-
finitive, le résultat, dans ce cas, est le plus souvent
la mort.

J'ai été témoin d'un fait semblable : un homme
du monde avait rendu plusieurs graviers ; depuis
long-temps il n'en voyait plus paraître ; les urines
s'écoulaient, tantôt abondamment, tantôt en petite

----

(1) Les nerfs spermatiques viennent en grande partie des
plexus rénaux.

quantité ; une tumeur se développa dans l'hypo-
condre gauche. Plusieurs médecins de Paris furent
consultés ; ils portèrent divers jugemens sur la nature de la maladie et sur les moyens qui étaient à
lui opposer; une médication longue et variée fut
faite. Enfin, les urines se supprimèrent tout-à-fait,
et, trois jours après, le malade cessa de souffrir, en
cessant de vivre. La mort fut précédée d'une fièvre
ardente et des symptômes d'une inflammation péritonéale.

Je fis l'ouverture du corps sous les yeux de MM.
Larrey et Fourcadelle. Le rein gauche formait une
poche ovoïde de quinze pouces de long sur dix à
douze de large. Il était distendu par un liquide qui
paraissait être un mélange d'urine, de pus et de sang.
Les parois de cet organe étaient, dans plusieurs
points, réduites à l'épaisseur d'une à deux lignes. Il
y avait dans sa cavité plusieurs calculs d'un volume
énorme et d'une forme arborisée fort remarquable.
Je les ai présentés, dans le temps, à l'Académie
des Sciences. M. Vauquelin fut invité par la société
à les examiner chimiquement. Ce célèbre analyste
les trouva composés d'acide urique et de phosphate
ammoniaco-magnésien. Le second rein contenait
aussi plusieurs calculs. Deux d'entr'eux s'articulaient
ensemble par une surface plane, et obstruaient le
bassinet; ils paraissaient avoir été une des causes
déterminantes de la mort.

Quelquefois le pus et l'urine , arrêtés dans les reins, s'épanchent dans le péritoine : la mort est prompte et inévitable. D'autres fois ils se font jour au-dehors, soit par le canal intestinal, soit par les lombes; dans ce cas, la maladie traîne en longueur et l'on a quelques chances de guérison. Le plus souvent ces fluides s'engagent derrière le péritoine, s'infiltrent dans le bassin ou s'amassent en abcès, à la partie interne de la cuisse. Ici, la mort peut se faire attendre, mais il est rare qu'elle ne vienne point.

On voit, par le fait que j'ai rapporté, combien le diagnostic de la rétention d'urine dans les reins est difficile. S'il existait une tumeur dans la région rénale, si l'apparition de cette tumeur avait coïncidé avec une diminution sensible dans la sécrétion de l'urine , si, d'ailleurs, ces symptômes avaient été précédés de l'issue d'un ou de plusieurs calculs rénaux (1), on pourrait soupçonner une rétention d'urine dans les reins ; mais voilà tout.

Ensuite, quel moyen employer pour remédier à cette rétention ? L'incision du rein, la *néphrotomie,* proposée par Riolan, serait probablement une opéra-

______

(1) En général, les calculs des reins sont anguleux et formés d'acide urique. Mais cette règle offre de nombreuses exceptions ; on en trouve un exemple dans l'observation que je viens de citer.

tion funeste; les meilleurs esprits la rejettent aujour-
d'hui (1). La ponction, tentée par quelques praticiens, n'a pas eu des résultats heureux (2). Le traitement se réduirait donc à peu près à la médecine des symptômes, c'est-à-dire, à l'emploi des
bains, des boissons délayantes, des saignées locales et des applications émollientes. Ce traitement
ne pourrait guère être différent, si la tumeur était
d'une autre nature.

Ici, comme dans le cas précédent, c'est au trai-

---

(1) Toutefois il serait possible d'arriver sur le bord con-
vexe du rein sans léser beaucoup de parties. Cette glande
dépasse en bas de deux pouces, la dernière côte, et en dehors
le muscle ilio-costal; elle repose plus ou moins immédiatement sur l'aponévrose du muscle transverse.

(2) C'est à tort qu'on voudrait arguer de la néphrotomie
ou plutôt de l'ablation d'un rein, pratiquée sans accident
chez quelques animaux, pour croire à la possibilité de faire
chez l'homme une pareille opération avec quelques chances
de succès. Les conditions ne sont pas les mêmes; le système nerveux et le moral établissent, sous ce rapport, une
énorme différence entre l'homme et les animaux. D'ailleurs,
les chiens, qui sont les animaux sur lesquels on a fait le plus
d'expériences de cette espèce, ont le sang beaucoup plus
plastique que l'homme. Il m'est arrivé plusieurs fois d'enlever en même temps la rate et le rein correspondant à des
chiens maigres et débiles, de négliger jusqu'au soin de lier
les uretères, et de voir ces pauvres animaux guérir après
quelques jours de fièvre.

tement prophylactique que le médecin doit s'attacher. Ainsi, dès qu'on remarque que les urines charrient du sable, il faut chercher à connaître la nature de ce dépôt. S'il est acide, et il l'est le plus
communément, on donnera une boisson alkaline,
on diminuera la quantité des alimens azotés. L'on
doit insister sur les moyens d'étendre les urines sans
irriter les reins, et en particulier sur les boissons
délayantes, les lavemens et les bains. Dans toutes
les hypothèses, faire passer beaucoup d'eau par les
reins, et à cet effet, porter abondamment de l'eau
dans le corps, est le moyen le plus efficace pour
prévenir la maladie dont nous venons de nous occuper.

Si une collection d'urine et de pus se manifestait
dans le tissu cellulaire sous-cutané des lombes, du
pénis ou de la cuisse, il faudrait se hâter d'inciser
sur la tumeur, et de ménager ainsi une issue à ce
mélange de fluides destructeurs.

DES MALADIES PRODUITES PAR LA RÉTENTION D'URINE.

Nous avons vu que la rétention d'urine est l'effet de différentes maladies, et qu'elle devient, à son tour, cause d'affections très-diverses. Ces affections symptomatiques de la rétention d'urine sont de trois ordres : les unes se rapportent à l'appareil urinaire, d'autres à des parties qui lui sont continues ou contiguës, et les dernières aux organes qui sympathisent avec lui, et particulièrement aux centres nerveux et circulatoire. Elles sont amenées par la distension exagérée que supportent les parois de la cavité où l'urine est retenue ; par les efforts violens et repétés que les muscles font pour la chasser ; et par l'action irritante, délétère, que ce fluide décomposé, putréfié, exerce sur la membrane muqueuse des voies urinaires, sur les organes où une rupture de ses conduits le laisse s'infiltrer, dans les régions du corps où l'absorption et la circulation le font arriver.

Ces affections sont en grand nombre. Plusieurs d'entre elles sont graves ; la plupart sont chroniques. Elles ont en général le caractère inflammatoire, et doivent être combattues par les antiphlogistiques ; quelques-unes demandent des moyens opposés ; il en est qui cèdent avec la maladie dont elles sont le résultat, et qui n'exigent aucun traitement particulier.

Nous allons jeter un coup d'œil sur celles de ces affections qui, par leur fréquence, leur durée ou leur nature, commandent une attention spéciale. Ce sont la blennorrhée, la dyspermasie, l'engorgement de la prostate, des testicules et des épididymes, le catarrhe de la vessie, la paralysie de cet organe, l'incontinence d'urine, l'inflammation des reins, les infiltrations d'urine, les abcès et les gangrènes qui leur succèdent, les fistules urinaires, la gravelle, la pierre, les hernies, les hémorrhoïdes, l'œdème des jambes, enfin des fièvres de divers types, de différens caractères. Je ne dis rien de la *fétidité* que les urines contractent pendant leur rétention ; c'est un fait connu et facile à expliquer. Cette fétidité disparaît dès que le cours des urines est rétabli ; elle ne doit pas nous occuper ici. Il en est de même de la *constipation* qui accompagne la rétention d'urine dans la vessie ; elle dépend de la compression que la vessie distendue exerce sur le rectum, et cesse avec la maladie dont elle est le symptôme.

DE LA BLENNORRHÉE CAUSÉE PAR LA RÉTENTION D'URINE.

La blennorrhée ou l'écoulement d'un fluide visqueux, blanchâtre, jaunâtre et même verdâtre, par l'urèthre, précède, accompagne et suit fréquemment la rétention d'urine. Ce fait s'explique : la blennorrhée est le symptôme d'une uréthrite chronique, et la rétention d'urine se lie souvent à cette inflammation comme cause ou comme effet; comme effet, parce que la rétention d'urine dépend généralement d'un rétrécissement organique de l'urèthre, résultat lui-même d'une uréthrite chronique ; comme cause, parce que l'urine, retenue dans l'urèthre, et poussée avec force par la vessie et les muscles abdominaux, écarte violemment les parois de ce canal, et dès-lors, les irrite. La blennorrhée produite ou entretenue par la rétention d'urine est la seule qui doit nous occuper en ce moment.

On la voit spécialement à la suite de la rétention d'urine déterminée par un ou plusieurs rétrécissemens organiques de l'urèthre. Elle est due à l'inflammation de la membane muqueuse du canal, dans les parties qui sont situées derrière les rétrécissemens; et cette inflammation est déterminée par la distension que l'urine fait subir à ces parties. Un tel effet se conçoit aisément quand on a remarqué la texture délicate de l'urèthre, la force avec laquelle ce fluide est chassé de la vessie, et la résistance que les rétrécissemens opposent à sa marche. Il est probable que le contact prolongé d'une urine décomposée, devenue irritante, concourt à ce résultat.

La blennorrhée dont il est ici question est continue ou intermittente ; cela tient à la force, à l'étendue et au nombre des rétrécissemens ; cela tient aussi au régime que suit le malade. Souvent le repos, les bains, les boissons délayantes et une alimentation végétale la font cesser ; au contraire, le coït, la fatigue, les alimens échauffans, les liqueurs alcooliques, la reproduisent. Parfois le régime n'a d'influence que sur l'intensité de la maladie ; quelque adoucissant qu'il soit, la blennorrhée persiste ; seulement les soins hygiéniques la rendent plus faible. Dans ce cas, les préparations pharmaceutiques, et particulièrement les balsamiques, peuvent la faire disparaître ; mais elle ne tarde pas à reparaître spontanément, ou par l'effet du plus petit excès dans le travail, à la table ou dans les rapports sexuels. L'écoulement ici dépend de la disposition physique de l'urèthre ; les médicamens ne peuvent pas y remédier ; il faut, pour arriver à la guérison, attaquer le mal dans sa racine, détruire les rétrécissemens.

Je ne reviendrai pas sur les moyens qu'il faut employer pour atteindre ce but ; nous nous en sommes occupé déjà longuement. Le caustique est encore ici celui qui mérite la préférence. Je rapporte plusieurs faits qui l'attestent ; le fait suivant, par exemple. Un négociant de Saint-Quentin épouse une jeune personne qu'il aimait beaucoup. Le lendemain même de son mariage il est atteint d'un écoulement. Il prétexte un voyage dans le midi de la France, et vient à Paris. Il y est traité par le chirurgien en chef d'un hôpital auquel, une année avant, il avait dû la guérison d'une blennorrhagie syphilitique. Cette fois les moyens ordinaires sont insuffisans; on a recours aux bougies; elles ne réussissent pas mieux. Des soins me sont demandés; je constate l'existence de deux rétrécissemens, je les cautérise, je les dilate : en trois semaines, le malade est rendu à la santé. (Vingt-deuxième observation).

Je dois faire remarquer que si, lorsque le canal est revenu à sa largeur naturelle, la blennorrhée disparaît ordinairement, le contraire peut avoir lieu. L'opiniâtreté de l'écoulement paraît ici tenir à l'extrême dilatation que l'urèthre a subie derrière les rétrécissemens, et à l'arrêt de l'urine dans cette espèce de réservoir. C'est le cas de mettre en usage les sondes courbes de gomme élastique. Elles sont laissées en place; les urines conduites par elles n'ont plus d'action sur l'urèthre; les parties dilatées reviennent sur elles-mêmes; le canal rentre dans l'état naturel, et la sécrétion de la membrane muqueuse est ramenée aux conditions normales. La quatre-vingt-sixième observation présente un fait très-curieux sous ce rapport.

Le sujet est un courrier du cabinet d'Angleterre. Il était affecté de difficultés d'uriner habituelles, et de fréquentes rétentions d'urine; il avait un écoulement qui était continu et qui datait déjà de long-temps. Il existait plusieurs rétrécissemens dans l'urèthre. Je les fis disparaître par le caustique et la dilatation intermittente ; les urines sortirent par un jet large et fort ; mais l'écoulement persista ; il avait seulement diminué. Je pris le parti de placer une sonde à demeure ; elle servit huit jours ; ce temps passé, je fus obligé de la retirer, parce que le malade, jeune et vigoureux, était tourmenté par des érections (1). L'écoulement avait disparu ; mais il ne tarda point à reparaître, et six jours après il était aussi abondant qu'avant l'emploi de la sonde. Je remis l'instrument dans la vessie, et je tins le malade au lit et à la diète. De cette manière il put garder la sonde pendant quinze jours ; je la retirai à ce terme ; l'écoulement avait cessé, et il n'a point reparu.

Quelquefois cette blennorrhée ne peut pas être combattue par la sonde ; le malade ne peut la supporter. Dans ce cas, j'ai obtenu quelques heureux résultats en touchant légèrement avec du nitrate d'argent les parties qui paraissent être le siége de l'écoulement. Je vais citer un exemple.

Un malade, chez lequel j'avais cautérisé et dé-

---

(1) C'est là un effet ordinaire et un des grands inconvéniens de l'usage des sondes chez les sujets jeunes.

truit plusieurs rétrécissemens, fut pris d'une blennorrhée, près de deux années après le traitement.
Il y était sujet avant; et, lorsqu'il m'avait demandé
des soins, c'était autant pour cette incommodité et
des douleurs uréthrales que pour une difficulté d'u-
riner. Cette fois il alla consulter M. Dupuytren. Ce
chirurgien lui conseilla de laisser pendant quelques jours une sonde à demeure. Le canal était parfaitement libre ; les sondes exploratrices les plus
fortes y passaient avec facilité ; j'adoptai le conseil
de M. Dupuytren : j'introduisis une sonde, et je
l'assujettis. Le malade fut obligé de la retirer une
heure après ; elle causait des douleurs intolérables. J'essayai le baume de Copahu. Il amena
une amélioration ; mais elle ne fut que momentanée. J'avais affaire à un malade éminemment dartreux. En y réfléchissant, je pensai que le vice
herpétique n'était pas étranger à la blennorrhée;
je reconnus ensuite, par l'exploration, qu'un point
du canal était bien plus sensible que tout le reste.
D'après ces données, je portai sur ce point l'agent que
M. Alibert applique sur les dartres vives de la peau, la
pierre infernale. Cette opération eut l'effet que j'en
attendais; elle modifia la vitalité de la partie; l'é-
coulement disparut. (Neuvième observation.)

Dans la blennorrhée consécutive à la rétention
d'urine, les balsamiques, les purgatifs, les sudorifiques et les divers excitans de la peau peuvent être

utiles ; mais il faut les employer ici comme des agens thérapeutiques d'un ordre secondaire. Il en est de même des injections saturnines, opiacées, ou autres, dans l'urèthre. Ces injections seront mises en usage avec réserve, et seulement après que l'insuffisance des autres moyens aura été reconnue.

DE LA DYSPERMASIE AMENÉE PAR LA RÉTENTION D'URINE.

Les obstacles au cours de l'urine dans les parties qui précèdent la vessie, exercent sur le sperme la même influence que sur ce fluide ; toute rétention d'urine dans l'urèthre ou le prépuce est accompagnée de rétention de sperme. Cette complication de la rétention d'urine suit les progrès de la maladie, et cède, avec elle, à la destruction des obstacles ; elle ne doit pas nous occuper. Je ferai seulement remarquer que souvent, dans le cas de rétrécissement de l'urèthre, une douleur vive remplace la sensation de plaisir attachée à l'éjaculation (1), et qu'il n'est pas rare de voir cet acte suivi de l'issue d'une certaine quantité de sang. On a la

______

(1) La nature nous conduit à ses fins par le plaisir et la douleur. Il y a un sentiment de plaisir inhérent à l'exercice régulier de toutes les fonctions qui dépendent de la volonté ; et ce sentiment est toujours en proportion avec l'urgence, l'utilité de l'acte qu'il nous commande. De là, la vivacité des sensations qui président aux rapports sexuels.

raison de ceci quand on songe à la distension que le sperme fait éprouver à la partie où il est retenu.

Il y a une autre rétention de sperme, une autre dyspermasie qui se joint, comme effet, à la rétention d'urine, et qui demande des soins particuliers. C'est celle qui dépend d'une dilatation de l'urèthre. Cette dilatation résulte de l'effort que l'urine fait sur les parois de la cavité où elle est retenue. Elle apporte plus ou moins de difficulté au cours du sperme ; cela dépend de l'étendue qu'elle offre et de la quantité de sperme qui est chassée des vésicules séminales. Quelquefois une partie du fluide sort pendant le coït, mais la plus grande partie reste dans l'urèthre; d'autres fois tout le fluide trouve à se loger dans le réservoir accidentel, et l'érection cesse avant qu'il s'en échappe une goutte. Ce liquide sort ensuite peu à peu, en obéissant à son poids et à l'élasticité de la poche qui l'a reçu ; ou bien il ne paraît au-dehors que lorsque l'urine vient l'entraîner avec elle. Dans ce cas, l'impuissance est une conséquence obligée de la dyspermasie. Lorsque l'éjaculation se fait partiellement, le but de la nature peut être atteint, la fécondation peut avoir lieu.

Il est évident que pour rétablir ici le cours naturel du sperme, il faut ramener l'urèthre à sa largeur naturelle. Pour cela, le principal moyen consiste dans l'usage habituel d'une sonde de gomme élastique. Il est bien de faire à l'extérieur des applications astringentes sur le point dilaté. Si la maladie ne cède pas, on pourra sans crainte pratiquer des injections de même nature ; la présence de la sonde empêche que ces injections ne déterminent le resserrement des parties saines du canal.

DE L'ENGORGEMENT DE LA PROSTATE, DES ÉPIDIDYMES ET DES TESTICULES, CONSIDÉRÉ COMME EFFET DE LA RÉTENTION D'URINE.

Nous avons vu que, quand l'urine est arrêtée dans l'urèthre, les parties de ce canal, situées derrière les obstacles s'irritent, s'enflamment; et qu'il résulte de là une blennorrhée. L'uréthrite consécutive à la rétention d'urine peut avoir d'autres effets. L'irritation peut s'étendre aux conduits excréteurs de la prostate, gagner ce corps glandiforme ; elle peut marcher le long des conduits éjaculateurs et des canaux déférents, s'emparer des épididymes et des testicules. C'est très-souvent là la cause de l'engorgement inflammatoire que l'on observe dans ces organes. Je ne parle pas de l'influence que l'extension de l'uréthrite exerce sur l'érection et l'éjaculation ; on s'explique facilement pourquoi, dans ce cas, l'une est si fréquente, l'autre si douloureuse.

L'engorgement de la prostate s'annonce par un sentiment de pesanteur rapporté à l'anus, par des besoins d'aller à la selle, renouvelés sans qu'il y ait des matières à excréter, et par un sur-croît de gêne dans le cours des urines. Le doigt, porté dans le rectum, fait reconnaître le gonfle-ment de la partie malade. Quant à l'engorgement de l'épididyme et à celui du testicule, ils détermi-nent une douleur sourde, gravative dans ces orga-nes , et une sensation de tiraillement qui suit le trajet du canal déférent. La douleur peut être très-vive ; cela tient à l'intensité de l'inflammation. As-sez souvent la marche est difficile ; il peut même ar-river qu'elle devienne impossible. Le volume du testicule est doublé, triplé, quintuplé ; celui de l'épididyme subit généralement une augmentation moins forte. L'un et l'autre sont durs et douloureux à la pression. Il n'y a presque jamais qu'un testicule ou qu'un épididyme d'affecté ; mais habituellement le testicule et l'épididyme d'un côté le sont ensemble.

La première condition à remplir pour obtenir la résolution des engorgemens dont nous nous occu-pons, c'est de rétablir le cours naturel des urines. Il faut donc commencer par enlever les obstacles qu'elles rencontrent dans l'urèthre. Ce sont pres-que toujours des rétrécissemens ; on les détruira avec le nitrate d'argent. La dilatation nécessite la présence prolongée d'un corps étranger dans le ca-nal ; elle ne ferait qu'ajouter à l'engorgement. L'on sait que souvent cette maladie ne reconnaît pas d'autre cause. C'est même là un des grands inconvéniens de l'usage des sondes ou des bougies laissées en place.

Quand l'urèthre est devenu libre, les engorgemens en question finissent par céder spontanément ; mais leur guérison est lente. On peut la hâter par les antiphlogistiques locaux et généraux ; c'est un soin qu'il ne faut jamais négliger. On posera des sangsues à l'anus ; on appliquera des cataplasmes émolliens sur le périnée, sur les bourses ; on prescrira l'usage des lavemens, des bains de siége, d'une boisson délayante ; on fera éviter la fatigue ; on défendra les alimens échauffans ; on recommandera même la diète et le repos ; cela dépendra du degré de la maladie, et des circonstances où le malade est placé.

Des onctions avec l'onguent napolitain, faites matin et soir sur le scrotum, ont paru bien des fois accélérer le retour du testicule et de l'épididyme à l'état normal. On les mettra en pratique concurremment avec les cataplasmes. Peut-être que la pommade d'hydriodate de potasse agit avec plus d'énergie encore. J'ai cru remarquer que, portés dans le rectum et appliqués en frictions à la marge de l'anus, ces deux médicamens ne sont pas sans influence sur la prostate (1). Les emplâtres fon-

---

(1) Je pense que les médicamens appliqués sur un organe exercent en lui une action indépendante de leur effet superfi-

dans, celui de Vigo cùm mercurio, par exemple, pourront remplacer les cataplasmes vers la fin de la maladie. Malgré tous ces moyens, l'engorgement de l'épididyme est très-long à se dissiper ; il est même rare qu'il disparaisse complétement. L'usage d'un suspensoir est de rigueur pendant ce traitement; il est fort utile après ; il faut le recommander.

---

ciel et de leur passage dans le sang. Voici un fait à l'appui de mon opinion. L'extrait de belladone, mis en petite quantité sur la conjonctive d'un chat, détermine la dilatation isolée de la pupille correspondante. Cet effet est-il dû à l'action de la belladone sur la conjonctive ? Non ; car il se manifeste sept fois plus tôt quand la substance est injectée dans la trachée artère. Le relâchement de l'iris ici dépend-il de l'absorption de la belladone, de son transport dans le sang, de sa circulation avec ce fluide ? Pas davantage ; dans cette hypothèse, la dilatation devrait avoir lieu dans les deux yeux également. Cependant, lorsque la belladone est employée en plus grande quantité, les deux pupilles se dilatent dans le même instant. Oui ; mais, dans ce cas, la dilatation se maintient dans l'œil, qui a reçu la substance directement, quatre ou cinq fois plus de temps que dans l'autre œil. La dilatation isolée d'une pupille, qu'elle soit primitive ou secondaire, résulte probablement d'une absorption locale, d'une sorte d'imbibition. (Voy. mes *Expériences sur l'action de la belladone appliquée sur l'œil. Journal de chimie, de toxicologie et de pharmacie*, 1827.)

DU CATARRHE DE LA VESSIE DÉVELOPPÉ SOUS L'INFLUENCE DE LA RÉTENTION D'URINE.

Quelle que soit la cause qui retient l'urine dans la vessie, si son séjour dans ce viscère se prolonge, ce liquide s'y décompose, s'y putrifie; il cesse d'être en rapport avec la sensibilité de la membrane muqueuse, il l'irrite, il l'enflamme; la sécrétion de cette membrane est modifiée; d'abondantes mucosités se forment, des *glaires* s'amassent, et un catarrhe se joint ou succède à la rétention d'urine. Lorsque cette maladie a nécessité l'introduction répétée et surtout la présence prolongée d'une sonde dans la vessie, l'action irritante de ce corps contribue beaucoup au développement de la nouvelle maladie.

Cette maladie s'annonce par un sentiment de chaleur, de pesanteur, rapporté à l'hypogastre; par des envies d'uriner qui se renouvellent à tout instant, et souvent au moment même où la vessie vient de se vider; par des douleurs que provoque le simple contact des instrumens avec la surface interne du viscère. Elle se reconnaît à la sortie de filandres glaireuses par l'urèthre, et à la précipitation d'un dépôt muqueux au fond du vase qui reçoit les urines. Ce dépôt a pour caractère de ne point se mêler avec elles; il forme une masse grisâtre, homogène, et assez semblable à une solution très-épaisse de gomme arabique, ou plutôt à une décoction concentrée de graine de lin. Une autre particularité que les urines offrent souvent dans cette maladie, c'est leur extrême fétidité. Elle paraît provenir de l'arrêt d'une partie du mucus dans la vessie et de la décomposition qu'elle y subit.

Il est évident que, pour combattre la maladie dont nous parlons, il faut commencer par remédier à la rétention d'urine, si elle existe encore, et éviter, le plus que cela est possible, de porter des instrumens dans la vessie. Sous ce rapport, le traitement par le caustique est très-préférable aux autres, lorsque la rétention d'urine est le résultat de rétrécissemens de l'urèthre. La seconde indication à remplir, dans le cas où les urines sont fétides, ammoniacales, c'est de laver la vessie à grande eau, une ou deux fois par jour. La sonde à double courant donne toute facilité pour ce soin.

On peut rendre les irrigations plus actives en ajoutant à l'eau, poussée dans la vessie, une proportion faible d'oxide de sodium (1), un soixantième, par exemple. Je crois être le premier qui ait employé cet agent désinfectant dans la vessie. J'ai communiqué dans le temps à l'Académie, et je rap-

---

(1) Liqueur de M. Labarraque.

porte dans la quarante-deuxième observation, un fait qui montre combien il est efficace dans cette circonstance.

On attaque ensuite la maladie par les antiphlogistiques, les balsamiques et les révulsifs. On applique des sangsues au périnée et à l'hypogastre ; on couvre ces parties avec des cataplasmes émolliens ; on fait prendre des bains de siége, des lavemens, des boissons délayantes, mucilagineuses ou gommeuses ; on tient le malade au repos et à un régime sévère ; on lui donne à l'intérieur de la térébenthine, du baume de Copahu ou simplement une décoction de bourgeons de sapin. On le couvre de flanelle ; on lui fait des frictions sur la peau ; on lui pose des ventouses aux lombes. Enfin, dans l'hypothèse où le catarrhe résiste à ces moyens, on l'attaque par les bains de vapeur. On peut même chercher à déplacer l'irritation avec des vésicatoires appliqués aux cuisses, ou promenés sur les régions qui avoisinent la vessie ; mais on aura le soin de les établir avec la pommade ammoniacale ou la pommade de garou ; ce n'est pas le moment de perdre de vue l'action que les cantharides exercent sur l'organe affecté.

DE LA PARALYSIE DE LA VESSIE, DÉTERMINÉE PAR LA RÉTENTION D'URINE.

Quand l'urine s'accumule en une certaine quantité dans la vessie, les parois de ce viscère perdent leur ressort; elles cessent de se contracter; c'est un fait connu depuis long-temps. Le défaut de contraction, ici, est dû évidemment à la distension forcée que ces parois ont subie. Mais quels sont les organes lésés? les fibres musculaires ou les nerfs qui les animent? Il est assez probable que ce sont ces derniers; néanmoins, à cet égard, on ne peut rien dire de positif. Ce que l'on sait, c'est qu'il n'est pas nécessaire que cette distension dépasse de beaucoup les limites habituelles pour que l'effet que je mentionne ici ait lieu. Ce que l'on sait encore, c'est qu'une rétention d'urine volontaire, la résistance prolongée au besoin d'uriner, peut amener ce même résultat. Ce que l'on sait également, c'est que de légers obstacles au cours de l'urine, de faibles rétrécissemens de l'urèthre, peuvent le produire et l'entretenir.

La paralysie de la vessie, déterminée par une rétention d'urine, présente les mêmes symptômes que celle qui se lie à tout autre cause, à la vieillesse, par exemple. L'urine séjourne dans la vessie, après qu'on a rendu libre son passage par l'urèthre; ou bien ce liquide sort, mais il sort seulement par regorgement et en très-petite quantité à-la-fois. Son expulsion est opérée par les muscles abdominaux seuls; elle n'a lieu que lorsque la vessie est distendue autant qu'elle peut l'être, et que le col de ce réservoir participe à la dilatation qu'il a éprouvée. Il

est même possible que l'urine s'échappe involontairement; que, dans un moment où la toux, le rire,
ou un effort musculaire, amènent un resserrement
brusque des parois abdominales, ce liquide surmonte la faible résistance qui lui est opposée par le
col de la vessie et l'urèthre, et vienne mouiller le
linge du malade. Mais la vessie ne se vide jamais
complétement, à beaucoup près; et, lorsque le
chirurgien y porte une sonde, cet instrument donne
issue à une bien plus grande quantité d'urine que
celle qui sort chaque fois naturellement. On remarque
d'ailleurs que ce liquide a subi un commencement
de décomposition, de putréfaction; il exhale une
odeur forte, ammoniacale; il est évident qu'il n'est
point excrété au fur et à mesure que la sécrétion se
fait.

Cette maladie cède quelquefois très-facilement;
le seul soin qu'elle demande est l'opération nécessaire pour s'assurer de son existence, l'introduction
momentanée de la sonde; la vessie, rendue à ses dimensions ordinaires, recouvre sa force contractile, et
le liquide est éliminé comme il l'est habituellement.
Ambroise Paré rapporte un fait de ce genre; nous l'avons déjà cité, en parlant de la rétention d'urine
dans la vessie. D'autres fois, la maladie résiste à l'introduction répétée de la sonde; dans ce cas, il
faut laisser l'instrument en place. Mais, lorsque
le séjour de la sonde, pendant une quinzaine de

jours, ne suffit pas pour ranimer l'action de la vessie, on doit affranchir le malade de l'obligation de
la porter à demeure, et lui apprendre à se sonder
lui-même. La présence de l'instrument, utile d'a-
bord pour exciter la vessie, finirait par l'irriter; elle
pourrait y déterminer un catarrhe, et la paralysie
n'en serait que plus rebelle. J'ai plusieurs faits qui
viennent à l'appui de ce que j'avance; tel est celui-ci :

Un vieillard de soixante et quelques années avait
une paralysie de vessie, et depuis deux mois portait
une sonde à demeure. Cet instrument le gênait beaucoup, la région hypogastrique était douloureuse,
les urines charriaient des glaires; je l'engageai à le
retirer, et à n'en faire usage qu'au moment où il aurait besoin d'uriner. Je lui fis voir ensuite la manière d'introduire une algalie soi-même. Le cathétérisme fut bientôt une opération très-aisée pour lui.
Sous l'influence de cette pratique, les douleurs cessèrent, les glaires disparurent et la vessie reprit
graduellement ses forces. Six semaines après, ce
malade, ancien professeur de chimie à Limoges,
et l'un des premiers maîtres d'un professeur distingué de notre faculté, de M. Cruveilhier, put se passer de sonde; il urinait comme dans l'état de santé.

Que la sonde reste en place ou qu'elle soit introduite à chaque excrétion, il faut vider très-
souvent la vessie. Il est utile de maintenir cet or-

gane dans des dimensions inférieures à celles qu'il acquérait avant la maladie. On comprend que, par là, on le met dans des conditions favorables à la guérison. Il y a même des médecins qui recommandent de ne jamais fermer la sonde, et qui trouvent que l'incommodité d'un écoulement continuel d'urine est plus que compensée par l'avantage de tenir la vessie revenue fortement sur elle-même. Je suis presque de leur avis. Quant à la crainte d'une action fâcheuse de l'air sur les parois de la vessie, si on suit cette pratique, elle me paraît illusoire. D'ailleurs, rien n'est plus facile que d'empêcher l'accès de l'air dans la vessie : une petite mèche de coton, mise dans l'extrémité externe de la sonde, fait atteindre ce but sans nuire au cours de l'urine.

Les stimulans, les rubéfians, les vésicans, appliqués aux lombes, à l'hypogastre, aux cuisses, sont des moyens accessoires, mais fort utiles. Les cantharides, que nous avons dit être nuisibles quand il existe un catarrhe de la vessie, sont ici spécialement indiquées. On les emploie à l'extérieur, en linimens et en emplâtres ; on les porte dans la vessie sous forme de pommade ; on les donne en potion à l'intérieur. Mais ces deux dernières médications exigent beaucoup de prudence ; des cystites, des uréthrites, des gastrites, des entérites, ont été plus d'une fois le résultat de l'introduction indiscrète des cantharides dans la vessie ou l'estomac. Le régime analeptique, au contraire, n'offre point d'inconvénient ; il faut le recommander. Les rapports sexuels seront scrupuleusement évités.

Je dois faire remarquer, en terminant, que plus d'une fois on a cru à une affection de la vessie par simple paralysie, alors qu'il existait des rétrécissemens dans l'urèthre et que l'affection de la vessie n'était que secondaire. La cinquantième observation en fournit un exemple. Le sujet de cette observation, beau-frère d'un ancien professeur de l'École de Médecine, de M. Leclerc, portait une sonde depuis plusieurs mois, et se croyait condamné à en faire toujours usage. C'était également d'après son rapport, l'opinion du chirurgien qui lui donnait des soins, et ce chirurgien est une des premières autorités dans la science. Mais le médecin ordinaire, M. le docteur Brugière, pensait différemment. Il conduisit le malade chez moi, et m'invita à le traiter, dans le cas où sa maladie me laisserait entrevoir quelques chances de succès. La sonde mise en usage avait trois lignes de diamètre ; le malade ne pouvait s'en passer ; il avait soixante ans ; je devais avoir peu d'espoir de le rendre à la santé. Cependant l'exploration de l'urèthre nous fit reconnaître l'existence de deux rétrécissemens ; je les attaquai par le caustique ; ils disparurent, et aussitôt l'excrétion de l'urine se fit naturellement. Il paraît que la vessie conservait assez de force pour lancer l'urine à travers un canal libre; mais se trouvait trop faible pour surmonter la résistance des rétrécissemens de l'urèthre, quelque légers qu'ils fussent.

DE L'INCONTINENCE D'URINE QUI RÉSULTE DE LA RÉTENTION D'URINE.

Il y a deux circonstances dans lesquelles l'incontinence d'urine peut être le résultat de la rétention d'urine. Dans l'une, l'urine est retenue dans la vessie, et quand celle-ci est pleine, le liquide sort par regorgement; il s'échappe d'abord à chaque contraction un peu forte des muscles abdominaux; il coule ensuite d'une manière à peu près continue. C'est ce qu'on observe surtout lorsque la rétention d'urine dépend d'une paralysie de la vessie; nous avons constaté ce fait tout à l'heure.

Dans le second cas, l'urine est arrêtée dans l'urèthre ou le prépuce, et, quand la vessie a cessé de se contracter, la partie de ce fluide, qui est restée derrière l'obstacle, tombe goutte à goutte; elle obéit à son poids et à l'élasticité des parois du canal. Ici, l'incontinence d'urine peut avoir lieu à des degrés fort divers; cela dépend de l'obstacle apporté à l'excrétion naturelle du liquide. S'il n'existe qu'un rétrécissement médiocre de l'urèthre, et si ce rétrécissement est situé profondément, il ne s'arrêtera que peu d'urine derrière lui; l'incontinence n'aura d'autre effet que de mouiller légèrement le linge dans le premier temps qui suit l'excrétion. Si, au contraire, le rétrécissement de l'urèthre est fort, et s'il a son siége près du méat urinaire, l'urèthre finira par former un vaste réservoir secondaire; l'écoulement involontaire de l'urine sera bien plus abondant. Il est possible même que la résistance opposée au cours naturel de l'urine soit telle, que la vessie reste constamment dilatée, et que le col de ce viscère ne forme plus une barrière pour l'urine. Alors la vessie et la partie dilatée de l'urèthre ne font, en quelque sorte, qu'un seul et même réservoir, et l'écoulement de l'urine a lieu sans cesse.

Je viens de voir un fait de ce genre chez un ancien militaire, que M. le docteur Dubois m'a adressé. Il avait un très-fort rétrécissement à l'entrée de l'urèthre, et un autre à six pouces plus loin. Deux cautérisations ont détruit les rétrécissemens, le canal est devenu libre, la vessie a repris ses fonctions; l'excrétion de l'urine se fait à présent avec facilité; elle reste entièrement soumise à la volonté.

L'incontinence d'urine, dont il est ici question, se distingue aisément de celle qui est essentielle et qui dépend d'un simple relâchement du col de la vessie. Dans cette dernière, que l'on remarque surtout chez les femmes et les enfans, le canal est libre, et une sonde, passée dans la vessie, n'y puise pas d'urine; ce liquide sort aussitôt qu'il arrive. Lorsque l'incontinence d'urine est consécutive à la rétention de ce fluide, l'urèthre est obstrué; et, si on parvient à la vessie, on la trouve remplie.

Le traitement de l'incontinence d'urine, déterminée par la rétention d'urine, se réduit ordinairement à l'emploi des moyens par lesquels on combat cette dernière maladie. On donne issue à l'urine, on détruit les rétrécissemens de l'urèthre, on attaque la paralysie de la vessie. Il faut, de plus, quand il existe une forte dilatation de l'urèthre, chercher à y remédier par l'usage d'une sonde laissée à demeure pendant quelque temps. Nous avons déjà parlé de cette médication, en nous occupant de la blennorrhée produite par la rétention d'urine. Ce sont là deux affections que l'on rencontre souvent ensemble, et qui compliquent la plupart des rétentions d'urine dans l'urèthre.

DE L'INFLAMMATION DES REINS CONSÉCUTIVE A LA RÉTENTION D'URINE.

Lorsque la vessie est aussi pleine que sa capacité le permet, comme lorsque l'urine est arrêtée dans sa marche dans les uretères et le bassinet, ce fluide s'amasse dans les reins, les distend, les irrite; et, si cet état des choses dure un peu, il finit par les enflammer. Des symptômes de néphrite se développent: le malade éprouve des douleurs vives dans la région rénale; elles s'étendent, le long des uretères et de l'urèthre, à la vessie et au méat urinaire ; elles sont plus profondes que dans le lumbago, et ne deviennent pas suraiguës par la pression et le mouvement du tronc. Il y a quelquefois une rétraction des testicules, et une sensation d'engourdissement dans les cuisses. Le plus souvent l'inflammation se borne à un rein, et alors cette rétraction , cette sensation n'ont lieu que dans le testicule , la cuisse du côté affecté. Fréquemment, dans la rétention d'urine, l'inflammation des reins paraît être une suite de celle de la vessie ; être due à l'extension du catarrhe de cet organe, par voie de continuité, suivant les uretères. La dixième observation présente un cas de cette espèce.

Le traitement de la néphrite, que je signale ici, se compose de celui de la rétention d'urine, et de l'emploi des antiphlogistiques locaux et généraux. Les saignées, les bains, les applications émollientes, la diète, le repos, sont les moyens qu'il convient de mettre en usage concurremment avec ceux qui peuvent rétablir le cours naturel de l'urine.

DES INFILTRATIONS D'URINE, DES ABCÈS URINEUX ET DE LA GANGRÈNE, QUI SUIVENT LA RÉTENTION D'URINE.

Nous avons vu que, quelle que soit la partie de l'appareil urinaire où l'urine est arrêtée, ce liquide commence par en distendre les parois, et finit par les enflammer. Les effets de la rétention d'urine ne se bornent pas toujours là ; la partie distendue, enflammée, peut se rompre, et laisser l'urine s'infiltrer dans les régions voisines.

Cette infiltration d'urine succède quelquefois à une simple inflammation ; d'autres fois elle est précédée de gangrène, et c'est par l'effet de la séparation des escarres que l'urine s'échappe. Dans tous les cas, ce fluide, une fois sorti de ses voies naturelles, produit l'irritation, l'inflammation des parties avec lesquelles il se met en contact ; il y amène presque toujours la suppuration, et la gangrène fort souvent.

Les conséquences de cette infiltration d'urine varient après cela, en raison de différentes circonstances, et surtout selon la quantité du liquide extravasé, les organes qu'il a atteints, les difficultés qu'il aura à se faire jour au-dehors, et l'état actuel de l'appareil urinaire. Qu'il y ait peu d'urine épanchée, que les voies urinaires soient devenues libres, que leur rupture ait eu lieu à une petite distance du méat, que le liquide soit déjà près de la peau, cet accident a rarement des suites graves ; l'art peut y remédier avec facilité. Souvent même, la nature se suffit à elle-même : le dépôt urineux s'ouvre spontanément, le fluide extravasé s'écoule, l'ulcère fistuleux se déterge, les chairs reviennent sur elles-mêmes, et la cicatrisation ne se fait pas attendre. Mais, s'il y a déjà beaucoup d'urine infiltrée, et si les voies urinaires sont encore obstruées, la nouvelle maladie est fort grave ; elle l'est surtout quand la rupture de l'appareil urinaire est profondément située et que le fluide a gagné la cavité abdominale, ou tend à y arriver. Un vaste abcès gangréneux, une fièvre violente, et très-souvent la mort, c'est là ce qui arrive en pareil cas.

Cette maladie présente deux indications principales : l'une, de remédier à sa cause, de rétablir le cours des urines ; l'autre, de donner issue promptement au liquide extravasé. La première indication peut offrir de grandes difficultés, nous l'avons vu ; mais il est rare qu'on ne parvienne pas au but avec de l'adresse, de la patience et une bonne méthode. La seconde indication est ordinairement très-aisée à remplir ; il suffit de connaître l'anatomie de la région où l'urine est infiltrée pour y porter le bistouri en toute sécurité. Il faut inciser largement sur cette partie ; l'étendue d'une plaie n'est rien, comparativement aux désordres qu'entraîne après lui le séjour prolongé de l'urine dans nos organes. Se présentent ensuite les indications relatives au pansement de la plaie et à l'état général du malade ; elles sont faciles à saisir et à remplir ; nous ne nous y arrêterons point. Nous ferons seulement remarquer que, si, comme cela est assez fréquent, il existe déjà un foyer gangréneux, on peut tirer un grand parti du chlorure d'oxide de sodium. On l'injecte dans la plaie, on en imprègne la charpie, on le met en

évaporation dans l'appartement. Je ne doute point
que, chez les sujets des vingt-neuvième et cent
vingtième observations, la prompte séparation des
escarres , et la guérison qui la suit ne soient dues
en grande partie à l'action de cette substance.

DES FISTULES URINAIRES QUI SUCCÈDENT A LA RÉTENTION D'URINE.

L'ouverture d'un dépôt urineux établit entre les
voies urinaires et l'extérieur du corps une communication contre nature , une véritable fistule ; c'est
même là l'origine de la plupart des fistules urinaires.

Les fistules dont il est ici question peuvent about-
tir à tous les points de l'appareil urinaire. Elles se
rendent le plus communément à l'urèthre , quelquefois à la vessie, rarement au prépuce, aux uretères ou aux reins. Quel que soit le siége de ces fistules, qu'elles soient préputiales, uréthrales, vésicales, uretérales ou rénales , elles ne constituent
jamais une maladie douloureuse ou dangereuse par
elle-même; si elles sont parfois accompagnées de
douleurs, d'accidens graves, cela tient à leur cause ,
à la rétention d'urine , à l'action que ce liquide
exerce sur les parties où il séjourne. Mais aussi, à
quelle incommodité ne donnent-elles pas lieu! L'u-
rine sort en quantité variable, et quelquefois en to-

talité, par le dos de la verge, par ses côtés, par sa face inférieure, par le périnée, par l'anus, par le vagin, par l'ombilic, par un point quelconque des parois de l'abdomen. Encore, si la volonté conservait toujours son empire sur l'excrétion de ce fluide ; mais non, les fistules plus profondes que le col de la vessie, les fistules vésicales, uretérales et rénales, le laissent s'échapper sans interruption ; aucun muscle ne peut l'arrêter.

Le pronostic de ces fistules et le traitement à leur opposer varient.

Quand la fistule n'intéresse que le *prépuce,* la guérison est prompte, facile. Il suffit de donner aux urines une large issue.par l'orifice naturel, pour que l'ouverture accidentelle se ferme.

Lorsque la fistule est *uréthrale*, lorsque son orifice interne est dans l'urèthre, ce qui se reconnaît à l'intégrité du prépuce et à l'écoulement de l'urine, qui est intermittent, qui n'a lieu que pendant l'excrétion habituelle, la guérison peut être lente ; difficile à obtenir.

L'introduction d'une sonde dans la vessie est-elle une condition essentielle pour arriver à ce résultat ? Je le pense. Sur ce point je ne fais que partager la conviction des maîtres de l'art, particulièrement celle de MM. Boyer, Dubois, Dupuytren, Marjolin, Richerand et Roux. Je crois avec eux que la sonde, en conduisant les urines directement de la vessie au-dehors, et les empêchant ainsi de se jeter dans la voie accidentelle, doit favoriser son occlusion. Je pense même que, dans quelques cas, il est utile de laisser la sonde constamment ouverte, et de faire sortir l'urine au fur et à mesure qu'elle arrive dans la vessie Cette précaution met, autant que possible, à l'abri du passage du liquide autour de l'instrument, passage que néanmoins certains malades ont bien de la peine à éviter, pendant les efforts qu'ils font pour aller à la garde-robe.

Je fonde cette manière de voir sur des faits recueillis dans la pratique.. Je n'ai pu me dispenser de recourir à la sonde que dans une seule circonstance; c'est chez un malade dont le canal était déjà parfaitement libre. La présence de la sonde donnait lieu à des douleurs très-vives ; je la retirai ; les urines continuèrent à sortir par la voie naturelle, et la fistule guérit assez promptement. Mais, dans tous les autres cas de fistules uréthrales que j'ai traitées, j'ai été forcé de recourir à la sonde et d'en prolonger l'usage ; sitôt que cet instrument était hors du canal, l'urine commençait à filtrer par l'ouverture accidentelle, et le trajet fistuleux se trouvait irrité.

Quelques chirurgiens, avec Ducamp, considèrent la sonde comme superflue, toutes les fois que l'urèthre est libre, et s'attachent, en conséquence, à le rendre tel par la cautérisation et les autres moyens appropriés. Ils s'appuient de quelques faits ; mais ces faits pourraient bien n'être qu'exceptionnels, et, tout en admettant qu'il faut travailler surtout à rendre l'urèthre libre, je regarde la sonde comme un moyen souvent nécessaire et toujours utile à la guérison des fistules uréthrales. Je rapporte plusieurs observations qui montrent que, lorsqu'il existe des rétrécissemens et qu'on cherche à les détruire, l'emploi de cet instrument ne dérange en rien l'action du caustique.

Il y a seulement quelques précautions à prendre dans la combinaison de ces deux moyens. Pour mieux apprécier les obstacles, il est utile de retirer la sonde une ou deux heures avant d'aller chercher leur empreinte; et l'on évite d'irriter le canal, en faisant succéder à la cautérisation une sonde un peu plus petite que celle qui est portée d'habitude. Il est bon aussi que cette sonde, qui n'est introduite que pour quelques heures, ne le soit qu'après que le nitrate d'argent a produit tout son effet.

Les sondes de moyenne grosseur sont, en général, celles qui méritent ici la préférence; elles offrent un passage suffisant à l'urine et n'écartent pas trop les bords de l'orifice intérieur de la fistule. Quelquefois pourtant, il arrive que l'urine s'échappe autour d'elles, et que, pour obvier à cet inconvénient, on est obligé de se servir de sondes plus grosses. Dans tous les cas, elles doivent être très-souples et naturellement courbes.

Malgré l'emploi des sondes et des moyens propres à rendre le canal libre, la guérison d'une fistule uréthrale peut se faire attendre un mois, deux mois, et même plus; mais la cautérisation hâte beaucoup cette cure quand il existe un rétrécissement de l'urèthre. La cent vingt-sixième observation en est une preuve. Un homme de quarante ans était traité depuis deux années avec les sondes, sous la direction d'un des premiers chirurgiens de Paris. Il a été guéri en deux mois par l'association de la sonde et du caustique. J'ai porté celui-ci jusque sur l'orifice interne de la fistule. J'ai été guidé dans cette opération par la sonde exploratrice; cet instrument m'a précisé le siége de l'orifice par un filet latéral que présentait la cire (*pl.* 10, fig. 534).

Je suis persuadé que le nitrate d'argent a favorisé directement la cicatrisation de l'ulcère fistuleux, et que son action, dans ce cas, a été analogue à celle qu'il exerce sur les ulcères placés à l'extérieur du corps. Il conviendrait peut-être de faire une application très-légère de ce sel à l'orifice interne de toutes les fistules uréthrales.

Les fistules vésicales laissent l'urine s'écouler d'une manière continue; c'est à ce caractère qu'on les distingue des fistules uréthrales. La liberté du canal et l'introduction d'une sonde dans la vessie, sont encore ici des conditions de la guérison; mais il s'en faut qu'elles soient toujours suffisantes. La raison de ceci est que l'urine a plus de facilité à s'engager dans la fistule qu'à sortir par la sonde. Aussi divers moyens ont-ils été imaginés pour prévenir ce passage de l'urine dans la fistule.

Un de ces moyens consiste dans une sorte de siphon imaginé par M. Jules Cloquet. Cet instrument, par l'effet de l'eau dont on le remplit et qui tend à s'en échapper par son poids, exerce une véritable succion dans la cavité de la vessie. M. Amussat lui a substitué une bouteille de caoutchouc, que l'on comprime sur elle-même, et qui, vu son élasticité, tend à se dilater, à se remplir du fluide contenu dans la vessie.

Le premier de ces instrumens est un peu compliqué. Il me paraît difficile à établir, à conserver, à mettre en activité ; son volume, sa forme, sa structure, doivent en rendre l'usage fatigant pour les malades, incommode pour les personnes qui s'en servent. Le second est fort simple ; mais il présente un grand inconvénient, c'est celui d'exercer une aspiration inégale dans les différens temps de son jeu, trop forte au commencement, trop faible à la fin.

J'ai proposé (1) un troisième moyen ; il a sur le siphon de M. Cloquet l'avantage d'une extrême simplicité, et, sur la pompe de M. Amussat, celui

---

(1) Société Philomatique.

d'une action toujours égale, toujours la même. Ce moyen est une application de la capillarité; c'est une mèche de coton placée dans une sonde ordinaire de gomme élastique (*pl.* 5, *fig.* 7). Lorsque cet instrument, que j'ai appelé *sonde aspirante*, est porté dans la vessie, l'urine s'attache au coton, le suit, monte au-dessus du niveau, sort de l'urèthre, et tombe après, en obéissant à son poids. Les conditions qui favorisent le plus la célérité de ce cours, sont la finesse du coton, le parallélisme des fils, et l'existence d'un espace libre entre la mèche et la sonde. Le coton est mis en contact avec l'urine sans sortir de la sonde, et par les yeux seulement; ou bien, il sort de la sonde, soit par son extrémité, soit par des yeux latéraux, et vient former pinceau au bas-fond de la vessie (1).

Que l'on se serve d'un de ces instrumens pour puiser l'urine dans la vessie, ou que l'on fasse usage d'une simple sonde, il est utile de toucher légèrement avec le nitrate d'argent l'orifice externe de la fistule. Si, comme cela est assez fréquent, cet orifice se trouve dans le rectum ou le vagin, on facilitera l'application du caustique, en le fixant sur

---

(1) Voyez ma *note sur un moyen de favoriser la guérison des fistules urinaires vésicales, et de simplifier l'opération de la taille par le haut appareil.* (Nouvelle bibliothèque médicale, 1826.)

un anneau, et en plaçant celui-ci à l'extrémité du doigt indicateur.

Dans le cas où l'ouverture accidentelle serait le résultat de la gangrène d'une partie de la vessie, il y aurait un très-grand avantage à en rapprocher les bords. M. Lallemand a fait établir, pour atteindre ce but chez la femme, un instrument fort ingénieux (*pl.*5, *fig.* 2). C'est une sonde droite en argent, disposée de telle façon que, quand elle est entrée dans la vessie, le jeu d'une vis puisse en faire sortir deux petits crochets. Ceux-ci sont destinés à aller saisir le bord postérieur de l'ouverture fistuleuse, et à le ramener en devant, à le conduire vers le bord antérieur. Il existe pour cela, autour de la sonde, à l'extérieur de l'urèthre, un ressort qui, par le moyen d'une plaque métallique, appuie sur les organes voisins de ce canal, et pousse l'instrument au-dehors.

M. Lallemand a employé cet instrument, avec un plein succès, chez une femme qui, à la suite d'un accouchement laborieux, avait éprouvé une perte considérable de substance dans la cloison intermédiaire à la vessie et au vagin. L'ouverture était large et arrondie : elle a été transformée en une sorte de boutonnière ; ses bords se sont trouvés en contact, et leur réunion s'est opérée complétement.

Les soins de propreté sont à peu près les seuls dont on puisse faire usage contre les fistules *uretérales* et *rénales ;* heureusement qu'elles sont fort rares. Il est entendu qu'on ne négligera rien de ce qui concourt à la liberté de la voie naturelle des urines, et qu'on éloignera tout ce qui s'opposerait mécaniquement à la cicatrisation de l'ulcère. Ainsi, lorsqu'on aura remarqué un corps étranger dans le trajet fistuleux, on cherchera à le faire sortir par des injections, ou par des instrumens appropriés, en ayant le soin d'employer ces derniers avec beaucoup de prudence.

DE LA GRAVELLE ET DES PIERRES OCCASIONÉES PAR LA RÉTENTION D'URINE.

Nous avons vu que lorsque l'urine est reçue, conservée dans un vase, ses parties salines se précipitent, s'appliquent sur les parois du vase, et que les cristaux qui résultent de ce dépôt augmentent graduellement, en grosseur en quantité. Le même effet doit avoir lieu dans les voies urinaires, quand l'urine y est long-temps retenue. Aussi, l'expérience prouve que des rétentions d'urine répétées et prolongées sont assez fréquemment suivies de l'expulsion, avec les urines, d'une matière saline distincte ; elle se présente ordinairement sous la forme de sable, et quelquefois sous celle de graviers ; on trouvera un fait de ce genre dans la seconde observation. On comprend encore que ces graviers, véritables noyaux de calculs, peuvent être arrêtés dans les voies urinaires par toutes les causes qui y font rester les urines, et que, dès-lors, ce doit être là une circonstance très-favorable au développement des pierres (soixante-neuvième observation). On ne saurait douter, par exemple, que les rétrécissemens de l'urèthre ne déterminent souvent cette affection. Ce que nous disons des voies naturelles de l'urine est applicable à ses voies accidentelles, aux fistules urinaires; du sable, des graviers, des pierres s'y arrêtent, s'y forment, s'y développent.

Le diagnostic d'une affection calculeuse, occasionée par la rétention d'urine, s'établit comme celui de toute affection calculeuse des voies urinaires, en associant les signes commémoratifs aux données fournies par l'exploration de ces voies. Il est évident que les moyens de prévenir, de combattre la rétention d'urine sont indiqués ici comme préservatifs. Les moyens curatifs ne diffèrent point de ceux dont nous avons parlé, lorsque nous avons considéré l'affection calculeuse comme cause de la rétention d'urine. Quant au traitement palliatif, il est le même à peu près dans les deux maladies; il consiste dans l'emploi des antiphlogistiques, des bains, des lavemens et des boissons délayantes.

DES HERNIES, DES HÉMORRHOÏDES ET DE L'ŒDÈME DES JAMBES, PRODUITS PAR LA RÉTENTION D'URINE.

Ce sont là des effets presque mécaniques de la rétention d'urine. Les hernies sont dues aux efforts d'excrétion qu'amène la maladie. L'œdème des jambes vient de la pression de la vessie sur les vaisseaux du bassin (1). Les hémorrhoïdes sont provoquées par ces deux causes à-la-fois ; peut-être aussi que l'irritation concourt à leur développement.

Les hernies se montrent ici très-souvent ; elles constituent une complication fâcheuse. Il est fort difficile de les maintenir réduites, pendant la durée de la rétention d'urine ; et, quand celle-ci est terminée, le malade reste condamné à porter un bandage toute sa vie.

L'œdème des jambes est rare ; ce n'est jamais qu'une affection légère. Elle disparaît ordinairement avec la distension de la vessie, et, dans tous les cas, elle ne demande que peu de soins pour se dissiper. Mais cet accident est remarquable en ce que, si on

---

(1) Ici, comme dans la grossesse, la compression des veines me paraît être une cause de l'œdème des jambes. La ligature des veines principales d'un membre détermine son infiltration ; je l'ai constaté par des expériences sur les animaux.

n'y prend garde, il peut en imposer, faire croire à une hydropisie qui n'existe point. On a des exemples de personnes chez lesquelles on a fait la ponction de la vessie, donné issue à de l'urine, tout en pensant attaquer une ascite, entrer dans le péritoine, et faire sortir de la sérosité abdomniale.

Les hémorrhoïdes ajoutent beaucoup aux souffrances du malade ; elles gênent les explorations, les opérations et les médications que l'on peut avoir à faire par le rectum ; mais ici, comme ailleurs, elles constituent plutôt une incommodité qu'une maladie. Leur traitement se borne le plus généralement à des applications émollientes, à des bains de siége, à des boissons délayantes, à un régime adoucissant. On associe quelquefois à ces moyens des saignées locales légères.

DE LA FIÈVRE SYMPTOMATIQUE DE LA RÉTENTION D'URINE.

La rétention d'urine peut allumer la fièvre de deux manières : d'abord, par l'irritation que l'urine détermine sur les parois de la cavité où elle reste, irritation qui se transmet sympathiquement au cerveau, au cœur, à l'estomac, etc. ; ensuite, par le passage de l'urine dans le système sanguin, le transport de ce fluide dans les organes centraux, l'action qu'il exerce en eux. L'irritation que l'urine produit directement sur les systèmes nerveux et circulatoire, sur les appareils de la respiration, de la digestion et de la locomotion, doit être en rapport avec le degré de concentration et de décomposition de ce fluide, c'est-à-dire, avec la durée de la rétention, et sa force dans le moment. Il en est de même de l'irritation sympathique éprouvée par ces parties; elle est proportionnée à celle que l'urine produit sur les organes où elle séjourne, et l'intensité de cette dernière irritation dépend de la quantité et de la qualité du fluide retenu.

La fièvre à laquelle la rétention d'urine donne lieu peut revêtir différentes formes, offrir divers caractères; cela dépend de l'organe central spécialement affecté et du degré auquel son affection est portée. Cette fièvre est assez souvent continue, plus souvent rémittente, et quelquefois intermittente. Dans ce cas, il y a des accès complets avec les trois périodes de frisson, de chaleur et de sueur, et, si l'on n'y fait attention, l'on peut croire à une fièvre intermittente ordinaire. Ce type se montre avec une rétention d'urine incomplète. Je l'ai remarqué chez les sujets des onzième et quarante-septième observations.

La fièvre symptomatique de la rétention d'urine survit peu à cette maladie. Il faut, pour la combattre, s'attacher surtout à rétablir le cours des urines; une boisson délayante, la diète, le repos et quelques émissions sanguines, suffisent pour la dissiper, lorsque cette première indication est remplie. Quand elle ne l'est pas, ces moyens sont encore les seuls auxquels il faille recourir; ici, les fébrifuges, le quinquina en particulier, ne pourraient que nuire.

OBSERVATIONS.

PREMIÈRE OBSERVATION.

Soixante-cinq ans; plusieurs blennorrhagies; dysurie depuis trente ans; ischurie fréquente depuis quatorze à quinze ans; rétention d'urine complète; deux cautérisations; guérison en un mois.

Le sujet de la première observation est le père d'un pharmacien militaire, ancien employé aux droits-réunis. Il était d'un tempérament sanguin et âgé de soixante-cinq ans. Il avait eu, pendant sa jeunesse, plusieurs blennorrhagies (1), et mené une vie très-

---

(1) Tous les malades que j'ai vus, pour des rétrécissemens de l'urèthre, avaient été, à l'exception d'un ou deux, affectés de blennorrhagie, et la plupart avaient eu cette maladie plusieurs fois. Cette circonstance est très-remarquable sous le rapport de l'étiologie des rétrécissemens, et fort rassurante pour les hommes qui ont mené une vie bien régulière; mais elle m'impose une obligation fâcheuse, celle de taire les noms des personnes qui ont été les sujets de mes observations. J'ai cherché à remédier à cette suppression, en citant, à l'occasion de chaque malade, les noms des médecins qui l'ont traité, conseillé, confié à mes soins, ou suivi pendant

laborieuse. Il éprouvait, depuis une trentaine d'années, de la gêne dans le cours des urines, et, depuis quatorze ou quinze ans, des rétentions d'urine très-répétées sous l'influence de diverses circonstances, et surtout sous celle de la fatigue physique, des contrariétés morales.

Je fus appelé auprès de lui, le 1ᵉʳ juin 1823. Il avait alors une rétention d'urine complète. La connaissance des antécédens et l'observation des symptômes me firent penser que cette rétention tenait à un rétrécissement de l'urèthre. Je me confirmai dans cette conjecture, en portant dans le canal une bougie de gomme élastique d'un petit calibre et de forme cylindrique ; elle fut arrêtée à trois pouces du méat.

Je crus pouvoir, sans chercher à donner issue aux urines par des moyens mécaniques, me borner à l'emploi des antiphlogistiques locaux et généraux. Je fis appliquer dix-huit sangsues au périnée, prendre un bain tiède, couvrir l'hypogastre et le trajet de l'urèthre avec un cataplasme de graine de lin, boire abondamment d'une décoction de chiendent

---

que je les lui donnais. Mais on sent que, dans l'indication des médecins traitans, j'ai dû encore être souvent arrêté par les convenances : je n'ai pu guère nommer que ceux de mes confrères qui avaient agi dans d'autres temps ou pour d'autres maladies.

avec du sirop d'orgeat, et continuer les lavemens émolliens. Mes espérances se réalisèrent : le malade rendit quelques gouttes d'urine dans le bain ; il eut une transpiration abondante, à la sortie de l'eau ; ses angoisses cessèrent dès-lors, et le cours des urines se rétablit quelques heures après.

Cependant, le lendemain 2, l'excrétion de l'urine était encore douloureuse ; elle se répétait souvent ; elle se faisait par un jet très-court, très-fin. J'insistai sur les moyens antiphlogistiques, la diète et le repos, sans opérer de nouvelles émissions sanguines. Les jours suivans, l'amélioration fit de nouveaux progrès, et le traitement fut modifié en conséquence.

Le 8, le malade me dit être dans l'état ordinaire. Il ne souffrait plus du tout ; mais le jet de l'urine était toujours très-fin, très-court. Je portai une sonde exploratrice dans le canal ; elle s'arrêta à trois pouces ; elle resta en place pendant une minute et demie sans faire souffrir, et fut retirée de même, sans causer de douleur. La cire (pl. VI, fig. 1) était amincie à son extrémité, étranglée en deux endroits, immédiatement après la gomme élastique et deux lignes plus loin (1). Je me bornai là pour cette séance.

---

(1) Désormais, en parlant des empreintes, je me contenterai d'indiquer les numéros des figures qui les représentent. Ces figures se suivent et occupent les cinq dernières planches.

Le lendemain 9, je cautérisai circulairement, et pendant une minute, avec le porte-caustique de Ducamp. Le malade ne se plaignit d'aucune douleur. Questionné sur ce qu'il éprouvait, il déclara sentir seulement la présence de la sonde dans le canal, et de plus, un léger picotement. Le 10, il continua à rester en repos, à suivre un régime adoucissant, à prendre des bains de siége, à boire abondamment. Il n'y avait pas de changement dans son état. Le 11, l'excrétion des urines parut déjà plus libre.

Le 12, le jet de l'urine était sensiblement augmenté; le malade déclara avoir vu sortir du canal une petite peau blanchâtre, et remarqué immédiatement un changement dans le cours des urines. Néanmoins, une sonde exploratrice, portée dans le canal, s'arrêta au même point que la première fois, à trois pouces. Pressée sur l'obstacle, elle détermina un peu de douleur; retirée, elle offrit à son extrémité une légère couche de pus sanguinolent. L'empreinte (*fig.* 2) était plus large et moins étranglée que la précédente. Je cautérisai de nouveau circulairement, et durant le même temps; le malade ne souffrit pas. Il resta soumis au repos, à un régime adoucissant.

Le 13, il n'y avait rien de remarquable. Le 14, le malade m'annonça qu'il urinait largement.

Le 15, le jet de l'urine était gros comme une petite plume à écrire; le malade se prétendait guéri. Je portai une sonde exploratrice dans l'urèthre, elle éprouva une petite résistance à trois pouces, et passa après jusqu'à la vessie librement (*fig.* 3). Je pensai n'avoir plus qu'à dilater. Une bougie emplastique, n° 9, fut donc introduite et laissée dans le canal pendant dix minutes (1) ; elle fut remplacée par une bougie n° 10 ; celle-ci séjourna un temps égal.

Le 16, une bougie n° 10 fut arrêtée à l'obstacle ; j'eus recours au dilatateur de Ducamp ; il fatigua le malade. Je revins à la bougie n° 10 ; elle pénétra, ne fit point souffrir, séjourna dix minutes, et sortit sans rapporter d'empreinte. Le 17, une bougie, n° 10 d'abord, une n° 11 ensuite, passèrent facilement et sans douleur. Il en fut de même le lendemain pour une bougie n° 12.

Le 19, le malade, qui urinait déjà parfaitement, et à des intervalles éloignés de trois ou quatre heures, sentit le besoin d'uriner bien plus souvent, et y satisfit bien moins librement. Il attribua ce changement à l'état de son moral, qui venait d'être vive-

---

(1) Dans la graduation que j'ai adoptée pour les bougies et les sondes, le n° 9 a deux lignes et quart de diamètre. Je rappelle cette graduation : n° 1 $= \frac{1}{4}$ de ligne, n° 2 $= \frac{1}{2}$ lig., n° 3 $= \frac{3}{4}$ de lig., n° 4 $=$ 1 lig., n° 5 $=$ 1 lig. $\frac{1}{4}$, n° 6 $=$ 1 lig. $\frac{1}{2}$, n° 7 $=$ 1 lig. $\frac{3}{4}$, n° 8 $=$ 2 lig., n° 9 $=$ 2 lig. $\frac{1}{4}$, n° 10 $=$ 2 lig. $\frac{1}{2}$, n° 11 $=$ 2 lig. $\frac{3}{4}$, n° 12 $=$ 3 lig., n° 13 $=$ 3 lig. $\frac{1}{4}$, n° 14 $=$ 3 lig. $\frac{1}{2}$, n° 15 $=$ 3 lig. $\frac{1}{4}$, n° 16 $=$ 4 lig., n° 17 $=$ 4 lig. $\frac{1}{4}$.

ment affecté. Je me bornai à lui prescrire du repos et un bain général.

Le 20, les excrétions d'urine furent moins fréquentes et le jet plus large. Je passai une bougie n° 11 avec facilité, puis une n° 12 ; celle-ci fit un peu souffrir. Le 21, le malade avait repris son calme ordinaire. Il urinait bien ; une bougie n° 12 et une n° 13 passèrent avec facilité. Le 22, le mieux continuait. Une bougie n° 13 et une n° 14 entrèrent aisément, et furent supportées de même ; elles ressortirent sans ramener de trace d'étranglement.

Le 23, tout allait très-bien ; les urines sortaient largement. Une bougie à ventre, de trois lignes trois quarts, fut introduite après une bougie n° 14 ; elle ne fit pas souffrir ; mais, quand elle fut retirée, il y eut un léger écoulement de sérosité sanguinolente. Le 24, le malade me dit avoir rendu un petit caillot de sang, lors de l'excrétion d'urine qui avait suivi l'opération de la veille. Il était d'ailleurs bien ; on ne fit rien.

Le 25, une bougie n° 14 d'abord, puis une bougie n° 15, passèrent, et ne causèrent point d'incident. Le 27, il n'y avait point eu d'écoulement de sang ; le malade était dans l'état le plus satisfaisant. J'introduisis une bougie de trois lignes trois quarts.

Le 30, il y avait le même bien-être, la même facilité à uriner ; la dernière bougie fut introduite, conservée dix minutes, et retirée sans incident. Il n'y avait point d'écoulement. La guérison parut assurée.

Je n'ai point perdu de vue ce malade ; il a constamment uriné très-largement, et il jouit d'une santé excellente, sous le rapport des voies urinaires. Des douleurs rhumatismales dans les membres constituent tout ce qu'il a ressenti depuis son traitement.

DEUXIÈME OBSERVATION.

Cinquante-trois ans ; six à sept blennorrhagies ; abcès urineux ; blennorrhée habituelle ; dysurie ; deux rétré-cissemens ; quatre cautérisations ; vingt-sept jours de traitement ; vingt jours d'interruption.

Un professeur de chant, âgé de cinquante-trois ans, d'une bonne constitution et d'un tempérament sanguin nerveux, avait eu six à sept blennorrhagies, et mené une vie très-active. Il avait été traité, quelques années avant, par M. le baron Larrey, pour une infiltration d'urine qui nécessita plusieurs incisions au périnée. Il avait un écoulement depuis longues années ; il rendait de temps à autre des graviers avec les urines.

La première exploration fut faite le 30 août 1823. Une bougie fine pénétra jusqu'à quatre pouces et quart ; mais une sonde exploratrice fut arrêtée à trois pouces et demi, et sortit avec une forme remarquable (*fig.* 4). Cet examen ne détermina que peu de douleur ; seulement il y eut un léger suintement

de sérosité sanguine. Je bornai à cela mes recherches. Je prescrivis les soins hygiéniques accoutu-
més : un bain de siége, une boisson rafraîchissante,
un régime adoucissant et un travail modéré.

Le 2 septembre, je commençai par introduire
une bougie fine. Il me fut impossible de la faire
avancer au-delà de quatre pouces et un quart, même
avec l'aide d'un conducteur. Je la laissai en place
pendant six minutes; puis j'appliquai le caustique
à trois pouces et demi. Il fut à peine senti; l'opération dura une minute.

Le 5 septembre, il y avait un peu d'augmentation
dans la blennorrhée; il était même venu quelques
gouttes de sang. Le malade avait uriné mieux le
premier jour de la cautérisation; le second, il s'é-
tait trouvé irrité, et le troisième, il avait uriné alternativement bien et mal. Il éprouvait un mieux
sensible dans ce moment. Je pris une nouvelle empreinte à trois pouces et demi (*fig.* 5); elle m'annonça une diminution de l'obstacle; mais, à la sortie de la bougie, il s'échappa des gouttes de sang.
Je dus différer de quelques minutes l'application du
caustique, afin de le faire agir avec certitude sur la
partie à détruire. Cette cautérisation ne fut pas plus
douloureuse que la précédente.

Le 7, le malade allait bien; mais il fut obligé de
faire un voyage; il dut suspendre son traitement.

Il était de retour au 1er octobre. Il me dit avoir uriné

assez bien pendant son absence, malgré des fatigues
et un régime peu convenable dans sa position. J'introduisis une sonde exploratrice dans le canal ; elle
dépassa le premier obstacle, et arriva à quatre pouces
et un quart. Le séjour de cet instrument ne fit point
souffrir, et sa sortie s'effectua sans amener de traces
de sang (*fig.* 6). J'appliquai le caustique.

Le 4, j'appris que, le second jour de la cautérisation, les urines étaient un peu gênées dans leur
cours. Elles allaient bien, en ce moment; leur jet était
devenu plus gros, leur émisssion plus rare. L'exploration donna une empreinte plus large, au même
point (*fig.* 7). Je fis une nouvelle application du
caustique; elle ne produisit aucune douleur.

Le 8, le malade m'annonça que les urines avaient
assez bien coulé, après l'opération; mais il se plaignait
d'un sentiment d'ardeur dans l'urèthre. Une sonde
exploratrice, n° 10, fut présentée à ce canal; elle
passa sans trouver de résistance, mais pas sans
causer de douleur sur les deux obstacles; et pénétra jusqu'à la vessie. Je me bornai à introduire une
bougie de cire du pareil diamètre, et à la laisser en
place pendant quinze minutes.

Le 9, les urines sortaient bien ; une bougie n° 10
et une n° 11 furent introduites sans difficulté. Il en
fut de même le lendemain pour une bougie n° 12.

Le 11, le malade, qui s'était un peu fatigué la
veille, sentait de l'irritation dans le canal. Le pas-

sage de la bougie n° 12 se fit bien ; celui d'une bougie n° 13 fut un peu douloureux.

Le 12, la bougie n° 13 passa difficilement ; elle parut faire souffrir, je la retirai. Une bougie n° 12 fut arrêtée de même ; il s'écoula un peu de sang. Le malade convint qu'il s'était peu ménagé, sous bien des rapports. Je prescrivis le repos, des bains, une boisson délayante et un régime adoucissant.

Le 16, le malade me dit qu'il avait éprouvé, pendant deux jours, un besoin souvent renouvelé d'uriner, et que, néanmoins; l'excrétion s'était faite facilement. Il était bien; il urinait largement et à des intervalles assez grands; sa blennorrhée avait diminué considérablement. Il souscrivait avec peine à l'introduction d'une bougie nouvelle; je me bornai aux soins hygiéniques.

Le 20, il allait bien; les urines sortaient par un jet large et vif; la blennorrhée était presque nulle; je ne fis rien.

Depuis cette époque, j'ai revu plusieurs fois ce malade. Il m'a paru satisfait de son état; cependant l'écoulement n'a pas cessé entièrement; il reparaît de temps à autre. Je crains que le traitement n'ait été arrêté trop tôt.

TROISIÈME OBSERVATION.

*Cinquante - six ans; plusieurs blennorrhagies; blennor-
rhée habituelle; fréquentes dysuries, et par fois me-
naces de rétention d'urine complète; trois cautérisations; guérison en trente-six jours.*

Un homme de cinquante-six ans était sujet à un
écoulement habituel; il l'avait combattu par divers
médicamens. Il était d'une constitution forte et d'un
tempérament sanguin ; il avait eu plusieurs blennorrhagies, et venait de subir un traitement antisy-
philitique, sous la direction de M. Fourcadelle. Pendant une vingtaine d'années, un commerce important
l'avait obligé à voyager nuit et jour, le plus souvent à
cheval, quelquefois en voiture. Il éprouvait depuis
quelque temps de fréquentes difficultés pour uriner, et parfois il était menacé de rétention d'urine
complète.

Je procédai à l'examen de ce malade, le 2 septembre 1823. Une petite bougie fut arrêtée à cinq
pouces et un tiers; une sonde exploratrice, arrêtée
aussi à ce même point, resta en contact avec l'obstacle, pendant deux minutes, sans produire de douleur. Elle sortit avec une empreinte dont la tige était
très-mince (*fig.* 9), et d'autant plus remarquable,
que le pénis est très-volumineux. Le malade, af-

fecté d'ailleurs d'une ophthalmie légère, fut laissé en repos pendant deux jours.

Le 4, je cautérisai avec une petite cuiller circulairement, mais plus particulièrement en haut. Il n'y eut pas de douleur pendant l'opération; le malade ressentit seulement un léger picotement, lorsque le porte-caustique fut retiré. Je le soumis aux soins hygiéniques ordinaires. Le 6, il urinait toujours avec peine, et par un jet très-fin; l'écoulement était devenu plus abondant.

Le 7, il y avait une légère irritation; l'excrétion de l'urine était fréquente; elle se faisait, comme précédemment, par un jet d'une grande ténuité. L'exploration fut peu douloureuse. Il me vint une empreinte fine (*fig.* 10); mais elle répondait à un point plus avancé que la première fois, à cinq pouces et demi. Le 8, je pratiquai la cautérisation; elle ne fit pas souffrir.

Le 11, le malade était très-satisfait. Il urinait bien plus largement qu'auparavant; malgré cela, l'excrétion des urines était très-souvent répétée, et l'écoulement paraissait avoir augmenté. Une empreinte fut rapportée sans causer de douleur; elle présentait une tige (*fig.* 11) plus forte que la précédente. Je cautérisai de nouveau circulairement.

Le 14, les urines sortaient par un jet presque naturel; j'appris, cependant, que leur cours avait éprouvé quelque gêne, le lendemain de la cautérisa-

tion. Une sonde exploratrice pénétra avec assez de
facilité jusque dans la vessie (*fig.* 13); je commençai à dilater. Une bougie n° 10 fut introduite et
laissée en place, durant dix minutes; elle ne détermina aucune douleur.

Le 15, le cours des urines était libre. J'introduisis
un dilatateur; sa distension était douloureuse; je
lui substituai une bougie n° 11. Celle-ci fut gardée
dix minutes sans peine.

Le 16, je fis passer dans l'urèthre, et sans
difficulté, la même bougie que la veille. Deux minutes
après, je lui fis succéder une bougie n° 12; elle
séjourna douze minutes.

Le 17, le jet de l'urine était plus large qu'il ne
l'avait jamais été; mais l'écoulement persistait. Une
bougie n° 12 et une n° 13 furent introduites et
conservées; la première cinq minutes, la dernière
quinze.

Le 18, le malade me déclara qu'il allait de mieux
en mieux. Une bougie n° 14 passa très-bien, après
une n° 13, et ne le fit pas souffrir.

Le 19, la même bougie entra sans obstacle; je la
laissai seulement quelques minutes dans le canal;
je la remplaçai par une bougie à ventre de trois
lignes trois quarts. Celle-ci se trouvait un peu serrée;
elle resta en place un quart d'heure.

Le 20, une bougie de quatre lignes fut facilement
introduite et gardée. Je voulus lui faire succéder

une bougie de quatre lignes et un quart; elle passa avec un peu d'effort, et excita de la douleur. Son séjour fatiguait; je la retirai après huit minutes; il sortit quelques gouttes de sang; je recommandai le repos.

Le 21, le malade me dit avoir été un peu irrité; il se trouvait bien, et urinait largement; la blennorrhée était au même point. Une bougie de quatre lignes passa sans peine, fut laissée en place dix minutes, ne fit pas souffrir, et n'offrit pas d'impression à sa surface; il n'y avait aucune apparence de sang.

Le 24, le malade se disait guéri; néanmoins l'écoulement continuait, il était seulement moindre. Je fis usage de la même bougie.

Le 28, l'écoulement avait beaucoup diminué; la bougie passa facilement, et séjourna sans fatigue.

Le 1er octobre, le cours des urines était toujours très-libre, la blennorrhée presque nulle; le malade partit pour la campagne.

Le 6, il écrivait à son médecin, M. Fourcadelle, que l'écoulement avait cessé, et qu'il urinait par *un jet large comme une rivière.*

Depuis, j'ai vu ce malade assez souvent. Sa santé est excellente. Il n'a pas d'écoulement; il urine par un jet gros et fort. Cependant, la crainte d'une rechute l'a déterminé, dans les étés de 1824 et 1825, à revenir à l'emploi des bougies. Les plus grosses sont entrées avec facilité, et sont sorties sans aucune impression à leur surface. N'est-ce pas là une preuve que la guérison est radicale?

QUATRIÈME OBSERVATION.

Quarante-huit ans; six à sept blennorrhagies, en trente années; dysurie habituelle, parfois rétention d'urine complète; dyspermasie; engorgement d'un testicule; torsion du pénis; cinq cautérisations; amélioration très-sensible; interruption du traitement; trois années après, formation d'un abcès urineux, pendant un traitement dont le mode m'est inconnu; mort.

Un nègre, cuisinier, âgé de quarante-huit ans, et d'une constitution forte, avait eu six à sept blennorrhagies. La première, traitée par M. Fourcadelle, datait déjà de trente années. Il urinait habituellement avec beaucoup de difficulté, et parfois il éprouvait une suspension complète dans le cours de ses urines. C'était, le plus souvent, un effet de la fatigue. Le repos, les bains, la diète et une boisson délayante avaient suffi jusque-là pour la faire disparaître. Le malade faisait usage de bougies, et en introduisait une chaque semaine. Il n'y avait pas d'écoulement, mais l'éjaculation se faisait mal. Un des testicules était engorgé depuis long-temps. Il existait avec cela une particularité remarquable : la verge était tordue sur elle-même, le méat urinaire présentait une direction opposée à celle de l'état naturel.

Le 3 septembre 1823, jour où je vis ce malade pour la première fois, la sonde exploratrice ne put dépasser un pouce et demi, et donna une empreinte (*fig.* 13). Cette opération ne causa qu'une légère douleur. Le lendemain, la cautérisation fut pratiquée, et la douleur fut plus faible encore. Les jours suivans, il se développa peu d'irritation ; mais les urines ne coulèrent pas plus librement. Le malade était soumis au régime antiphlogistique, du moins autant que son service pouvait le permettre.

Le 8, une nouvelle empreinte (*fig.* 14), prise à un pouce et demi, dénota un élargissement sur ce point, mais elle fit voir un reste de rétrécissement. Une seconde cautérisation fut jugée nécessaire ; je la pratiquai immédiatement. Le 11 et le 12, le malade fut un peu irrité : on se borna à l'introduction d'une bougie n° 5.

Le 13, une sonde exploratrice pénétra jusqu'à deux pouces, et sortit avec une empreinte (*fig.* 15). Je cautérisai.

Le 16, le malade se trouvait un peu irrité ; il avait été obligé de travailler beaucoup la veille ; je ne fis rien. Le lendemain, une bougie cylindrique n° 8 fut introduite ; elle pénétra jusqu'à deux pouces et demi, et s'arrêta là. Cette opération fut faite avec facilité, mais avec douleur ; je me bornai à prescrire la continuation du régime antiphlogistique.

· Le 18, je pris une empreinte à deux pouces (*fig.* 16) ; elle était assez large. Je me décidai à opérer sur ce point par les simples dilatans. Le dilatateur fatiguait beaucoup, et les bougies·, un peu grosses, dépassaient à peine le premier rétrécissement. Ces instrumens furent appliqués une fois par jour, et pendant vingt minutes seulement.

Après cinq jours consacrés à l'emploi de ces moyens, le 23, la sonde exploratrice s'enfonça jusqu'à deux pouces et demi, et rapporta une empreinte très-étroite (*fig.* 17). Je cautérisai. Le 27, la sonde exploratrice me donna une empreinte plus forte (*fig.* 18). Le malade urinait mieux ; mais on avait ébranlé sa confiance dans la cautérisation ; je voulus essayer la dilatation.

Depuis ce jour jusqu'au 14 du mois suivant, le dilatateur et les bougies furent employés tous les matins pendant quinze à vingt minutes ; mais ils firent souffrir le malade, et je n'en tirai point d'heureux résultats. L'empreinte, prise après ce temps, se trouva être en tout semblable à celle que j'avais obtenue auparavant ; avec cela, l'irritation du canal était si forte, que la présence des bougies les plus douces n'était supportable que pendant un temps très-limité. Le peu d'efficacité de la dilatation intermittente, et l'impossibilité d'une dilatation continue décidèrent le malade à demander le caustique ; je l'appliquai à deux pouces et demi.

Trois jours après cette opération, le 17, la nouvelle empreinte (*fig.* 19) démontra qu'il existait un élargissement remarquable. Une bougie n° 9 d'abord, puis une n° 10, passèrent facilement jusqu'à la vessie. Je dus tenter encore la dilatation ; le malade redoutait toujours le caustique. Il ne craignait pas son effet immédiat : il n'avait jamais éprouvé qu'un sentiment de picotement, de cuisson légère, pendant son action ; mais il était effrayé par les accidens qu'on lui avait dit s'attacher à l'application de cet agent. Je lui donnai des bougies, et le soin de les introduire lui fut confié.

Ce malade que j'avais traité chez lui, et que des occupations nouvelles ne me permettaient plus d'y suivre, vint me voir six jours après, le 22. Il était dans un état de mieux très-marqué ; l'engorgement du testicule était dissipé entièrement ; les urines coulaient par un jet régulier. Cependant la dilatation n'était pas avancée ; le canal se refusait à recevoir toute bougie supérieure au n° 10.

J'étais dans l'ignorance du résultat ultérieur de ce traitement, quand, au commencement de cette année (1827), j'ai été appelé de nouveau près de ce malade. Il avait une sonde dans l'urèthre et une tumeur volumineuse au périnée. Celle-ci s'était développée dans le cours d'un second traitement ; elle était due évidemment à une infiltration d'urine. Le malade était entre les mains d'un chirurgien distingué et habitué à traiter les maladies des voies urinaires ; je me bornai à conseiller l'incision de la tumeur. L'opération fut exécutée devant moi, et mit à découvert un vaste abcès gangréneux. Des soins méthodiques succédèrent ; mais tout cela ne put pas sauver le malade ; j'appris sa mort peu de jours après.

A quel traitement avait-il été soumis d'abord ? L'ouverture du corps a-t-elle été faite ? a-t-elle offert quelques particularités ? j'ignore.

Cette observation montre le peu d'efficacité des moyens dilatans contre les anciens rétrécissemens de l'urèthre ; elle fait voir que l'emploi du dilatateur n'est pas sans inconvénient. On a pu remarquer que, comparativement, le résultat de la cautérisation a été encore ici fort satisfaisant.

CINQUIÈME OBSERVATION.

Quarante ans ; plusieurs blennorrhagies ; plusieurs éruptions dartreuses ; blennorrhée depuis dix ans ; dysurie habituelle ; parfois strangurie ; un rétrécissement, à quatre pouces trois quarts ; un mois de traitement ; deux cautérisations ; cessation prématurée de la dilatation ; liberté dans le cours des urines ; écoulement à peine apparent ; régime irritant ; retour de la blennor-

rhée; diminution dans le jet de l'urine; nouveau rétrécissement à cinq pouces et demi; nouveau traitement; une cautérisation; guérison complète en un
mois.

Un ancien militaire, devenu fabricant d'acier,
avait eu plusieurs blennorrhagies aiguës, et de fréquentes éruptions dartreuses. Il était âgé de quarante ans, d'un tempérament sanguin, et d'une
constitution forte. Il avait un écoulement qui datait
d'une dixaine d'années, et pour lequel on lui avait
fait subir divers traitemens locaux, généraux, internes, mercuriels et autres. Depuis cinq années, il
urinait habituellement par un jet étroit et court,
quelquefois par gouttes, à grands efforts. Le plus
petit excès, un dîner un peu copieux, un verre de
vin de Champagne, suffisaient pour produire une
telle gêne dans le cours des urines; mais aussi jusque-là, le repos, les bains, une boisson délayante
et la diète avaient pu ramener l'excrétion à son état
ordinaire.

Je vis ce malade pour la première fois, le 11 septembre 1823. Une bougie de gomme élastique n° 8
ne pénétra qu'à quatre pouces trois quarts; une
sonde exploratrice se trouva arrêtée au même point,
et sortit avec une empreinte fort étroite (*fig.* 20). Cet
examen fut douloureux; le gland était irrité, et la
sonde exploratrice y avait passé avec peine. Le ma-

lade était plein de confiance dans la cautérisation, bien décidé à se placer, à se tenir dans les conditions favorables à son succès. Je le cautérisai le lendemain. J'employai peu de caustique, et je ne laissai cet agent que très-peu de temps en contact avec le canal. Cette opération fut beaucoup moins douloureuse que l'exploration de la veille. L'excrétion de l'urine parut au malade être plus libre immédiatement; elle le fut réellement le jour suivant.

Le 15, l'exploration du même point donna une empreinte (*fig.* 21) presque aussi fine. J'appliquai de nouveau le caustique avec une cuiller plus forte. Le canal était toujours très-sensible au contact des instrumens, et pourtant l'action du nitrate d'argent fut à peine perçue. Il n'y eut rien de remarquable dans les trois jours qui suivirent; seulement le jet des urines, après avoir été gêné, le 18, pendant quelques heures, devint tout-à-coup libre par l'expulsion d'une *petite peau blanche*. Je répète les expressions du malade.

Le 19, il fut pris par la fièvre : il s'était exposé au froid, en sortant d'un bain. Le canal n'était pas plus irrité que d'ordinaire; les urines coulaient moins abondamment, mais librement. Une infusion de fleurs de tilleul, la diète et le repos mirent fin à cet incident, en quatre jours.

Le 23, une nouvelle empreinte fut prise (*fig.* 22),

et une nouvelle cautérisation faite à cinq pouces.

Le 25, les urines coulèrent plus librement, et le 26 leur jet avait grossi du double. Le malade allait très-bien ; je ne fis rien. Le lendemain 27, il survint une forte fluxion à la joue ; je me bornai à passer une bougie jaune n° 8 ; le 28, j'en mis une n° 9.

Le 29, une sonde exploratrice fut un peu arrêtée à cinq pouces, et pénétra ensuite avec facilité jusqu'à la vessie. Je crus, dès ce moment, toute cautérisation inutile. Je passai une bougie n° 10 ; je la tins dix minutes en place. Lorsqu'elle fut retirée, il s'écoula quelques gouttes de sérosité sanguinolente. Le 30, je laissai le malade en repos.

Le 1er octobre, une bougie n° 11 avait passé ; mais sa présence déterminait de la douleur au gland ; je la remplaçai par une bougie à ventre du même diamètre ; celle-ci fut supportée facilement.

Le 2, une bougie à ventre n° 12 fut introduite et conservée, après une bougie semblable du n° 11 ; Le cours des urines était libre. Les cinq jours suivans, le malade, surchargé d'affaires, négligea de venir me voir : néanmoins, le 8, une bougie n° 12 pénétra facilement. Il n'en fut pas de même d'une bougie n° 13, elle eut un peu de peine à passer ; et, quand elle sortit, il tomba deux ou trois gouttes de sang. Le lendemain, la même bougie fut placée et retirée, sans donner aucune peine, sans amener de sang.

Le 10, une bougie n° 14 entra, à la suite du n° 13 ; elle fit souffrir au méat, et, quand elle fut dehors, il s'écoula un peu de sang ; il venait évidemment du gland. Je ne remarquai point d'impression

Le 11, cette même bougie pénétra plus facilement, et fit moins souffrir à son passage au méat urinaire. Il ne parut pas de sang.

Le 12 et le 13, l'on ne fit rien. Le 14, une bougie n° 14 fut introduite sans difficulté et sans douleur ; les urines sortirent largement ; le gland était à peine irrité, l'écoulement presque nul. Le malade, satisfait de son état, et livré à des affaires aussi importantes que nombreuses, crut pouvoir s'en tenir là ; il ne vint plus me voir.

Cependant, son écoulement, qui avait cessé entièrement peu de jours après le traitement, s'est reproduit sous l'influence d'un régime irritant, a disparu de nouveau, puis est revenu ; et, à la suite de plusieurs intermittences, a fini par être continu. Il s'est opéré avec cela une diminution sensible dans le volume et l'étendue du jet de l'urine. Le malade a donc pris le parti de venir me trouver, le 13 mars 1826, deux années après son premier traitement.

J'ai commencé par m'assurer de l'état de l'urèthre. Une sonde exploratrice, à tête n° 8, est arrivée à cinq pouces et demi, s'y est arrêtée, et a été ramenée sans empreinte, après avoir déterminé quelque douleur. Une petite bougie de gomme élastique a pénétré jusqu'à sept pouces et demi, mais pas au-delà. Une bougie emplastique n° 5 est entrée dans la vessie. Enfin, une sonde exploratrice ordinaire a marché facilement jusqu'à cinq pouces et demi, est restée sur ce point, puis est sortie avec une empreinte. Deux explorations semblables ont donné le même résultat. J'ai reconnu ainsi l'existence d'un rétrécissement. Je pouvais le croire simplement inflammatoire ; j'ai employé les antiphlogistiques et les dilatans.

Mais après l'usage de ces moyens, pendant dix jours, une bougie jaune n° 10 avait encore de la peine à dépasser l'obstacle ; elle sortait toujours modifiée dans sa forme, étranglée dans la partie correspondant à cet obstacle ; il m'a été impossible de conserver des doutes sur l'existence d'un rétrécissement organique. J'ai dû, dès-lors, chercher à en déterminer la profondeur et la forme, à l'aide de la sonde exploratrice ordinaire ; l'étendue, avec une petite sonde exploratrice. L'empreinte a été semblable à celle donnée par la dernière exploration, et a signalé un rétrécissement circulaire ; il était à cinq pouces et demi du méat, c'est-à-dire un demi-pouce plus loin que le rétrécissement attaqué lors du premier traitement ; il n'avait guère qu'une ligne d'étendue. Je l'ai cautérisé immédiatement et sans aucun incident.

Le 27, le malade était un peu irrité ; je n'ai fait

que passer une bougie emplastique n° 9. Le lendemain, une du n° 10 a été introduite.

Le 29, une sonde exploratrice est parvenue facilement à la vessie ; une bougie jaune n° 11 est entrée,
a séjourné dix minutes, et est ressortie sans empreinte. Le 30 et le 31 , j'ai passé encore, sans difficulté, et sans que leur forme ait été modifiée, des
bougies n° 12 et 13.

Il en a été de même, le 1ᵉʳ avril, pour une bougie n° 14, d'abord ; puis, pour une bougie à ventre
de trois lignes trois quarts ; le 2, pour une bougie de
quatre lignes ; enfin le 3, pour une bougie de quatre
lignes et un quart. Pendant ce temps, le malade a été
de mieux en mieux : les urines ont coulé par un
jet plus large, l'écoulement a diminué.

Le 6 et le 9, la bougie de quatre lignes et un
quart a été introduite. On a répété cette opération
le 12. L'écoulement avait cessé, les urines sortaient
largement, tout annonçait de nouveau la guérison.
Néanmoins, pour en avoir la garantie, j'ai continué,
pendant une vingtaine de jours, à passer une bougie toutes les semaines. Au moment où je relis cette
observation, janvier 1828, ce malade va très-bien.

Le retour de sa maladie doit-il être attribué à
une guérison incomplète ? On ne sera pas éloigné
de le penser, si on se rappelle que le traitement n'a
pas été terminé, que nous étions à peine arrivés aux
bougies n° 14, lorsque toute médication a été inter-

rompue. Mais si, d'un autre côté, on fait attention au siége du nouveau rétrécissement; et si l'on veut bien considérer que ce malade a eu plusieurs fois des dartres, qu'il est resté sous l'influence d'un régime irritant, que, par suite, il s'est établi chez lui un écoulement, et que cet écoulement a été négligé ; on n'aura aucune répugnance à regarder cette affection comme une seconde maladie, produite, ainsi que la première, par l'inflammation prolongée d'une partie de l'urèthre.

Dans tous les cas, il serait injuste de reprocher ici, au caustique, une action insuffisante ou nuisible ; il n'a pas été porté au point où le rétrécissement s'est développé, la seconde fois. Ainsi, dans la supposition d'un nouveau rétrécissement, ce fait ne prouve rien contre la cautérisation ; et, dans l'hypothèse de la reproduction d'un ancien rétrécissement, il milite en faveur de ce moyen, puisqu'il décèle en lui une efficacité plus grande et plus durable que dans la dilatation.

SIXIÈME OBSERVATION.

Cinquante-cinq ans; douze à quinze blennorrhagies; dysurie depuis dix-sept ans; une vingtaine de rétentions d'urine complètes; hernie inguinale; introduction de la sonde d'argent à plusieurs reprises; usage prolongé, et plusieurs fois répété, des sondes de gomme élasti-

que; six cautérisations; destruction de deux obstacles;
vingt-six jours de traitement; interruption.

Un maître de danse, âgé de cinquante-cinq ans,
d'un tempérament bilieux et d'une constitution dé-
tériorée, avait eu douze à quinze blennorrhagies;
plusieurs d'entre elles s'étaient prolongées. La dernière datait de dix-sept ans; elle avait duré une année. Dès ce moment, le cours des urines avait été
toujours plus ou moins gêné, et même, d'après le
malade, une vingtaine de fois entièrement interrompu. Dans plusieurs de ces rétentions complètes,
on avait été obligé de donner issue aux urines avec
la sonde d'argent; et déjà on avait employé les sondes de gomme élastique à différentes reprises et
pendant des mois entiers. Il existait, de plus,
une hernie à l'aine droite. L'apparition de cette infirmité avait précédé la maladie des voies urinaires;
mais les efforts d'excrétion paraissaient avoir beaucoup contribué à son développement.

Quand je vis ce malade pour la première fois,
le 17 septembre 1823, il urinait goutte à goutte,
tous les quarts d'heure. Une sonde exploratrice ordinaire fut arrêtée à trois pouces, et sortit avec une
empreinte marquant plusieurs échelons. Cet examen
donna lieu à l'écoulement de quelques gouttes de
sang. Le lendemain 18, je commençai par introduire, avec le secours d'un conducteur, une bougie
jaune n° 2. Elle dépassa le premier obstacle avec fa-

cilité, se trouva ensuite un peu arrêtée à cinq pouces, et finit par ne pouvoir pas aller au-delà de six pouces et demi. Je dus croire, dès-lors, à l'existence de deux autres rétrécissemens. Je laissai la petite bougie en place pendant quelques minutes; puis, je fis l'application du caustique avec une cuillère étroite et allongée; le malade ne le sentit pas. Le cours des urines ne fut pas changé.

Le 22, la sonde exploratrice arriva à trois pouces et un quart; elle présenta une empreinte moins irrégulière (*fig.* 25); je cautérisai immédiatement.

Le 25, je pus prendre une empreinte plus profondément, à trois pouces et demi (*fig.* 26), et j'appliquai le caustique. Jusque-là il n'y avait pas eu de changement dans le cours des urines; l'effet du traitement n'était appréciable que par les progrès de la sonde exploratrice, et par la forme de l'empreinte. Cette fois, le malade urina mieux dès le lendemain de la cautérisation.

Le 27, l'urine formait déjà le jet; le malade fut laissé en repos.

Le 29, une sonde exploratrice pénétra jusqu'à trois pouces deux tiers, et sortit avec une empreinte assez large (*fig.* 27). Une cautérisation fut faite; il n'y eut rien de remarquable, à la suite; les urines ne coulèrent pas plus largement.

Cependant, le 8 octobre, la sonde exploratrice put arriver un pouce et demi plus loin, à cinq pouces. L'empreinte (*fig.* 28), rapportée de ce point, expliquait le défaut de changement dans le cours des urines ; ce second rétrécissement était encore fort grand. Je le cautérisai.

Le 7, une empreinte fut prise (*fig.* 29) au même point, et annonça un élargissement sensible ; mais les urines n'allaient pas mieux. Je crus devoir, à cause des premières cautérisations, employer la dilatation pendant quelques jours.

Le 10, une nouvelle exploration donna le même résultat que la précédente ; j'appliquai le caustique à cinq pouces. Le cours des urines ne devint pas plus libre.

Le 14, la sonde exploratrice pénétra jusqu'à six pouces et demi (*fig.* 30). Nous avions donc détruit le second obstacle ; et si l'excrétion des urines n'avait pas lieu par un jet plus large, c'est qu'elle était encore embarrassée par un rétrécissement plus profond. Je me proposais d'attaquer ce troisième rétrécissement, le lendemain ; mais le malade, que je traitais chez moi, ne vint plus me voir. En est-il resté là ? a-t-il réclamé d'autres soins ? je ne le sais pas.

On voit que, par l'application du caustique, deux obstacles des plus remarquables ont été détruits, et que le traitement a été suspendu au moment où je pouvais espérer d'obtenir, par une ou deux cautérisations de plus, la cure radicale d'une maladie qui, pendant quinze ans, avait résisté à l'emploi répété des agens dilatans.

SEPTIÈME OBSERVATION.

Soixante-trois ans; nulle blennorrhagie; ischurie; séjour prolongé de la sonde; un rétrécissement; une cautérisation; destruction du rétrécissement; persistance de la rétention d'urine.

Un cordonnier de Vincennes, nommé Fauchon, vint me consulter le 23 septembre 1823. Il portait une sonde depuis quatre mois; elle avait été placée par M. Boyer. Ce grand praticien l'avait jugé atteint d'une paralysie de vessie. Les urines ne venaient que par la sonde ; le malade était d'une constitution faible, et âgé de soixante-trois ans ; il assurait n'avoir jamais eu de blennorrhagie ; mais la rétention d'urine s'était développée graduellement, et de temps à autre, on éprouvait des difficultés à introduire une sonde n° 8. Je me demandai si la maladie de la vessie ne serait point compliquée d'un rétrécissement de l'urèthre; je procédai à l'examen de ce canal. Une sonde exploratrice ordinaire fut arrêtée à cinq pouces, maintenue en place pendant quelques instans, puis ramenée avec une empreinte (*fig.* 31). Une sonde exploratrice d'un plus petit diamètre franchit l'obstacle avec quelques efforts, et pénétra ensuite facilement jusqu'à la vessie.

Je fus ainsi convaincu de l'existence d'un rétrécissement à cinq pouces. Je me déterminai à combattre ce rétrécissement ; j'avais l'espoir, bien faible, à la vérité, de retrouver dans la vessie assez de force pour chasser l'urine à travers un canal parfaitement libre. La cinquantième observation m'a démontré depuis que mon espoir n'était pas sans quelque fondement. J'appliquai le caustique le lendemain 24 ; il provoqua de la douleur, mais ne donna lieu à aucun accident.

Le 30, une sonde exploratrice ordinaire franchit avec facilité le lieu du rétrécissement, entra dans la vessie, et revint sans aucune empreinte (*fig.* 32). Cependant les urines n'allaient pas mieux ; le malade était obligé d'introduire la sonde pour vider la vessie. Je dus croire alors que la rétention d'urine tenait exclusivement au défaut d'action de cet organe. Je me bornai à conseiller les moyens que l'art emploie ordinairement contre sa paralysie ; je ne suis pas instruit de leur résultat.

Ce traitement, malgré son inefficacité contre la rétention d'urine, n'en est pas moins en faveur de la cautérisation ; il montre qu'un rétrécissement, qui avait résisté à l'introduction répétée de la sonde pendant quatre mois, a cédé à une application du nitrate d'argent.

HUITIÈME OBSERVATION.

Vingt-cinq ans ; une blennorrhagie à quinze ans ; blennorrhée légère pendant plusieurs mois ; dysurie d'abord ; strangurie depuis quinze jours ; un fort rétrécis·

sement à trois pouces trois quarts; introduction d'une bougie fine avec l'aide d'un conducteur; excrétion immédiate de l'urine par un jet; réintroduction et séjour de la bougie; moyens antiphlogistiques locaux et généraux; amélioration très-sensible, en vingt-quatre heures.

Un tourneur en bois, demeurant à Paris, dans la rue du Temple, vint me trouver le 13 octobre 1823, à neuf heures du matin. Il éprouvait une extrême difficulté pour uriner; malgré des efforts presque continuels d'excrétion, il rendait à peine une goutte d'urine par minute. Il était d'un tempérament sanguin, d'une constitution forte, âgé de vingt-cinq ans, et marié depuis dix-huit mois. Quinze jours avant, il avait été pris d'une rétention d'urine complète, à la suite d'une marche de quatre lieues, et avait passé trois heures sans pouvoir faire sortir une goutte d'urine. Enfin il était parvenu à uriner goutte à goutte, et était resté dans cet état. Il éprouvait parfois de légères rémissions, sous l'influence d'un régime adoucissant, d'une boisson aqueuse ; mais il payait la moindre fatigue, le plus petit écart de régime, par une exacerbation de plusieurs heures, d'une demi-journée et plus. Il avait éprouvé déjà plusieurs fois de la gêne dans le cours de l'urine, à la suite d'excès de divers genres; et faisait remonter à trois années le début de la diminution graduelle du liquide subie par le jet. Il avait eu une blennorrhagie à quinze ans, et, après cela, conservé un faible écoulement pendant plusieurs mois. Du reste, il n'avait jamais employé de traitement local, jamais fait d'injection dans l'urèthre.

Une bougie fort souple, n° 8, fut arrêtée à trois pouces un quart. Je ne pouvais pas avoir de doute sur la nature de la maladie; je devais craindre d'ajouter à l'état d'angoisse du malade, par une exploration intempestive; je portai un conducteur ordinaire jusqu'à l'obstacle, et, par son aide, je passai avec la plus grande facilité, sans causer de douleur, une bougie fine jusqu'à la vessie. Je laissai la bougie en place durant cinq minutes; je la retirai ensuite pendant un effort d'excrétion, et j'eus la satisfaction de voir l'urine sortir en formant le jet. Celui-ci était très-délié, à la vérité; mais il donna issue à un demi-verre de liquide. Cette excrétion fut suivie d'un changement immédiat dans l'état du malade. Je remis la bougie, je la fixai, et je recommandai la diète, l'application de quinze sangsues à l'anus, un bain de siége d'une heure, et une décoction de chiendent avec du sirop d'orgeat, pour boisson.

Le soir, je trouvai le malade tranquille; les urines avaient coulé autour de la bougie; je la retirai. Les urines sortirent par un jet manifestement plus gros que celui du matin. Je replaçai la bougie, prescrivis un nouveau bain pour le lendemain, et permis un léger bouillon après.

Le 14, le malade se disait bien. La bougie était sortie pendant la nuit; les urines n'en formaient pas moins le jet; le canal ne paraissait plus irrité. J'y portai une sonde exploratrice; elle s'arrêta à trois pouces et demi, et sortit avec l'empreinte 37; je ne fis qu'insister sur le régime antiphlogistique.

Le 15, le cours des urines s'était maintenu; je cessai d'aller chez le malade; j'ignore ce qu'il a éprouvé depuis; je l'ai perdu de vue.

Cette observation est propre à éclairer l'étiologie des rétrécissemens de l'urèthre, à montrer l'utilité d'un conducteur pour franchir ces obstacles, et à faire ressortir les avantages d'un régime antiphlogistique pour en modérer les effets. On a dû remarquer que le malade n'avait jamais fait d'injection dans l'urèthre, et que néanmoins il existait chez lui une forte coarctation de ce canal.

NEUVIÈME OBSERVATION.

Trente-six ans; six à sept blennorrhagies, dont deux avec engorgement de testicule, et la dernière traitée par les injections astringentes; affection dartreuse ancienne et opiniâtre; blennorrhée; dysurie; deux rétrécissemens, l'un à deux tiers de pouce, l'autre à six pouces; trois cautérisations; guérison en cinq semaines; nouvelle apparition de l'écoulement vingt mois après, sans aucun rétrécissement; tentatives de traitement par les sondes;

inefficacité du baume de copahu; cautérisation superficielle sur un point douloureux, à un pouce et demi
du méat; guérison.

Le chef d'une maison de commerce de la rue
Saint-Denis, âgé de trente-six ans, d'une constitution forte et d'un tempérament nerveux, était depuis long-temps atteint d'une affection dartreuse.
il avait eu six à sept blennorrhagies ; deux d'entre
elles étaient compliquées de l'engorgement d'un testicule, et la dernière avait été traitée par les astringens locaux. Les injections venaient d'être continuées pendant deux mois entiers.

Le 4 novembre 1823, jour où je vis ce malade
pour la première fois, il y avait encore un écoulement; le cours des urines était gêné : elles formaient le jet, mais il était fort étroit. Une bougie
n° 4, de gomme élastique, pénétra jusqu'à la vessie,
après avoir été un peu arrêtée à six pouces ; une
sonde exploratrice fut arrêtée à deux tiers de
pouce du méat urinaire, et donna l'empreinte 33.
J'appliquai immédiatement et circulairement le
caustique sur ce point.

Le 7, le malade déclara avoir uriné assez bien,
et n'avoir pas souffert ; cependant la sonde exploratrice fut encore arrêtée à deux tiers de pouce du méat,
et présenta la forme 34. Je cautérisai de nouveau.

Le 10, la sonde exploratrice parvint à six pouces, et

y prit l'empreinte 35 ; je cautérisai à cette profondeur.

Le 13, le malade était un peu irrité. On se borna à introduire une bougie jaune n° 8. Elle fut laissée en place pendant cinq minutes seulement. Un bain, un régime adoucissant et le repos calmèrent l'irritation. Le lendemain une bougie n° 8, puis une n° 9, entrèrent sans douleur , sortirent sans étranglement.

Le 15, une bougie n° 10 passa facilement, et revint sans empreinte. Une sonde exploratrice (*fig.* 36) pénétra jusqu'à la vessie ; je me bornai à poursuivre la dilatation.

Le 16, une bougie n° 11 produisit un peu de douleur, à l'entrée. Le 17 et le 18, je fis usage de bougies plus fortes. La dilatation fut ensuite continuée, avec le soin d'introduire la même bougie deux jours.

Le 25, on était arrivé à en mettre une de trois lignes trois quarts. Son emploi détermina de la douleur au méat, et fit couler quelques gouttes de sang ; la dilatation fut jugée suffisante. On passa la même bougie le lendemain , et l'on commença à mettre plus d'intervalle entre ses introductions.

Le 28, le malade allait bien ; l'écoulement était presque nul, les urines sortaient assez largement. La bougie fut passée encore pendant quelques semaines, à des intervalles de deux, trois, quatre jours, et plus. L'écoulement disparut ; le malade put se croire radicalement guéri.

Cependant, je n'étais pas tout-à-fait tranquille sur son compte. Il était éminemment dartreux, et plusieurs traitemens méthodiques, dirigés par un de nos meilleurs praticiens, M. Biet, n'avaient pu amener que des amendemens passagers dans l'affection cutatanée. Je savais, d'ailleurs, le malade livré à une vie active sous bien des rapports.

Mes craintes ne furent que trop justifiées : pendant l'été de 1825, il fut pris d'un nouvel écoulement. Cette fois il commença par réclamer les conseils de M. Dupuytren. Cet habile chirurgien pensa qu'il serait possible de mettre fin à l'écoulement par l'usage des sondes, et fut d'avis de les employer.

J'explorai de nouveau le canal, je m'assurai qu'il n'existait aucun rétrécissement, et je m'empressai de suivre la prescription de M. Dupuytren. C'est le 26 août que cet examen fut fait. Dès le 28, une sonde de gomme élastique fut placée ; mais à peine eut-elle séjourné dans le canal, pendant deux heures, qu'elle devint insupportable, et que le malade fut obligé de la retirer.

Le lendemain 29, je fis une nouvelle tentative ; elle ne fut pas plus heureuse. Malgré le repos, la diète, une boisson émulsive, et l'immersion prolongée du corps dans un bain, le malade fut encore une fois obligé de retirer la sonde, après une demi-heure de séjour au plus.

Durant quelques jours, je me bornai à l'emploi des moyens hygiéniques, associés à des pilules de copahu. L'écoulement persista. Le 3 septembre, je fis une nouvelle exploration. La bougie, comme précédemment, arriva à la vessie, et sortit avec la forme 227; mais, en entrant et en sortant, elle fit souffrir le malade, à la distance d'un pouce et demi du méat. Je conclus que c'était là la partie principalement affectée; et, sur cette seule indication, j'appliquai le caustique circulairement et très-superficiellement.

Le 16, le malade m'annonça, devant le spirituel auteur des *Lettres à un Médecin de province*, M. le docteur Miquel, que son écoulement avait complétement disparu.

Depuis, l'état de ce malade n'a pas cessé d'être satisfaisant; et s'il est difficile de compter sur la guérison radicale d'un écoulement qui tient évidemment à l'affection dartreuse, il est toujours permis de l'espérer.

Il est à remarquer que ce n'est ni à deux tiers de pouce du méat urinaire, ni à six pouces, siéges des premiers rétrécissemens, mais bien à un pouce et demi, que le caustique a été appliqué cette dernière fois. Ainsi voilà encore une observation qui semble militer puissamment en faveur du caustique.

DIXIÈME OBSERVATION.

Vingt-huit ans; cinq ou six blennorrhagies, la dernière traitée par des injections astringentes; diminution graduelle dans le jet de l'urine, dès ce moment; strangurie accompagnée d'un écoulement abondant et de maux de reins; introduction d'une bougie fine avec l'aide d'un conducteur; quatre cautérisations; état satisfaisant; commencement de dilatation; interruption du traitement; rétention d'urine complète, en moins d'un mois; nouveau traitement d'abord, par les antiphlogistiques, puis, par le caustique appliqué deux fois; guérison en peu de jours.

Un architecte, âgé de vingt-huit ans, d'un tempérament sanguin bilieux, d'une bonne constitution, avait eu cinq ou six blennorrhagies. Il avait reçu, pour trois d'entr'elles, les soins d'un praticien justement célèbre, de M. Cullerier. Il y avait trois ans que la dernière avait été traitée par des injections de vin dans le canal. A partir de cette époque, les urines avaient commencé à couler moins librement, et leur jet avait été en diminuant par degrés; il était nul au moment où je fus consulté, le 5 janvier 1824. Il y avait un écoulement chronique, abondant; l'émission de l'urine ne se faisait plus que par gouttes, et avec les plus violens efforts; le malade était tourmenté de douleurs qu'il rapportait à la région des reins; elles augmentaient à chaque tentative d'excrétion.

Je ne pouvais guère douter de la nature de la maladie; je débutai par introduire une sonde exploratrice dans l'urèthre. Elle pénétra aisément jusqu'à six pouces, et, avec une faible résistance, jusqu'à six pouces trois quarts. Après un séjour assez court, elle sortit avec l'empreinte 43. Une bougie fine fut, avec l'aide d'un conducteur, présentée au rétrécissement; elle le franchit, et resta en place six minutes, sans fatiguer le malade. L'excrétion qui suivit fut un peu plus productive que d'habitude. Enhardi par ce résultat, et pressé par le peu de temps que le malade pouvait donner à son traitement, je me décidai à appliquer immédiatement le caustique. Je le fis avec le porte-caustique droit. Les urines ne sortirent pas plus difficilement; au contraire, le lendemain 6, il semblait qu'il y eût de l'amélioration sous ce rapport.

Le 7, le mieux était évident, et cependant le malade n'avait pas cessé de vaquer à ses occupations; c'était l'instant où tout Paris était atteint de la manie de bâtir. A la vérité, les moyens hygiéniques autres que le repos, et particulièrement les bains et les boissons émulsives, n'avaient pas été ménagés.

Le 8, les urines sortirent bien plus facilement, mais sans former le jet. Une nouvelle exploration, faite à six pouces deux tiers, donna l'empreinte 44. Je cautérisai.

Le 11, les urines n'allaient guère mieux; toutefois la sonde exploratrice avança un tiers de pouce plus loin, à sept pouces, et revint avec l'empreinte 45. J'appliquai le caustique.

Le 14, le cours des urines était plus libre, le jet commençait à se former. La sonde exploratrice pénétra à sept pouces et demi ; elle ramena l'empreinte 46. Je fis une nouvelle application du nitrate d'argent.

Le 17, les urines allaient bien ; une exploration, faite au même point, à sept pouces et demi, procura une empreinte satisfaisante (*fig.* 47) ; je commençai la dilatation. Elle marchait assez bien, et déjà une bougie n° 11 pénétrait avec facilité, quand le malade, surchargé d'affaires, négligea de venir me voir.

Tout entier à ses bâtimens, il fit peu d'attention à la diminution graduelle subie par le jet des urines, et se trouva, après plusieurs jours de travaux fatigans, le 12 février, pris d'une rétention d'urine complète. Une application de sangsues, des bains, une boisson délayante, la diète et le repos, remédièrent à cet accident ; le 18, le malade était revenu à l'état où je l'avais laissé un mois avant. Une sonde exploratrice fut introduite. Arrêtée à sept pouces et demi, elle rapporta une empreinte en tout semblable à la précédente (*fig.* 47), obtenue le 17 janvier. Je me déterminai à cautériser de nouveau. J'employai d'abord le porte-caustique droit ; mais, éprouvant un peu de peine à en faire avancer la tige, je lui substituai le porte-caustique courbe, et l'opération fut faite avec assez de facilité.

Le 21, j'eus une empreinte plus forte (*fig.* 48); je crus devoir cautériser encore.

Le 24, l'exploration donna l'empreinte 49 à huit pouces; je revins à la dilatation; mais deux bougies de cire, une n° 9 d'abord, puis une n° 8, se trouvèrent arrêtées au même point que la sonde exploratrice. Le lendemain et les jours suivans, je n'avançai pas davantage; la prostate était engorgée. cependant des bougies cylindriques n° 10, 11 et 12, et des bougies à ventre n° 13, 14, 15 et 16, pénétrèrent successivement jusqu'au point indiqué. Le malade urinait très-facilement et très-largement; sa blennorrhée était presque nulle; je bornai là mon traitement. Ses effets ont répondu à mon attente : les maux de reins ont entièrement disparu, et l'engorgement de la prostate a fini par se dissiper.

Cette observation est remarquable sous plusieurs rapports : elle fait sentir que la rétention d'urine, dans l'urèthre, peut donner lieu à l'engorgement de la prostate et à des douleurs vives dans les reins ; elle montre que le traitement par le caustique est compatible avec des occupations très-actives, et demande à être suivi d'une dilatation méthodique ; elle prouve que la destruction des obstacles de l'urèthre, en rétablissant le cours naturel de l'urine, met la prostate et les reins dans les conditions de leur retour à l'état normal.

ONZIÈME OBSERVATION.

Soixante-dix ans ; dysurie depuis trente-quatre ans ; dix à douze rétentions d'urine complètes ; plusieurs cathétéris- mes forcés ; plusieurs traitemens par les sondes à demeure ; introduction répétée d'une bougie dans l'urèthre ; deux blennorrhagies depuis l'apparition de la maladie, aucune avant ; phimosis accidentel ; accès de fièvre tous les deux ou trois mois ; deux rétrécissemens, un à quatre pouces, l'autre à cinq pouces et demi ; quatre cautérisations ; traitement interrompu après la première, par trois mois d'intervalle ; guérison maintenue pendant trois ans et demi ; mort sénile.

Un vieillard de soixante-dix ans, ancien boulanger, d'une constitution bonne et bien conservée, éprouvait, dans le cours des urines, une gêne qu'il faisait remonter à trente-quatre années. Il avait eu dix à douze rétentions d'urine. Plusieurs fois on avait été obligé de recourir au cathétérisme forcé ; plusieurs fois aussi il avait été traité par les sondes laissées en place ; et cependant, à dater de sa première rétention, il n'avait pas négligé le soin de s'introduire une bougie dans l'urèthre, deux ou trois fois par mois. Il ne se rappelait pas d'avoir été atteint de blennorrhagie avant cette époque ; il l'avait été deux

fois depuis. Il était affecté d'un phimosis accidentel, qui semblait avoir été produit par l'âge, mériter le nom de sénile, et sujet à éprouver tous
les deux ou trois mois, quelquefois plus souvent,
des accès de fièvre sans cause appréciable. Marié
depuis vingt-huit ans, il menait, d'ailleurs, une
vie sobre, paisible et heureuse.

Ce malade me fut adressé par son médecin,
M. Fourcadelle, le 4 juin 1823. A cette époque, il
urinait presque tous les quarts d'heure ; son urine
tombait en nappe : ce symptôme pouvait s'expliquer par le phimosis. Une bougie n° 8 d'abord,
puis une sonde exploratrice, marchèrent librement jusqu'à quatre pouces, et y furent arrêtées.
La dernière sortit avec l'empreinte 38.

Je bornai là mon examen, à cause de la disposition fébrile du malade. Il n'en fut pas moins pris
par la fièvre, immédiatement après. Néanmoins cet
accident ayant cessé promptement, et le malade
étant revenu à son état ordinaire, je crus pouvoir
appliquer le caustique, le 6; il le fut sans aucune
douleur.

Le lendemain, il survint un accès de fièvre des
plus violens, et accompagné d'un léger coma. Le
cours des urines était resté le même ; la pression
de l'urèthre, dans la partie cautérisée, ne donnait
aucun indice de douleur ; je me bornai à l'emploi
d'une infusion de fleurs de tilleul, édulcorée avec

du sirop d'orgeat. Vingt-quatre heures après, le malade était comme à l'ordinaire, à cette différence près, que les urines sortaient plus largement. Le mieux, sous ce rapport, augmentait chaque jour; je me décidai à attendre.

Trois mois après, le 2 septembre, le malade, jusque là peu confiant dans le caustique, vint en réclamer l'emploi. Ses motifs étaient qu'en moins d'une minute, ce moyen lui avait procuré une amélioration plus marquée, et surtout plus durable, que celle qui était produite ordinairement chez lui par le séjour de la sonde pendant huit jours, ou l'introduction des bougies pendant deux à trois semaines. Les urines commençaient à sortir moins librement; le rétrécissement semblait faire des progrès.

L'exploration me donna l'empreinte 39, pour le point où le caustique avait été appliqué, à quatre pouces du méat. Je plaçai le malade dans les conditions hygiéniques qui me parurent les plus propres à prévenir le retour de la fièvre, et j'en restai là.

Le 4, je passai une bougie fine jusqu'à la vessie, après avoir éprouvé un léger obstacle à quatre pouces, et senti un peu de résistance à cinq pouces et demi. Le 6, je repassai une bougie, et la laissai en place pendant dix minutes.

Ces différens essais n'ayant donné lieu à aucun

accident, j'appliquai, le 8, le caustique à quatre pouces, circulairement. Le bien-être persista.

Le 11, il y avait un écoulement de sérosité un peu teinte en rouge; les urines sortaient plus difficilement. Le lendemain, une escarre se détacha; les urines reprirent leur cours ordinaire, et la matière de l'écoulement devint d'une couleur jaune.

Le 13, une exploration donna l'empreinte 40, à quatre pouces, et une nouvelle cautérisation fut faite.

Le 17, le malade dit encore avoir éprouvé un peu d'embarras dans les urines, mais pendant quelques heures seulement. La sonde exploratrice pénétra jusqu'à cinq pouces et demi, et revint avec l'empreinte 41. Je commençai par introduire une bougie; je fis, à la suite, une application du caustique sur ce point.

Le 20, il y avait de l'irritation dans l'urèthre : le cours des urines était un peu gêné. Je passai une bougie n° 7; il se rétablit immédiatement.

Le 21, j'introduisis une bougie n° 8; le canal était toujours un peu irrité; j'attendis pour explorer.

Le 22, le malade se sentait bien; les urines coulaient avec facilité. Une sonde exploratrice entra dans la vessie, et sortit avec la forme 42. Je commençai la dilatation. Elle marchait bien : le 30, une bougie n° 13 avait déjà passé; mais, lorsqu'elle fut retiré, il s'écoula un peu de sang. La même bougie servit les deux jours suivans; l'écoulement de sang n'eut pas lieu. Il se renouvela le 3 octobre, après l'introduction d'une bougie n° 14.

Le 4, le 5 et le 6, des bougies à ventre, n° 15, 16 et 17, furent mises en usage, sans le plus petit incident.

Le 7, j'appris que la bougie de la veille avait causé l'effusion de quelques gouttes de sang. Les urines coulaient largement; le malade se sentait bien; il était seulement fatigué : il venait de faire une longue marche. Il eut dans la soirée une indigestion, à la suite de laquelle, il fut pris de somnolence avec fièvre. Vingt-quatre heures après, il était revenu à l'état habituel. Je le laissai en repos. L'encrétion des urines continua à se faire très-librement.

Leur cours dans l'urèthre n'a plus été dérangé; mais leur sortie a été gênée de temps à autre par le phimosis. De temps à autre aussi, j'ai passé une bougie dans le canal, moins pour prévenir un resserrement, dont il n'était pas menacé, que pour montrer au malade que sa guérison était réelle. Il n'avait plus d'accès de fièvre.

Ce malade a succombé depuis, en 1827, à une hémorrhagie cérébrale déterminée par une vive contrariété. Son histoire fait ressortir les avantages de la cautérisation, et voir que les fièvres intermittentes peuvent dépendre d'une affection de l'urèthre.

DOUZIÈME OBSERVATION.

Quarante ans; plusieurs blennorrhagies; blennorrhée habituelle; deux rétrécissemens, un à demi-pouce du
méat, et un autre à cinq pouces; cinq cautérisations,
trois sur le premier rétrécissement; lenteur et difficulté
de la dilatation dans ce point; guérison prompte à cinq
pouces et demi.

Le 10 juillet 1824, un praticien distingué de
Paris, M. Fleury, me présenta un malade : c'était
un homme livré au commerce de l'épicerie, âgé de
quarante ans, veuf depuis quelques années. Il avait
un tempérament lymphatique, et menait une vie
très-régulière. Il se plaignait de difficultés d'uriner
fréquentes et variables pour l'intensité; il accusait
un premier obstacle au gland, un autre plus profondément; il avait eu plusieurs blennorrhagies, et,
depuis quelques temps, il était sujet à un écoulement
habituel. Le gland présentait plus de volume que
dans l'état naturel; il était manifestement affecté
d'une irritation chronique. Cependant les moyens
antiphlogistiques avaient été mis en usage sans aucun succès, et une sonde exploratrice, arrêtée à
un demi-pouce du méat, était revenue avec l'empreinte 50. Je me décidai à appliquer le caustique
sur ce point, circulairement. Cette opération fit un
peu souffrir; les jours suivans, l'irritation du gland
fut plus marquée.

Le 13, une sonde exploratrice, introduite de nouveau, se trouva arrêtée encore à un demi-pouce du méat, et prit l'empreinte 51. Je cautérisai.

Le 16, le pénis était légèrement irrité; je me bornai à passer une bougie de cire dans la partie cautérisée.

Le 18, l'irritation était tombée; j'explorai, et j'obtins l'empreinte 52, pour le point indiqué. Cependant les urines n'allaient pas mieux; je cautérisai. Il y eut moins d'irritation à la suite de cette cautérisation qu'après les précédentes.

Le 21, la sonde exploratrice entra jusqu'à cinq pouces, et sortit avec l'empreinte 53. J'appliquai le caustique. Le malade s'apperçut à peine de son action.

Le 24, j'appris que les urines, après avoir été un peu plus gênées que d'ordinaire, avaient acquis, la veille, un cours plus libre. L'exploration donna, à cinq pouces, l'empreinte 54; je portai le nitrate d'argent sur ce point, pour la seconde fois.

Le 27, le pénis était encore un peu irrité; mais les urines coulaient bien plus librement. Une bougie n° 8 fut introduite avec facilité. Le lendemain, il y avait beaucoup d'irritation; la sonde exploratrice fut présentée à l'obstacle; elle pénétra jusqu'à la vessie, et revint avec la forme 55 : je me bornai à dilater.

Le 6 août, la dilatation avait marché graduellement ; l'urèthre recevait des bougies cylindriques n° 14, et des bougies à ventre n° 16; les urines sortaient avec facilité ; l'écoulement était nul; mais le gland était toujours un peu irrité.

Le 8, cet organe, laissé en repos pendant quarante-huit heures, était revenu sur lui-même ; une bougie n° 14 fut introduite et conservée, d'abord avec quelque peine, dans cette partie du canal; néanmoins une du n° 15 put passer après celle-là.

Le 10, le gland était revenu encore sur lui-même, quoique le reste du canal fût bien.

Cette disposition du pénis m'a déterminé à prolonger la dilatation, à trois ou quatre jours d'intervalle. Par ce soin, par l'emploi des émolliens locaux, et par l'administration intérieure de légers révulsifs, l'urèthre avait repris ses dimensions naturelles, au 15 septembre. Toutefois, je recommandai au malade de s'introduire une bougie tous les huit ou dix jours, en fesant attention de ne la porter qu'à un pouce et demi du méat.

Ce traitement vient appuyer une proposition établie dans l'ouvrage, savoir que le nitrate d'argent agit moins efficacement, et produit plus de douleur, à l'entrée de l'urèthre que dans les parties profondes de ce canal.

TREIZIÈME OBSERVATION.

Cinquante-six ans; plusieurs blennorrhagies; depuis plusieurs années, blennorrhée rebelle aux moyens ordinaires de l'art, et besoin presque continuel d'uriner; un léger rétrécissement à sept pouces et demi; une cautérisation; guérison en quinze jours.

Un fabricant de l'île Saint-Louis, âgé de cinquante-six ans, d'une constitution forte et d'un tempérament sanguin lymphatique, avait, depuis plusieurs années, un écoulement abondant et rebelle aux moyens ordinaires de l'art; il éprouvait, avec cela, un besoin d'uriner presque continuel. Il jouissait, d'ailleurs, d'une bonne santé, et menait une vie très-régulière, très-sobre, au sein de sa famille. Il avait eu, pendant sa jeunesse, plusieurs blennorrhagies; et, depuis quelque temps, une hernie inguinale l'assujétissait à l'usage d'un bandage.

Le 15 août 1824, jour où je le vis pour la première fois, une sonde exploratrice traversa les parties spongieuse et membraneuse de l'urèthre avec facilité, s'arrêta à sept pouces et demi, à la portion prostatique, produisit sur ce point une sensation de douleur assez vive, y resta une grande minute, pénétra ensuite jusqu'à la vessie, et sortit avec la forme 56.

D'après l'invitation réitérée du médecin ordinaire, M. Fourcadelle, je fis, à l'aide du porte-caustique courbe de Ducamp, agir le nitrate d'argent sur la partie douloureuse. La cautérisation fut pratiquée circulairement, mais plus particulièrement en bas et sur les côtés.

Le 16, le malade éprouvait un sentiment d'ardeur au col de la vessie ; les envies d'uriner étaient plus fréquentes et plus vives; le soir, il y avait même un mouvement fébrile assez marqué. Mais le lendemain, la fièvre était nulle, et un bain porta du calme dans les autres symptômes.

Le 18, le malade était revenu à son état ordinaire ; une sonde exploratrice fut présentée au col de la vessie : elle le franchit facilement, et sans trop faire souffrir (*fig.* 57). Je ne fis rien.

Le 19, je passai une bougie de cire n° 12 ; les jours suivans, j'en mis de plus fortes, avec le soin de les laisser en place pendant dix minutes seulement.

Le 25, déjà l'introduction des bougies n'était plus douloureuse ; les urines sortaient facilement ; le besoin de les rendre était bien moins fréquent ; le malade se trouvait bien.

Le 30, il se disait guéri. Il gardait les urines trois ou quatre heures ; l'écoulement était nul ; il n'y avait aucune sensation de chaleur au périnée. L'introduction d'une bougie a été faite encore pendant quelque temps, à cinq ou six jours d'intervalle, chaque fois sans douleur.

L'état de ce malade n'a pas changé depuis; la guérison paraît radicale.

Voilà une observation curieuse, et par.la profondeur à laquelle le caustique a été appliqué, et par le prompt succès qu'il a obtenu. A cette époque, je n'avais pas encore effectué de changement dans les instrumens de Ducamp; si j'avais eu le porte-caustique modifié, je n'aurais pas balancé à lui donner la préférence pour cette opération.

QUATORZIÈME OBSERVATION.

Cinquante-sept ans; plusieurs blennorrhagies pendant la jeunesse; affection dartreuse; traitement prolongé d'un rétrécissement de l'urèthre par la dilatation; rétention d'urine complète; rétablissement immédiat du cours des urines par l'introduction d'une bougie fort mince; empreinte très-fine sur un premier rétrécissement, à trois pouces; cautérisation, avec amélioration très-sensible; incision de l'urèthre, nécessitée par l'arrêt d'une bougie dans ce canal; introduction et séjour des sondes; issue libre des urines; une année après, blennorrhée; plus tard, dysurie; nouveau traitement; quatre cautérisations; sirop sudorifique; guérison.

Un ancien marchand de vin, âgé de cinquante-sept ans, vint, le 6 avril 1824, réclamer mes soins pour une rétention d'urine complète. Il était sanguin, nerveux, faible, sujet, depuis longues années, à une affection dartreuse. Il avait été atteint de plusieurs blennorrhagies, pendant sa jeunesse ; et soumis à l'usage des bougies, par M. Souberbielle, dans le but de remédier à un rétrécissement de l'urèthre. Il vivait sobrement et en famille.

L'exploration me fit connaître l'existence d'un rétrécissement à trois pouces. La sonde exploratrice était sortie avec une empreinte très-fine (*fig. 58*) ; je pris un conducteur, et, par son secours, une bougie très-mince passa facilement jusqu'à la vessie. Après trois minutes de séjour, cet instrument fut retiré, dans un moment où le malade éprouvait un besoin pressant d'uriner ; l'excrétion se fit par un jet très-délié, mais soutenu ; le malade fut soulagé immédiatement. Je me bornai à l'emploi des moyens hygiéniques propres à calmer l'irritation. Le lendemain, le malade se sentait bien ; le cours des urines était assez libre.

Le 8, l'état général était très-bon. Les urines continuaient à sortir comme à l'ordinaire, par un jet très-fin ; je pris une nouvelle empreinte ; elle fut semblable à la première. Cette exploration ne fit pas souffrir ; j'appliquai, à l'instant même, le caustique.

Le 11, le malade urinait assez bien ; néanmoins, avant de porter une sonde exploratrice dans le canal, je voulus y introduire une petite bougie, et j'employai pour cela un conducteur. La manœuvre était dirigée de manière à faire rester la bougie en-deçà du méat. Cependant, le malade ayant, par un mouvement brusque de flexion, porté le bassin en arrière et le corps en avant, le pénis se trouva recourbé, allongé, et la bougie fut perdue de vue. J'étais dans la maison du malade ; le seul instrument approprié à cet incident, que j'eusse sur moi, était une pince à pansement; je m'en servis, avec le soin d'exercer, par le périnée, une compression sur l'urèthre, et d'empêcher ainsi la répulsion du corps étranger vers la vessie. Mais, soit que la liberté de l'urèthre eût permis à la bougie de marcher, en obéissant à son poids, soit que le col de la vessie l'eût, par ses contractions, fait avancer dans le canal, soit que ces deux causes se fussent réunies à l'extrême ténuité de de ce corps pour le soustraire à mes recherches, les tentations d'extraction furent vaines.

Dès-lors, l'accident me parut assez grave pour demander à partager la responsabilité de ses suites avec un chirurgien du premier ordre: M. le professeur Roux fut appelé ; et le soir, cinq heures après la disparition de la bougie, je pus m'éclairer des lumières de cet habile praticien. Il fut d'avis d'inciser l'urèthre dans sa portion membraneuse, et d'aller chercher le corps étranger par cette voie. Le malade n'urinait pas ; je cédai à ce conseil: L'opération fut exécutée immédiatement, et la bougie extraite avec facilité.

Dans la nuit, les urines passèrent par la plaie. Le lendemain, une petite sonde fut placée à demeure ; bientôt, une plus grosse la remplaça, et, huit jours après, une n° 14 entra sans effort. Mais son séjour commençait à fatiguer, je la retirai. Les urines sortirent par la voie naturelle. Peu de jours après, la plaie était cicatrisée. Il y avait eu un mouvement fébrile dans le premier temps, et, plus tard, une grande debilité des extrémités inférieures ; le malade fut obligé de garder la chambre durant plusieurs semaines. Cependant le cours des urines se faisait avec liberté : je bornai là le traitement ; je donnai seulement le conseil d'introduire une bougie, au moins une fois par mois.

Malgré cette précaution, le jet de l'urine alla en diminuant par degrés, et déjà sa finesse était extrême, quand le 17 mai 1826, deux années après le premier traitement, le malade vint de nouveau réclamer mes soins. Il avait, depuis une année, un écoulement presque continuel ; et, depuis quelques jours, le prépuce était le siége de deux petits ulcères. Le malade les pansait avec un onguent dont il se servait habituellement contre ses dartres ; et disait que, par ce seul moyen, il avait fait cicatriser, trois mois avant, plusieurs ulcères semblables. Je ne connais point la composition de cet onguent ; c'est un des mille et un médicamens secrets que le charlatanisme oppose aux affections herpétiques.

Une bougie n° 2 passa jusqu'à la vessie, après avoir été arrêtée à quatre pouces et quart; je la laissai en place pendant quelques minutes; je voulus ensuite lui substituer une sonde exploratrice d'un moyen calibre; elle eut quelque difficulté à entrer au méat, elle ne put le franchir qu'après avoir subi une réduction considérable à sa tête. Une fois engagée dans le canal, elle pénétra librement jusqu'à quatre pouces et quart; mais elle y rencontra un obstacle, et produisit de la douleur. En sortant, elle offrit l'empreinte 366. L'état du prépuce me fit différer la cautérisation; je prescrivis des sucs d'herbes, du petit lait, des bains, et commandai l'introduction d'une petite bougie, tous les deux ou trois jours.

Une semaine et demie après, le 29, les ulcères du prépuce étaient cicatrisés. Je pris une nouvelle empreinte; elle se trouva semblable à la précédente. L'état général du malade était très-bon. J'appliquai le nitrate d'argent, après avoir eu la précaution habituelle de passer une bougie pour frayer le chemin. Je fis continuer le petit lait, les sucs d'herbes et les bains; une boisson émulsive leur fut associée.

Le 1er juin, les urines allaient bien; mais le malade était enrhumé; je ne fis rien.

Le 2, une petite bougie de cire fut introduite d'abord; puis une exploration donna l'empreinte 367. Je repassai la bougie; et je cautérisai, cinq mi-

nutes après. La première fos, la cautérisation avait
été indolente ; ici, elle détermina une légère douleur.

Dans la soirée, le cours des urines se trouva suspendu pendant une demi-heure ; mais il suffit d'un
lavement pour le rétablir.

Le 6, le malade se sentait bien ; une bougie
n° 5 entra avec facilité, puis une n° 6 fut arrêtée ;
je pris une empreinte (*fig.* 368), à quatre pouces
et un tiers ; j'appliquai le caustique.

Le 9, je commençai la dilatation : elle marcha
bien d'abord ; mais, le 24, elle n'était arrivée qu'au
n° 10, et la bougie fut étranglée. J'explorai de
nouveau ; j'eus l'empreinte 369, à quatre pouces et
demi ; je cautérisai.

Le 27, j'introduisis une bougie n° 10 ; elle ne fut
pas étreinte. Le 28, une n° 11 ne le fut pas davantage. Le 29, une sonde exploratrice pénétra facilement jusqu'à la vessie, et sortit avec la forme 370 ;
je continuai la dilatation.

Huit jours après, elle était parvenue à son terme.
Je mis plus d'intervalle entre les introductions des
bougies, et j'ordonnai l'usage d'un sirop sudorifique.
J'y ajoutai quatre grains de deuto-chlorure de mercure, par livre, de manière à faire prendre un quart
de grain de ce sel chaque jour.

Le 20 juillet, on ne se servait plus de la bougie
que tous les huit jours ; l'écoulement avait disparu ;

les urines sortaient librement ; l'état du malade était très-satisfaisant. Il n'a pas changé depuis.

La récidive, dans ce cas, est-elle due à ce que la première cautérisation avait été insuffisante ? ou bien reconnaît-elle pour cause l'affection dartreuse, affection portée à un très-haut degré ? Cette dernière hypothèse me semble très-probable.

Dans tous les cas, on a dû remarquer que le rétrécissement attaqué, dans ce second traitement, était un pouce et un quart plus loin que celui qui avait été brûlé **deux** années avant. Ainsi, cette observation, qui montre l'insuffisance de la dilatation, ne prouve rien contre la cautérisation. Loin de là, elle fait voir la promptitude avec laquelle le nitrate d'argent combat les rétrécissemens de l'urèthre.

QUINZIÈME OBSERVATION.

Cinquante-deux ans ; subite rétention d'urine ; après plusieurs heures d'efforts, expulsion d'un corps vermiforme, et liberté dans le cours des urines ; le lendemain, nouvelle ischurie ; introduction d'une sonde exploratrice jusqu'à la vessie ; issue d'une urine abondante et bourbeuse ; injections dans la vessie ; boisson diurétique ; prompt retour à la santé.

Dans la soirée du 20 mai 1824, un cordonnier de la rue Jean-Robert, fut pris tout-à-coup d'une rétention d'urine complète. Il était âgé de cinquante-deux ans ; il n'avait jamais eu de blennorrhagie, ni souffert des reins. Après plusieurs heures d'efforts, un corps vermiforme sortit de l'urèthre, et le cours des urines se rétablit. Le lendemain matin, il s'arrêta de nouveau. Cette fois le malade vint prier M. Fourcadelle de lui retirer *le vers* qui lui obstruait le canal, montrant, à l'appui de sa demande, le corps qu'il avait expulsé, et qu'il croyait être réellement un vers.

Il ne fut pas difficile à M. Fourcadelle de s'assurer que ce corps, qui, au premier abord, offrait l'apparence d'un vers lombric, n'était qu'un amas de matières salines, liées par du mucus. Il voulut me rendre témoin du fait; le malade et la substance vermiforme me furent adressés.

La rétention d'urine persistait. Je portai une sonde exploratrice dans le canal; elle pénétra faciment jusqu'à la vessie, sortit avec la forme 6o, et fut suivie de l'excrétion d'une urine bourbeuse et abondante. Je fis des injections dans la vessie; le malade fut mis à l'usage d'une boisson diurétique; les urines reprirent la fluidité naturelle; leur marche ne se dérangea plus.

J'ai présenté, dans le temps, ce prétendu vers à la société Philomatique, et j'ai signalé ce fait comme propre à éclairer l'histoire de certaines affections vermineuses des voies urinaires. Je le rapporte ici, dans le but de faire remarquer que, quand il n'existe point de rétrécissement dans le canal, que les corps étrangers qui l'obstruent sont de nature à céder, la sonde exploratrice pénètre facilement jusqu'à la vessie, et sort avec une forme arrondie différente de celle qui lui est imprimée par les coarctations. Si le contraire a été annoncé, c'est, sans doute, parce qu'on s'est trop pressé de conclure, de quelques essais faits sur le cadavre, à ce qui doit arriver sur le vivant.

SEIZIÈME OBSERVATION.

Cinquante-cinq ans; sept à huit blennorrhagies; blennorrhée et dysurie depuis dix ans; plusieurs rétentions d'urine complètes; deux rétrécissemens très-étendus, un premier à un pouce, un second à cinq pouces; deux cautérisations; suspension du traitement, obligée par un voyage de cinq mois; six cautérisations; amélioration très-notable; dilatation portée à trois lignes et demie; fatigue physique, contrariétés morales, apparition et suppuration d'un bubon; nouvelle suspension du traitement, pendant un mois; deux cautérisations; guérison.

Un mécanicien, âgé de cinquante-cinq ans, sanguin, nerveux, marié, avait eu sept à huit blennorrhagies. Il était sujet à une blennorrhée, et à de la gêne dans le cours des urines, depuis une dixaine d'années; il urinait difficilement depuis deux ans, et déjà plusieurs fois il avait éprouvé des rétentions d'urine complètes.

Le 3o décembre 1824, l'exploration me fit constater un premier rétrécissement, à la distance d'un pouce du méat, obtenir l'empreinte 61 pour ce point, et soupçonner un second rétrécissement à cinq pouces. Le malade ne fut pas fatigué par cet examen. Je le cautérisai immédiatement.

Le 2 janvier 1825, il n'urinait pas mieux. La sonde exploratrice parvint à un pouce et demi, et prit l'empreinte 62. Je fis agir le caustique.

Le 5, le canal était un peu irrité. Je me bornai à passer une petite bougie de cire.

Le lendemain, le malade fut obligé de partir pour la Belgique; je ne le revis plus que cinq mois après, le 10 mai. Il avait continué la dilatation, durant son absence; mais l'excrétion des urines ne se faisait guère mieux. Cependant une sonde exploratrice pénétra jusqu'à quatre pouces et demi, et donna l'empreinte 73, bien plus grosse que les précédentes. J'appliquai le nitrate d'argent; le malade m'assura ne point le sentir.

Le 13, le canal était un peu douloureux; je ne fis que passer une bougie jaune. Des affaires imprévues vinrent encore prendre tous les instans du malade, et, pendant dix jours entiers, je fus sans le voir.

Le 25, il me dit avoir introduit des bougies chaque jour, et ne pas être mieux. La sonde exploratrice entra jusqu'à cinq pouces, et sortit avec l'empreinte 64, remarquable surtout par l'extrême longueur de la tige. Je cautérisai sur ce point.

Le 28, le 31 du même mois, et le 3 du mois suivant, on obtint les empreintes 65, 66 et 67, à cinq pouces et un quart, cinq pouces et demi, cinq pouces deux tiers. Je n'ose pourtant pas garantir cette graduation; l'extensibilité de la verge était très-grande, la profondeur des obstacles fort difficile à préciser. Néanmoins, la disposition du porte-caustique de Ducamp me permit d'agir sur eux avec sûreté.

Le 6 février, le malade se sentait irrité; je me bornai à l'introduction d'une bougie jaune. Le lendemain, l'exploration donna l'empreinte 68, pour cinq pouces deux tiers. Je cautérisai.

Le 10, la sonde exploratrice pénétra jusqu'à la vessie, après avoir éprouvé quelque résistance au méat urinaire, et à cinq pouces de profondeur. Au retour, elle fut un peu pincée aux mêmes points; elle offrait la forme 69. Je commençai la dilatation. Cette opération se faisait bien, et déjà une bougie n° 14 entrait avec facilité, sortait sans étranglement, quand, le 15, le malade vint me montrer un engorgement inflammatoire à l'aine gauche. Toujours pressé par les affaires, et se trouvant d'ailleurs dans une position de fortune peu avantageuse, il avait, la veille, marché long-temps à pied, et s'était fatigué beaucoup.

La dilatation fut suspendue; je prescrivis le repos, et des applications émollientes sur la partie affectée.

Le 20, l'engorgement avait pris l'aspect d'un bubon; le malade alla consulter M. Cullerier. Ce chirurgien le soumit à l'usage de frictions mercurielles et d'un sirop sudorifique. Le bubon ne parcourut pas moins ses périodes; il s'ouvrit. La cicatrisation se fit un peu attendre; le traitement de l'urèthre ne put être repris qu'un mois après, le 20 juillet.

Je commençai par introduire une sonde exploratrice; elle s'arrêta à cinq pouces et demi, et me donna l'empreinte 70. Je cautérisai. Le 23, j'en fis autant, à cinq pouces deux tiers, d'après l'empreinte 71, prise en ce point. Le 26, je me bornai à passer une bougie jaune.

Le 27, la sonde exploratrice pénétra facilement jusqu'à la vessie, et sortit avec la forme 72. J'eus de nouveau recours à la dilatation. Elle se fit d'abord très-bien; mais le malade ne fut pas plutôt dans un état satisfaisant, que les intérêts pécuniaires prévalurent sur ceux de la santé, que tous les instans furent consacrés à la poursuite d'un procès. Je fus donc obligé de suspendre la dilatation avant de la porter au degré désirable, surtout chez un homme dont le pénis est très-volumineux. Du reste, le cours des urines était libre, et l'écoulement avait cessé.

Ce malade est passé en Prusse ; j'ignore son état présent.

Cette observation montre la fâcheuse influence des interruptions et de la fatigue sur le·traitement par le caustique.

Le bubon dont le malade a été affecté était-il syphilitique? M. Cullerier l'a jugé tel, et je partage l'opinion de ce praticien célèbre. Cependant, il est à croire que l'irritation de l'urèthre par les bougies a contribué au résultat ; il est même possible qu'elle en ait été la seule cause. Ce serait le premier fait de ce genre que j'aurais vu jusqu'à ce jour.

DIX-SEPTIÈME OBSERVATION.

Quarante-neuf ans; plusieurs blennorrhagies; blennorrhée et dysurie depuis long-temps ; un très-fort rétrécissement, une cautérisation; disparition du rétrécissement en six jours, celle de l'écoulement en dix-huit.

Le sujet de cette observation est un ancien militaire, chef d'une maison de commerce du quartier Saint-Martin, sanguin, fort, marié, âgé de quarante-neuf ans. Il avait eu plusieurs blennorrhagies, et, depuis long-temps, il était fatigué par un écoulement presque continuel. Il éprouvait d'ailleurs beaucoup de gêne dans le cours des urines ; elles ne formaient plus le jet, depuis près d'une année.

Le 8 octobre 1824, jour où ce malade me fut présenté par M. Fourcadelle, la vessie ne se vidait plus, le besoin d'uriner se faisait sentir à tout instant, chaque excrétion donnait à peine une cuillerée de liquide. L'exploration me fit constater un obstacle à cinq pouces et demi; l'empreinte était très-fine (*fig.* 75). Je m'aidai d'un conducteur; je passai une bougie, je la laissai en place pendant trois minutes, et j'appliquai le caustique; il n'y eut pas de douleur.

Le 9, le cours des urines n'avait pas changé. Le 10, il était devenu plus difficile.

Le 11, après la sortie d'une escarrhe membraniforme, les urines commencèrent à couler librement. D'abord une bougie de cire n° 6, puis une n° 8, furent introduites avec facilité. Une sonde exploratrice éprouva une légère résistance au siége du rétrécissement, et pénétra jusqu'à la vessie; elle sortit sans effort, avec la forme 74. Je ne fis plus rien.

Le lendemain 12, la dilatation fut commencée par l'introduction d'une bougie n° 10.

Le 15, une bougie n° 14 passait déjà. Je vis le malade avec M. le docteur Ricord; nous pûmes nous assurer que les urines avaient un cours très-libre.

Le 17, elles sortaient à gros jet. La blennorrhée avait un peu diminué; on put introduire une bougie de quatre lignes.

Le 22, l'écoulement paraissait à peine. Le 26, il

n'y en avait plus ; le malade déclara qu'il urinait
plus largement qu'il ne se rappelait l'avoir jamais
fait. il n'a pas cessé d'aller bien depuis.

Ainsi, voilà un malade qu'une seule application
du caustique a guéri d'un rétrécissement très-grand
en six jours, et d'un écoulement fort opiniâtre en
dix-huit. Que l'on compare ce résultat avec ceux of-
ferts par la dilatation.

DIX-HUITIÈME OBSERVATION.

Trente ans ; plusieurs blennorrhagies ;. dysurie ; blennorrhée opiniâtre ; dilatation de l'urèthre par des bougies ;
persistance de la blennorrhée ; retour de la dysurie ;
un rétrécissement ; deux cautérisations ; libre issue des
urines ; disparition presque complète de l'écoulement.

Un Américain, docteur en médecine de la faculté
de Paris, âgé de trente ans, nerveux, délicat, avait
eu plusieurs blennorrhagies. Une blennorrhée leur
avait succédé, et le canal de l'urèthre s'était beaucoup rétréci. La dilatation par les bougies avait
été mise en usage. Ce moyen avait rendu la liberté
au cours des urines, mais la blennorrhée lui avait
résisté ; et, deux années s'étaient à peine écoulées,
que le malade se trouvait dans le même état qu'avant
d'avoir rien fait. C'est alors, le 4 octobre 1824, qu'a-

près de vains essais pour introduire une bougie, ce médecin vint me voir. L'excrétion des urines avait lieu, mais elle était laborieuse, et souvent répétée. Je procédai à l'examen de l'urèthre : d'abord une bougie, puis une sonde exploratrice furent arrêtées à quatre pouces et demi ; celle-ci sortit avec l'empreinte 75. Le canal était fort irrité, l'introduction des instrumens avait été douloureuse : je ne fis rien ; je conseillai le repos, des bains et un régime adoucissant.

Le 6, une nouvelle exploration donna un résultat semblable. J'attendis encore trois jours. Enfin, le 9, je me déterminai à appliquer le caustique ; il le fut en bas. Cette opération causa peu de douleur sur le moment ; mais, à la première excrétion d'urine, il y eut une sensation vive de cuisson ; le malade jugea convenable de se reposer. Je ne le vis plus que six jours après, le 15.

J'obtins l'empreinte 76. Je cautérisai. La première excrétion d'urine fut encore un peu douloureuse.

Le 19, je pus introduire une bougie de cire ; mais il fallut pour cela se servir d'un conducteur ; le malade désira la conserver ; elle resta en place dix-huit heures.

Le 20, le canal était un peu irrité ; néanmoins, une nouvelle bougie fut présentée ; elle était plus forte que la première, du n° 6 ; elle passa, après avoir été quelque temps arrêtée au siége du rétrécissement. A sa sortie, un quart d'heure plus tard, elle se trouva recourbée en crochet vers sa pointe.

Ce changement dans la forme de la bougie se répéta le lendemain pour une plus grosse; il me donna l'idée de l'imiter. Je pliai la pointe de la bougie dont je voulais me servir, de manière à lui faire former avec le corps de l'instrument un angle saillant en avant; son passage fut facile. La même modification apportée aux bougies plus fortes en favorisa l'introduction.

La dilatation marcha assez rapidement; il n'y eut pas d'accident. Le 28, une bougie du n° 13 entrait avec aisance et sortait sans étranglement.

Le 10 novembre, le cours des urines était fort libre, mais l'écoulement n'avait pas encore entièrement disparu; la dilatation fut suspendue.

Le mois d'avril suivant, le malade crut remarquer que le jet de l'urine avait encore diminué, et craignit un retour du canal sur lui-même; il fut bientôt convaincu du contraire : une bougie n° 10 d'abord, puis des bougies n° 12, 14 et 15 passèrent facilement. Depuis, il s'est astreint à introduire une bougie toutes les six semaines ou tous les deux mois.

En 1826, ce médecin partit pour le Nouveau-Monde. Il ne remarquait pas de différence dans le diamètre de l'urèthre; mais il observait de temps à autre un très-léger écoulement. Il pensait que le reste de son affection pourrait disparaître sous l'influence d'un climat chaud.

J'ai des nouvelles récentes de ce malade : il vient de faire un voyage à Paris. Il est dans l'état le plus satisfaisant pour le cours des urines ; mais il a parfois un léger écoulement.

On a pu remarquer que je n'ai pas suivi dans ce traitement ma marche habituelle. Je soignais un médecin, et un médecin bien fait pour avoir une opinion à lui ; j'ai dû me conformer à sa manière de voir. J'estime que nous aurions été plus complétement heureux si les cautérisations s'étaient succédé avec régularité, et si les dilatations avaient été moins prolongées.

La pensée de modifier l'extrémité des bougies de cire me vient de ce qu'elles ont éprouvé chez ce malade, des changemens qu'elles ont subis dans son urèthre. J'ai montré, dans le corps de l'ouvrage, l'avantage qu'il y a à convertir la pointe de ces instrumens en une boule ; c'est la forme à laquelle je me suis arrêté, après divers essais et beaucoup d'observations.

DIX-NEUVIÈME OBSERVATION.

Soixante-quatre ans ; plusieurs blennorrhagies ; rétention d'urine complète ; rétrécissement et paralysie de vessie ; traitement par les sondes d'abord, puis par les bougies ; dilatation portée à trois lignes trois quarts, et prolongée pendant plusieurs semaines ; diminution sensible du jet de l'urine en moins de quinze jours, et bientôt dysurie; nouvelle exploration; rétrécissement à cinq pouces et demi, presque aussi grand que celui observé d'abord; deux cautérisations; guérison en vingt jours.

Un référendaire à la cour des comptes, âgé de soixante-quatre ans, d'un tempérament nerveux, et d'une constitution délicate, fut pris d'une rétention d'urine complète, dans la matinée du 1ᵉʳ juillet 1824. Il urinait déjà difficilement depuis quelque temps; peu d'années auparavant, il avait subi l'opération du sarcocèle par la main de M. le professeur Marjolin; et, pendant sa jeunesse, il avait été affecté de plusieurs uréthrites. Il était d'ailleurs, depuis longues années, sujet à des accès d'asthme, qui se compliquaient souvent de catarrhe pulmonaire.

Une sonde exploratrice, portée dans l'urèthre, fut arrêtée à cinq pouces et demi, et sortit avec une empreinte à tige très-fine (*fig.* 78). Une bougie n° 2 fut passée facilement à l'aide d'un conducteur, et retirée trois minutes après. Il s'écoula quelques gouttes d'urine. J'attendis un quart-d'heure. Les envies d'uriner persistaient; les efforts d'excrétion restaient sans effet; je me décidai à passer une sonde n° 3. Le conducteur lui fit franchir le rétrécissement constaté; mais elle fut arrêtée au col de la vessie; je fus obligé de la retirer, et de l'introduire armée d'un mandrin. La vessie fut vidée lentement; je laissai l'ins-

trument à demeure. Il y avait une forte fièvre, beaucoup d'agitation.

Le soir, le malade était bien plus calme; seulement, il paraissait souffrir un peu de la présence de
la sonde.

Le 2 juillet, je fis une injection d'eau tiède dans
la vessie, et je retirai la sonde. Pas une goutte de
liquide ne put être rejetée naturellement; je plaçai
une sonde n° 4.

Le 3, elle fut retirée; il sortit quelques gouttes
d'urine; je passai une sonde n° 5.

Le 4, je m'assurai que la vessie avait recouvré une
grande partie de sa force; toutefois je mis une sonde
n° 6.

Le 5, la vessie se vidait; le canal était un peu
irrité; je ne fis plus usage de sonde, je résolus d'a-
gir par les bougies.

Le 6, le malade n'avait plus de fièvre; les urines
coulaient assez bien. J'introduisis une bougie de
cire n° 7 avec facilité; elle fut laissée en place jusqu'au premier besoin d'uriner.

Le 7 et les jours suivans, la dilation fut continuée. Le 10, elle avait fait des progrès; toutefois
sa marche était plus lente qu'après la cautérisation.

Le 15, une bougie n° 12 entra; mais, lorsqu'elle sortit, elle se montra étranglée dans la partie correspondante au rétrécissement. L'extrême ir-

ritabilité du malade, et le mieux déjà obtenu par les dilatans m'empêchèrent de recourir au caustique, dans ce moment.

Le 18, une bougie n° 13 éprouva le même changement. Le 21, une bougie n° 14 pénétra facilement, et offrit une empreinte peu marquée ; le lendemain, elle n'en présenta plus.

Le 25, une bougie n° 13 entrait et sortait aisément ; le malade se sentait bien ; il reprit ses occupations. Cependait je continuai encore la dilatation pendant quinze jours, à des intervalles de plus en plus longs. Enfin je la suspendis.

Mais deux semaines s'étaient à peine écoulées, que le jet de l'urine était visiblement diminué. Un mois plus tard, le 25 septembre, il était devenu très-fin et très-court. Le malade craignit une nouvelle rétention de ce liquide ; il vint réclamer mes soins. Je procédai immédiatement à l'examen de l'urèthre : la sonde exploratrice fut, comme la première fois, arrêtée à cinq pouces et demi, et sortit avec l'empreinte 79, presqu'aussi mince que la précédente. Je me bornai à passer une petite bougie. Je la laissai en place pendant dix minutes. Le lendemain, je l'introduisis de nouveau, et cinq minutes après, j'appliquai le caustique avec l'instrument de Ducamp ; il ne fit pas souffrir.

Le 29, le malade se disait bien ; il avait rendu des pellicules blanchâtres. J'obtins l'empreinte 80, bien plus forte que la précédente. Je cautérisai de nouveau.

Le 1er octobre, les urines s'écoulaient bien mieux. Je passai facilement une bougie de cire n° 8, puis une n° 9.

Le 2, le jet des urines était aussi large que dans l'état de santé : une bougie n° 9 et une n° 10 entrèrent avec facilité. Une sonde exploratrice fut introduite ; elle pénétra jusqu'à la vessie, et sortit avec la forme 81. Le lendemain et les jours suivans, je poursuivis la dilatation. Le 9, elle était arrivée à quatre lignes ; le malade se sentait bien ; je commençai à éloigner les introductions de bougies.

Le 15, la guérison parut assurée. Néanmoins, une bougie fut passée encore, tous les dimanches, pendant un mois. Depuis ce traitement, les urines n'ont pas cessé de couler avec une parfaite liberté.

Cette observation parle trop par elle-même pour qu'il soit nécessaire de dire combien elle est favorable à la cautérisation. Il faudrait, ce me semble, bien peu de faits semblables pour la faire généralement adopter. Le même rétrécissement a été traité, chez le même malade, par la même personne, avec les mêmes soins, mais suivant deux méthodes différentes ; dans un temps par la dilatation, dans un autre par la cautérisation. La maladie est revenue un mois après l'usage de la dilatation ; voilà déjà plus

de trois années qu'elle a été chassée par le caustique. Rien ne fait craindre qu'elle reparaisse.

VINGTIÈME OBSERVATION.

Trente-quatre ans; plusieurs blennorrhagies; blennorrhée; dysurie; dyspermasie; deux rétrécissemens, l'un
à deux pouces, l'autre à quatre pouces et demi; deux
cautérisations sur le premier, une sur le second. Interruption du traitement pour des causes étrangères à la
maladie; rétablissement du cours de l'urine et de celui
du sperme; disparition presque complète de la blennorrhée.

Un ex-garde du corps, âgé de trente-quatre ans,
nerveux, originairement fort, mais affaibli par des
excès, avait eu plusieurs blennorrhagies. Il était affecté d'un écoulement presque continuel, et urinait
par un jet très-fin, très-court. De plus, il éprouvait,
pendant l'éjaculation, une sensation opposée à celle
qui accompagne ordinairement cet acte; le sperme
sortait avec difficulté; ce fluide s'arrêtait dans le canal;
son excrétion ne se faisait que goutte à goutte, le
plus souvent après la cessation de toute érection.

L'exploration fut pratiquée le 6 octobre 1824; je
découvris un rétrécissement à deux pouces, et
j'en soupçonnai un autre à quatre pouces et demi.
D'après l'empreinte 82, prise sur le premier point,
j'appliquai le caustique immédiatement. L'examen

du canal avait déterminé une légère syncope : la cautérisation fut très-peu douloureuse.

Le 9, les urines n'allaient pas mieux ; l'exploration amena l'empreinte 83 pour le même point. J'y appliquai encore le caustique.

Le 12, le cours des urines était le même, et l'écoulement avait augmenté. Néanmoins, la sonde exploratrice franchit sans peine ce premier rétrécissement, et marcha librement jusqu'à quatre pouces et demi ; elle en revint avec l'empreinte 84. Je fis agir le caustique sur ce second obstacle.

Le 15, les urines allaient beaucoup mieux ; l'exploration donna l'empreinte 85. Cependant, le malade, que je soignais à Auteuil, étant obligé de faire des courses dans Paris, je me bornai à passer une bougie de cire n° 8, et à la tenir en place pendant quelques minutes. Les deux jours suivans, le même motif me fit insister sur le même moyen ; la dilatation fut portée jusqu'au n° 10.

Enfin le 18, c'est-à-dire six jours après la dernière cautérisation, une circonstance inopinée, et indépendante de la maladie, nous obligea à suspendre le traitement ; il n'a pas été repris.

J'ai vu ce malade une année après : comme on le pense bien, il n'était pas entièrement guéri ; mais il urinait assez librement, l'excrétion du sperme s'était rétablie, la blennorrhée avait beaucoup diminué. En somme, son état lui paraissait satisfaisant.

Nous ajournâmes le complément du traitement à une époque où le mal s'aggraverait ; nous n'avons rien fait depuis.

On a pu remarquer ici l'influence que les rétrécissemens de l'urèthre exercent sur le cours du sperme.

VINGT–UNIÈME OBSERVATION.

Cinquante ans ; plusieurs blennorrhagies ; blennorrhée habituelle, sans dysurie notable ; un rétrécissement à cinq pouces deux tiers ; deux cautérisations ; diminution très-grande de l'écoulement en vingt jours, disparition complète en quarante.

Un officier du génie civil se plaignait d'une blennorrhée qui datait de plusieurs années, et à laquelle M. Fourcadelle avait vainement opposé tous les moyens ordinaires de l'art. Il était bilieux, fort, âgé d'environ cinquante ans ; il avait eu plusieurs blennorrhagies ; il urinait assez librement.

L'exploration me fit reconnaître l'existence d'un rétrécissement à cinq pouces deux tiers, et me donna l'empreinte 86. Je cautérisai immédiatement avec le porte-caustique de Ducamp.

Trois jours après, le 21 octobre 1824, la sonde exploratrice fut arrêtée encore au même point, et sortit avec l'empreinte 87. Je cautérisai de nouveau.

Le 24, la sonde à empreinte pénétra jusqu'à la vessie, et présenta la forme 88 ; la dilatation fut commencée.

Le 1er septembre, elle était portée à quatre lignes, et l'écoulement avait un peu diminué. A partir du lendemain 2, il fut mis un intervalle, d'abord de deux jours, puis d'un plus grand nombre entre les introductions des bougies. L'écoulement, déjà très-faible le 8, parut nul le 15; cependant, le 25, le malade aperçut encore un léger suintement. Le 30, tout était dans l'état le plus satisfaisant.

L'histoire de ce malade prouve trois choses : 1° que l'urèthre peut être rétréci sans qu'il y ait un changement bien apparent dans le cours des urines ; 2° qu'il suffit d'un rétrécissement faible de ce canal pour entretenir une blennorrhée; 3° qu'un écoulement semblable peut résister aux moyens ordinaires de l'art, et céder, avec le rétrécissement dont il est le symptôme, à l'action du nitrate d'argent.

VINGT-DEUXIÈME OBSERVATION.

Vingt-neuf ans; plusieurs blennorrhagies; écoulement revenu dans le coït avec une personne saine, traité vainement pendant un mois par les anti-siphilitiques; deux rétrécissemens, un à cinq pouces et un quart, l'autre à six pouces et demi; deux cautérisations; guérison en vingt-trois jours.

Le 6 novembre 1824, un négociant de Saint-Quentin, nouvellement établi à Cambrai, vint réclamer mes soins. Il était d'une bonne constitution, d'un tempérament bilieux, et âgé à peine de vingt-neuf ans. Il avait un moral affecté au-delà de toute expression. On le concevra facilement : marié à une jeune personne qu'il aimait, il s'était trouvé, le lendemain de ses noces, affecté d'un écoulement abondant. Il jugea que c'était un reste d'une ancienne maladie, craignit de la communiquer à sa compagne, prétexta un voyage dans le midi de la France, et partit le jour même pour Paris. Il venait de faire, durant un mois, un traitement par les anti-siphilitiques, sous la direction du chirurgien en chef d'un hôpital ; et, cependant, il se voyait encore dans un état en tout semblable à celui où il était au moment de son arrivée dans la capitale. Ce peu de succès le chagrinait d'autant plus, que, l'année d'avant, il avait obtenu les plus heureux résultats des soins donnés par le même praticien, suivant la même méthode, et pour les mêmes symptômes. Il savait aussi combien était grande et ancienne la réputation de l'homme de l'art auquel il s'était confié.

A la récidive de la blennorrhée par le coït avec une personne saine, je soupçonnai un rétrécissement de l'urèthre : je portai une sonde exploratrice dans ce canal ; elle se trouva arrêtée à cinq pouces et un quart, et sortit avec l'empreinte 89. Cet examen produisit un peu de douleur ; je me bornai à prescrire un bain, le repos, une boisson mucilagineuse, et un régime antiphlogistique.

Le lendemain 7, je repris une empreinte ; elle fut pareille à la précédente ; je cautérisai avec le porte-caustique droit.

Le 9, voulant abréger autant que possible le traitement, j'explorai de nouveau ; la sonde arriva à six pouces et demi ; j'eus l'empreinte 90. Je cautérisai.

Le 12, le malade était un peu irrité ; j'introduisis néanmoins une sonde exploratrice ; elle arriva à la vessie, et sortit avec la forme 91. Je commençai la dilatation. Elle marcha régulièrement, et déjà, le 20, une bougie de quatre lignes put passer. Cette bougie fut introduite de nouveau, le 21. On ne fit rien, le 22.

Le 23, l'écoulement, qui jusque-là avait persisté, parut être plus faible ; la bougie n° 16 fut introduite.

Le 27, l'écoulement était presque nul ; le 30, il n'y en avait plus du tout. Le malade brûlait d'envie d'aller rejoindre sa femme ; je le laissai partir. Je n'ai pas eu de ses nouvelles depuis. Je dois le supposer bien : il avait été convenu entre nous que, dans le cas contraire, il m'écrirait ou viendrait me revoir.

On trouve dans cette observation un nouvel exemple du rapport qui existe entre certaines blennorrhées et les rétrécissemens de l'urèthre, une nouvelle preuve qu'en détruisant ceux-ci on peut mettre fin à ceux-là. L'écoulement ici n'est pas moins remarquable par les circonstances qui l'ont précédé et accompagné, que par la facilité avec laquelle il a cédé.

VINGT-TROISIÈME OBSERVATION.

Quarante ans; plusieurs blennorrhagies; éruption dartreuse fréquente sur différentes parties du corps; blennorrhée opiniâtre; dysurie croissante; un rétrécissement à cinq pouces; deux cautérisations; guérison en
vingt jours; retour de l'écoulement onze mois après;
un rétrécissement à cinq pouces et demi, et un second
à six pouces; traitement par les antiphlogistiques, sans
succès; quatre cautérisations; guérison en seize jours.

Un ancien négociant éprouvait un écoulement,
qui, depuis plusieurs années, se montrait rebelle à tous
les moyens de l'art, et une difficulté d'uriner qui allait
en augmentant. Il avait eu plusieurs blennorrhagies.
Il était âgé de quarante ans, fortement constitué,
très-nerveux, sujet à des éruptions dartreuses sur
differentes parties du corps, et particulièrement au
scrotum; il n'en avait pas dans le moment.

Je voulus explorer l'urèthre; mais à peine une bougie mince et souple fut-elle présentée à ce canal que
le malade, que j'examinais debout, perdit connaissance, tomba, et fit entendre un râle effrayant. La
position horizontale, et quelque gouttes d'eau fraîche, jetées sur la figure, le firent revenir promptement. Je crus prudent de ne rien faire de la
journée; nous étions au 6 février 1825. Le lende-

main, l'exploration fut pratiquée dans le lit. Il y eut encore un commencement de syncope ; néanmoins, je pus reconnaître l'existence d'un rétrécissement à cinq pouces du méat ; je pris l'empreinte 92, sur ce point.

Le 8, je fis mettre le malade dans la même position pour le cautériser ; il supporta l'opération avec la plus grande facilité.

Le 11, j'eus, à cinq pouces, l'empreinte 93 ; l'exploration ne donna lieu à aucun trouble dans les fonctions. Je cautérisai immédiatement.

Le 14, une bougie n° 6 passa bien. J'introduisis ensuite une sonde exploratrice ; elle pénétra jusqu'à la vessie (*fig.* 94) ; je commençai la dilatation. Celle-ci marcha très-bien ; je pus, chaque jour, augmenter d'un quart de ligne le diamètre des bougies ; le 20, une bougie n° 13 entrait facilement. L'existence d'un peu d'irritation habituelle au gland, l'étroitesse naturelle du méat urinaire, et un projet de voyage du malade nous firent arrêter la dilatation à ce dégré. La même bougie fut introduite le 22, le 24 et le 27 ; les urines sortaient à plein canal, l'écoulement était nul ; le malade se mit en route pour le midi de la France.

Le 1er décembre de la même année, ce malade, auquel j'avais expressément recommandé de me tenir au courant de son état ultérieur, vint me trouver ; il avait un écoulement. Quoique garçon et livré à ses plaisirs, il ne pensait point pouvoir attribuer cet effet à la nature des rapports qu'il avait établis; il supposait, et avec raison, ce me semble, que son affection dartreuse, qui, après son traitement, avait reparu à l'extérieur, et qui, depuis quelques mois, avait cessé de se montrer, s'était portée sur la membrane muqueuse de l'urèthre. Le cours des urines était assez libre.

L'exploration me fit constater, par l'empreinte 231, un rétrécissement à cinq pouces et demi, c'est-à-dire un demi-pouce plus loin que celui que j'avais traité. Je voulus m'assurer si ce nouveau rétrécissement ne serait pas simplement inflammatoire; je prescrivis des bains, un régime antiphlogistique et des pilules préparées avec du calomel, du soufre et de l'antimoine diaphorétique.

Après deux semaines de l'emploi de ces moyens, le 16, les choses en étaient au même point; l'exploration me donna l'empreinte 232. Je me décidai, sur la demande du malade, à faire usage du nitrate d'argent. Je l'appliquai le 18, en bas et un peu circulairement.

Le 21, j'explorai, j'eus l'empreinte 233, et je cautérisai.

Le 24, je commençai la dilatation. Le 2 janvier, nous n'étions arrivés qu'au n° 10, et la bougie était un peu pincée vers six pouces. J'explorai de nouveau, le 3; je reconnus, par l'empreinte 234, l'existence d'un rétrécissement à six pouces et un quart. Le malade avait été un peu fatigué de cet examen ; je ne cautérisai que le lendemain.

Le 7, une sonde exploratrice arriva à huit pouces (*fig.* 235), et cependant elle ne parut pas être entrée dans la vessie ; elle détermina de la douleur. Une bougie de cire, du même diamètre, ne produisit pas le même effet ; elle pénétra évidemment jusqu'à ce réservoir. Nous reprîmes les bougies dilatantes ; elles ne furent plus pincées. Le 10, la sonde exploratrice parvint à la vessie, et sortit avec la forme 236. Je poursuivis la dilatation ; elle marcha bien. Le 18, une bougie de quatre lignes passait assez bien. Je commençai à mettre un intervalle de deux jours dans les introductions de bougies.

Le 24, il n'y avait presque plus de blennorrhée ; les urines sortaient largement.

Le 28, l'écoulement avait entièrement cessé. Cependant je crus prudent de continuer encore la dilatation une fois par semaine, pendant un mois. Je dirigeai en même temps mes soins contre la disposition dartreuse du malade. Plus tard, je lui ai conseillé les eaux de Baréges ; il est allé les prendre sur les lieux.

Depuis, il jouit d'une santé parfaite. Il s'est même vu renaître dans un superbe enfant. Cette circonstance mérite considération. Il y avait bien des années que le malade ambitionnait de devenir père, et que la nature lui refusait cette faveur. Était-ce parce que l'éjaculation se faisait mal, parce que le sperme se trouvait arrêté derrière les rétrécissemens de l'urètrhe? Je le pense.

Mais ce n'est pas sous ce rapport seulement que l'observation est remarquable ; elle l'est encore par le retour prématuré de la blennorrhée, et par l'apparition de deux rétrécissemens nouveaux, après un premier traitement par le caustique. Elle semble, d'abord, parler contre la cautérisation ; dire qu'elle n'est pas efficace, qu'elle ne détruit point la maladie à laquelle on l'oppose. Mais si l'on veut bien faire attention que les rétrécissemens combattus en second lieu siégeaient plus profondément que le premier, on reconnaîtra qu'aucun d'eux n'était une reproduction de celui-ci, et que, dès lors, l'action du nitrate d'argent a eu tous le succès possible. Si, d'un autre côté, on tient compte de l'affection dartreuse à laquelle le malade était sujet, et de l'influence que cette affection exerce sur la membrane muqueuse de l'urèthre, on pourra facilement s'expliquer la récidive de la blennorrhée et l'apparition des deux rétrécissemens.

VINGT-QUATRIÈME OBSERVATION.

soixante-huit ans ; nulle blennorrhagie ; besoin fréquent d'uriner ; urèthre libre.

Le père d'un pharmacien distingué de Mantes, M. Bosson me consulta, le 15 janvier 1825, sur un besoin de rendre les urines, qui se renouvelait fort souvent, et sur une difficulté, qu'il éprouvait à les retenir, dès que ce besoin se faisait sentir. Il était fortement constitué, et âgé de soixant-huit ans. Il avait vécu dans la capitale; mais sa conduite avait été toujours très-régulière; jamais il n'avait eu de maladie de l'urèthre. Je ne pouvais guère supposer un rétrécissement de ce canal. L'exploration dissipa tout doute à cet égard. La sonde à empreinte pénétra facilement jusqu'à la vessie, et sortit avec la forme 95. Ces données, réunies à d'autres, me firent croire à une faiblesse du col de la vessie; le traitement fut dirigé en conséquence.

J'ai pensé devoir rapporter cette observation, comme propre à attester un fait établi pour moi, savoir que, chez les malades qui n'ont pas eu d'uréthrite, le canal conserve son calibre ordinaire; et que la sonde exploratrice, qui, traversant un canal libre, arrive jusqu'à la vessie, offre une forme bien différente de celle des empreintes prises sur les coarctations.

VINGT-CINQUIÈME OBSERVATION.

Vingt-neuf ans; opération de la taille pendant l'enfance; plusieurs blennorrhagies; sentiment de douleur dans l'urèthre; écoulement habituel; dysurie légère; un rétrécissement; deux cautérisations; calibre naturel rendu au canal en quinze jours; persistance de la douleur et d'un reste d'écoulement; absence de deux années; emploi de divers moyens pendant ce temps; puis, retour à Paris avec les mêmes symptômes; nul rétrécissement; médications diverses sans aucun résultat.

Un pharmacien auquel l'humanité doit une découverte infiniment heureuse , M. Labarraque, me recommanda un malade qui depuis trois ans se plaignait d'une douleur constante au côté gauche du périnée. C'était un lieutenant de vaisseau, de vingt-neuf ans, d'une forte constitution, et d'un tempérament sanguin-nerveux. Il avait eu plusieurs blennorrhagies, était affecté d'un écoulement continu, et éprouvait un peu de difficulté à uriner. Je soupçonnai un rétrécissement de l'urèthre. L'exploration, faite le 15 octobre 1824, me confirma dans cette idée, en me donnant l'empreinte 96, à six pouces du méat.

Je pouvais espérer de voir tous les symptômes disparaître avec ce rétrécissement : je l'attaquai immédiatement par le caustique. Trois jours après, le 28, un nouvel examen me donna l'empreinte 97 ; je cautérisai encore. Le 31, la sonde exploratrice passa jusqu'à la vessie, et sortit avec la forme 98. Je commençai la dilatation. Elle marcha rapidement: déjà, le 9 octobre, une bougie de quatre lignes passait avec facilité; mais la douleur persistait.

Ce malade avait été taillé pendant son enfance ; je cherchai à m'assurer s'il n'y avait pas un corps étranger dans les parois du canal ou dans la vessie. Je n'en trouvai point ; mais je remarquai que les urines laissaient précipiter une matière purulente. Ce dépôt datait de plusieurs années, et n'avait pas jusque-là occupé le malade. Je prescrivis des préparations balsamiques; elles n'apportèrent point de soulagement. Le malade était pressé de rejoindre son corps; il partit. Il avait la satisfaction d'uriner très-largement; mais il conservait un reste d'écoulement, et toute sa douleur.

Rentré chez lui, il a employé, soit par mes conseils, soit par ceux des médecins du lieu, divers moyens médicamenteux et hygiéniques, particulièrement le deuto-chlorure de mercure, à l'intérieur et en injections dans l'urèthre. L'usage interne de cette substance lui parut d'abord réussir : le dépôt de l'urine avait diminué de plus de moitié; mais, après quatre mois de ce traitement, la douleur était la même. De nouvelles tentatives, aidées de l'application de la flanelle sur la peau, n'eurent pas plus de succès. Alors, le malade fut persuadé que le caustique seul pouvait le débarrasser de cette affection. Il pensait que si, dans le premier traitement, ce moyen n'avait pas produit tout l'effet désiré, c'était faute d'avoir été appliqué un nombre de fois suffisant. Dans ces idées, il est venu à Paris, l'été de 1826, et a réclamé de nouveau mes soins. Mais son attente n'a pas été remplie ; après trois mois du traitement le plus suivi, cet officier est reparti dans le même état. A la vérité, le caustique n'a été mis en usage qu'en dernier lieu. Le canal avait conservé son calibre ; une bougie de quatre lignes le parcourait avec facilité ; j'ai dû tout tenter avant de recourir à ce moyen. Il a été appliqué légèrement à trois pouces, à cinq pouces, et sur la prostate. J'ai été dirigé dans son emploi par la douleur que la sonde exploratrice causait en passant sur ces points.

Je soupçonne que le pus déposé par les urines a sa source dans les reins ; le besoin d'uriner se fait sentir rarement, deux ou trois fois, en vingt-quatre heures. Je penche à croire que la douleur du périnée et un sentiment de froid habituel, rapporté au gland, sont des phénomènes sympathiques. Je donnerai ailleurs l'histoire de cette maladie avec les développemens qu'elle demande. Je n'en parle ici que pour constater un fait important, savoir, que le rétrécissement, cautérisé dans le premier traitement, ne s'est plus reproduit, malgré les continuelles souffrances du malade, malgré les agens irritans portés dans l'urèthre.

VINGT-SIXIÈME OBSERVATION.

Soixante-dix ans ; un grand nombre de blennorrhagies ; dysurie ; un rétrécissement à cinq pouces et demi ;

deux cautérisations; calibre naturel du canal rétabli en dix jours; singulier moyen mis en œuvre pour ren-dre à des membres affaiblis par l'âge la force et l'agi-lité de la jeunesse.

Sur l'indication du médecin ordinaire, M. Four-cadelle, je fus appelé, le 8 septembre 1824, dans la rue Notre-Dame-Nazareth, près d'un vieillard af-fecté d'une difficulté pour uriner. Il était âgé de soixante-dix ans ; il avait beaucoup usé de la vie ; les jambes lui refusaient déjà le service; je devais craindre une faiblesse de vessie. D'un autre côté, il avait eu, pendant sa jeunesse, un grand nombre de blennorrhagies ; le jet de l'urine avait diminué graduellement ; je pouvais croire à un rétrécis-sement de l'urèthre.

L'exploration me donna, à cinq pouces et demi, l'empreinte 99. Il n'y avait plus de doute que le ré-trécissement de l'urèthre ne fût pour beaucoup dans la difficulté d'excrétion. Mais était-ce là la seule cause? Il fallait détruire l'obstacle pour résoudre la question, comme pour améliorer le sort du malade; j'appliquai le caustique le jour même.

Le 11, la sonde exploratrice, portée sur le même point, ramena l'empreinte 100; je cautérisai de nouveau.

Le 14, une sonde exploratrice (*fig.* 101) entra jus-qu'à la vessie. Je commençai la dilation. Elle marcha bien, et, dès le 19, une bougie de trois lignes et demie passait avec facilité. Les urines sortaient largement ; le besoin d'uriner était devenu moins fréquent. La dilatation fut prolongée encore pendant quelques jours, à de plus grands intervalles. Le malade allait très-bien, et se proposait de repartir pour la campagne, qu'il habite ordinairement.

Cependant, le 20, jour de ma dernière visite, je le trouvai dans son lit. Il était tout couvert de fer-blanc, armé de la tête aux pieds; casque, cuirasse, brassards, cuissards, bottes, rien n'y manquait. Il venait d'être affublé de cette sorte par une femme qui lui avait promis le libre exercice de ses membres. Pour le lui rendre, elle le faisait suer sang et eau, à l'aide d'une décoction de plantes préparée en secret, et appliquée médiatement sur toute la surface du corps. Une cavité, ménagée dans l'épaisseur de chaque pièce de l'armure, contenait le liquide, qui était ainsi placé de manière à ne pouvoir agir que par sa température. La *guérisseuse*, comme de raison, se disait en butte à la jalousie des médecins, et ses pratiques devaient être faites avec le plus grand mystère. Ma présence était donc intempestive; je me retirai. J'ignore ce qui s'est passé depuis.

Voilà un nouveau fait qui prouve qu'à un certain âge, un faible rétrécissement de l'urèthre suffit pour faire naître une grande difficulté dans le cours de l'urine, pour simuler une paralysie de vessie; et qu'en faisant disparaître l'obstacle, on peut, malgré la vieillesse, espérer de ramener l'excrétion du fluide à l'état naturel.

VINGT-SEPTIÈME OBSERVATION.

Soixante-douze ans; plusieurs blennorrhagies pendant la jeunesse; rétention d'urine subite; nul rétrécissement; urines fétides et très-chargées de mucus; fièvre intense; irrigations dans la vessie, avec la sonde à double courant; retour des urines à l'état naturel; persistance de la paralysie; rétablissement de la santé générale.

Mon honorable confrère, M. Fleury m'invita, le 20 décembre 1824, à traiter avec lui un vieillard de soixante-douze ans, affecté, à la suite d'un excès de table, d'une rétention d'urine complète. La veille encore, ce malade urinait très-bien; jamais il n'avait éprouvé la plus petite difficulté dans cette excrétion, quoique, dans sa jeunesse, il eût eu plusieurs blennorrhagies. Il n'était donc guère possible de croire à un rétrécissement de l'urèthre. L'âge du malade et la subite invasion de la maladie rendaient, au contraire, très-probable l'existence d'une paralysie de vessie; il fallait en avoir la preuve. Une sonde exploratrice fut portée dans l'urèthre; elle pénétra facilement jusqu'au réservoir et sortit avec la forme 102. Dès lors, il ne fut plus permis de conserver des doutes sur la cause de la réten-

tion. Une sonde de gomme élastique fut introduite ;
elle donna issue à une grande quantité d'urine muqueuse et fétide. Le pouls était fréquent ; il y avait
de l'exaltation dans les idées ; nous fîmes appliquer
dix-huit sangsues à l'anus. Nous laissâmes la sonde
à demeure ; nous prescrivîmes une boisson délayante et la diète absolue.

Le lendemain, 21, l'état général du malade était à
peu près le même ; mais l'urine était tellement chargée de mucus, qu'elle avait la plus grande difficulté
à sortir par la sonde, et que le tiers au moins de la
matière excrétée se trouvait déposé, pris en masse, au
fond du vase. Une sonde à double courant fut établie, et la vessie, lavée à grande eau, deux fois dans
la journée.

Le 22, la fièvre était moindre ; l'excitation cérébrale avait diminué ; les urines étaient moins filantes,
moins fétides ; les irrigations furent continuées.
Après trois jours de leur emploi, pendant une heure,
chaque matin, le 25, le malade se sentait bien, la
fièvre avait cessé, les urines avaient repris leur fluidité et perdu l'odeur fétide ; mais l'excrétion ne se
faisait encore qu'à l'aide de la sonde. Nous suspen-
dîmes les bains de vessie ; nous insistâmes sur les
autres moyens ; et, dès le lendemain, nous y asso-
ciâmes les excitans extérieurs,

Le 30, la vessie n'avait pas recouvré son action.
Cependant la sonde fut retirée ; elle commençait à fa-

tiguer par sa présence, et le malade parvenait à se l'introduire assez facilement. Depuis, l'état des choses n'a pas changé; l'excrétion des urines ne se fait qu'avec le secours de cet instrument. Toutefois, la santé générale est bonne, et le malade vaque à ses occupations, comme par le passé.

Je rapporte cette observation pour deux raisons : elle montre que, dans un canal libre, la sonde exploratrice n'éprouve pas un changement de forme qui puisse en imposer pour un rétrécissement; elle fait voir l'utilité dont peut être la sonde à double courant pour délayer les glaires de la vessie, les expulser de ce viscère, et mettre ainsi fin aux accidens que produit leur accumulation dans sa cavité.

VINGT-HUITIÈME OBSERVATION.

Quarante-cinq ans; plusieurs blennorrhagies; plusieurs rétentions d'urine complètes; deux fois des fistules au périnée; blennorrhée et dysurie habituelles; développement spontané d'un dépôt urineux au périnée; incision sur la tumeur; issue de l'urine par la plaie; introduction d'une bougie; guérison de la fistule en dix jours; un fort et long rétrécissement à quatre pouces trois quarts; quatre cautérisations; dilatation intermittente pendant dix jours; peu d'amélioration; nouvelle cautérisation; nouvelle dilatation; progrès lents vers la guérison; apparition d'une toux inquiétante; inter-

ruption du traitement de l'urèthre ; amélioration graduelle dans l'état de ce canal ; persistance de la toux ;
départ pour la campagne ; retour ; soins donnés par un
autre médecin ; mort.

Un ancien militaire, nev ⸻ par alliance du savant Bosquillon, vint me consulter, le 1ᵉʳ février 1825.
Il éprouvait depuis longues années de la difficulté à uriner. Il était obligé de se servir de bougies,
et n'urinait ordinairement qu'après en avoir introduit
une dans l'urèthre, à la profondeur de cinq à six pouces ; ces bougies n'allaient pas au-delà. Il avait eu
plusieurs blennorrhagies ; il était affecté d'un écoulement habituel ; ses urines charriaient souvent du pus
en abondance. Il était âgé de quarante-cinq ans,
d'une constitution sèche, et d'un tempérament nerveux. Il y avait eu déjà, à plusieurs reprises, des rétentions d'urine complètes, et même, par suite, il s'é-
tait formé deux fois des fistules au périnée. Nous ne
fîmes rien ; il fut seulement décidé que le premier
jour libre que le malade aurait, j'explorerais l'u-
rèthre avec soin, et que nous arrêterions un traitement en rapport avec ce que j'aurais observé.

A peine vingt-quatre heures s'étaient écoulées
qu'il fut pris d'une rétention d'urine complète ;
il me fit prier de passer chez lui. Il s'était formé
au périnée une tumeur urinaire de la grosseur du
poing. Une bougie, portée dans le canal, se trouva

arrêtée à cinq pouces J'incisai sur la tumeur; il s'en écoula une urine purulente et fétide ; je laissai une bougie en place. En peu de jours, la fistule fut guérie, et le cours des urines eut lieu comme à l'ordinaire; elles sortaient par un jet très-mince, après l'introduction momentanée d'une bougie.

Les choses en étaient là, quand, le 11, ayant porté une sonde exploratrice dans l'urèthre, je me trouvai arrêté à quatre pouces trois quarts; je ramenai l'empreinte 103. Cet examen ne fut pas douloureux ; je me déterminai à appliquer immédiatement le caustique.

Le 14, les urines ne coulaient pas mieux ; l'exploration me donna l'empreinte 104, à cinq pouces; je cautérisai de nouveau.

Le 17, le cours des urines était le même ; mais la sonde exploratrice pénétra plus loin ; elle reçut l'empreinte 105, à cinq pouces et un quart : je cautérisai encore.

Le 20, l'état apparent n'avait pas changé. L'empreinte 106 fut prise à cinq pouces et un tiers. Je cautérisai, toujours avec le porte-caustique de Ducamp.

Le 23, les urines sortaient un peu plus facilement. La sonde exploratrice (*fig.* 107) arriva jusqu'à cinq pouces et demi ; mais le malade se sentait un peu irrité, il toussait, le temps était très-froid ; je me bornai à conseiller l'introduction d'une bougie, matin et soir, son séjour pendant un quart d'heure, chaque fois.

Après une dixaine de jours de dilatation, j'explorai de nouveau, le 5 mars, et j'obtins, à cinq pouces et demi, une empreinte parfaitement semblable à la précédente, 107. Je cautérisai, sur la demande du malade.

Le 8, le cours des urines était moins embarrassé. L'exploration me procura l'empreinte 108, à cinq pouces et demi; je voulus encore tenter la dilatation; elle marcha lentement. Cependant, le malade toussait, le froid était intense; je crus prudent d'attendre pour terminer le traitement de l'urèthre. Je m'occupai de la poitrine.

Le 25, l'excrétion des urines se faisait assez bien; il n'y avait presque pas d'écoulement; la toux était moindre; le malade vaquait à ses occupations, qui consistaient à tenir la comptabilité dans une maison de commerce.

Cependant, le 30, à la suite d'une impression morale pénible, une indigestion eut lieu; la fièvre s'alluma, et le malade prit le lit. Cette indisposition ne fut pas de longue durée; la diète, le repos, les boissons délayantes la dissipèrent promptement. Le malade ne me parut pas mieux pour cela. A la vérité, les urines sortaient d'une manière satisfaisante; mais la toux persistait, la voix était altérée, la maigreur, extrême. Je concevais les plus vives inquiétudes sur l'état des poumons. Je traitais un père de famille; je provoquai une consultation. Elle se fit avec M. Thévenot de Saint-Blaise, premier chirurgien ordinaire du roi; il avait déjà soigné le malade, à l'armée. Le résultat de la conférence fut qu'il fallait insister sur les moyens employés, et s'occuper surtout de la poitrine.

Le 1ᵉʳ mai, le malade se trouva en état d'aller à la campagne; je l'y envoyai. Il y resta quinze jours, revint à Paris, me parut dans un état toujours passable sous le rapport des voies urinaires, mais alarmant relativement à la poitrine, et repartit pour une autre campagne, pour Sceaux, je crois.

Je ne l'ai pas vu depuis. Son pharmacien, M. Gosse, m'a appris que, rentré chez lui quelque temps après, ce malade avait reçu les soins d'un autre médecin, et qu'il avait succombé. C'est là tout ce que je sais sur lui.

En serait-il de quelques fistules urinaires comme de certaines fistules stercorales? Leur guérison s'achèterait-elle aux dépens de la santé générale? Cette observation le donnerait à penser. Les progrès de l'affection de poitrine datent de l'époque à laquelle il y a eu une grande amélioration dans l'état des voies urinaires.

VINGT-NEUVIÈME OBSERVATION.

Cinquante-cinq ans; dix à douze blennorrhagies; depuis
long-temps difficulté d'uriner; rétention d'urine complète; défaut absolu de secours pendant quinze heures; infiltration d'urine dans le scrotum; gangrène;
incision de l'escarrhe; introduction d'une sonde dans
la vessie; lotions de la plaie avec du chlorure d'oxide
de sodium; prompte guérison de la fistule; un rétrécissement à cinq pouces et demi; deux cautérisations;
rétablissement des dimensions naturelles de l'urèthre,
en quatorze jours.

Un horloger, âgé de cinquante-cinq ans, d'un
tempérament sanguin, et d'une forte constitution,
éprouvait, depuis long-temps, de la difficulté à uriner. Il avait eu dix ou douze blennorrhagies. Il était
peu modéré à table, et ne se ménageait guère plus
sous d'autres rapports. Une nuit, après différens
excès, il fut pris d'une rétention d'urine complète.
Vieux militaire, criblé de blessures, et revêtu de la
croix des braves, il jugea d'abord le mal passager,
et crut que son caractère l'obligeait à patienter. Il
ne laissa donc appeler de secours que douze
heures après la suspension complète du cours de l'u-
rine, vers les deux heures de l'après midi. Je le vis
trois heures plus tard. Il offrait les symptômes ordinaires d'une ischurie; de plus, le scrotum était

quintuplé de volume, infiltré d'urine et gangréné, à la partie la plus déclive, dans une étendue ellipsoïde de quatre pouces dans le sens du raphé, et de deux pouces et demi, dans le sens opposé.

J'incisai profondément l'escarrhe; je laissai dégorger les lèvres de la plaie, et je portai ensuite une sonde exploratrice dans l'urèthre. J'eus l'empreinte 109, à cinq pouces et demi. Éclairé par cet examen, je pus, à l'aide d'un conducteur, faire passer une sonde dans la vessie. Je pratiquai, sur l'organe divisé, des lotions avec du chlorure d'oxide de sodium, à l'état pur, c'est-à-dire au dégré auquel M. Labarraque le prépare pour l'usage externe; la plaie, le lit, la chambre furent désinfectés à l'instant. Je terminai par un pansement avec de la charpie imprégnée du même liquide, mais étendu de quatre parties d'eau.

Nous étions au 24 mars. Le lendemain matin, 25, je trouvai le malade en fort bon état. L'urine sortait par la sonde; plusieurs escarrhes s'étaient détachées; je répétai le pansement de la veille. Le soir, la plaie était vive sur toute sa surface; je suspendis l'application du chlorure; je fis un pansement simple.

Le 26, le malade allait de mieux en mieux; je changeai la sonde; j'en plaçai une du n° 5; je continuai un pansement simple. Le 21, la plaie était d'un bel aspect; une sonde n° 6 fut introduite. Le 31, la plaie avait déjà diminué d'étendue; la fièvre était presque nulle ; j'introduisis une sonde n° 7.

Le 3 avril, la plaie marchait toujours rapidement vers la guérison. Le malade, fatigué par la sonde, la retira lui-même, et les urines sortirent par le canal.

Le 5, la plaie était cicatrisée ; mais les urines s'écoulèrent par un jet assez fin ; elles formaient *la vrille*. J'explorai l'urèthre, et j'obtins l'empreinte 110. J'appliquai le caustique immédiatement; le malade ne s'aperçut pas de son action.

Le 7, il était bien, mais impatient d'être rendu à ses affaires ; je hâtai le traitement. J'explorai de nouveau ; j'eus l'empreinte 111, toujours à cinq pouces et demi; je cautérisai.

Le 9, je passai une bougie n° 8, puis une n° 9.

Le 10, après une bougie n° 10, une sonde exploratrice pénétra facilement jusqu'à la vessie, et revint avec la forme 112. Je continuai la dilatation.

Le 17, une bougie de quatre lignes passait aisément. Le 20, il n'y avait pas d'écoulement; le malade se sentait très-bien ; il urinait largement. Il reprit ses occupations, et, peu de jours après, sa vie ordinaire. Depuis, il n'a pas cessé de se bien porter.

Cette observation concourt avec les précédentes à faire apprécier l'utilité de la sonde exploratrice, et l'efficacité du caustique. Elle atteste, en outre, le parti que l'on peut tirer d'un conducteur pour franchir un **fort** rétrécissement avec une sonde fine, et du chlorure d'oxide de sodium pour désinfecter les dépôts urineux, accélérer la chute des escarrhes, déterger les plaies gangréneuses.

Cette action salutaire de la liqueur de M. Labarraque, je viens de la vérifier encore ces jours-ci, chez u nlibraire espagnol. Il était, à la suite d'une infiltration d'urine, affecté d'une gangrène du scrotum ; il en a été promptement débarrassé sous l'influence du chlorure. Le médecin ordinaire du malade, M. le docteur Vignes, à bien voulu se joindre à moi pour faire des lotions, et répéter le pansement toutes les huit heures.

TRENTIÈME OBSERVATION.

Quarante-six ans ; plusieurs blennorrhagies ; dysurie prolongée ; rétention d'urine complète ; un fort rétrécissement ; introduction à l'aide d'un conducteur, d'abord d'une bougie, puis d'une sonde ; trois cautérisations ; commencement de dilatation ; suspension du traitement pour une cause étrangère à la maladie ; apparition de nouveaux rétrécissemens, neuf mois plus tard ; huit cautérisations ; dilatation portée à quatre lignes ; guérison.

Le 26 décembre 1824, un pharmacien de Paris, M. Lecourt, m'adressa un de ses parens, affecté d'une rétention d'urine complète ; c'était un capitaine de dragons, d'une haute stature, d'un tempérament sanguin, et d'une constitution forte. Il était

agé de quarante-six ans ; il avait eu plusieurs blennorrhagies. Depuis long-temps, il éprouvait de la gêne
dans le cours des urines; et quelques jours avant, le
20 décembre 1824, il avait été pris déjà de rétention
d'urine complète, à Louviers. On n'avait pas pu
fi re arriver une bougie jusqu'à la vessie ; mais
l'introduction de l'instrument jusqu'à l'obstacle avait
suffi pour déterminer l'issue des urines.

Je commençai par porter une sonde exploratrice
dans le canal; elle pénétra librement jusqu'à cinq
pouces, s'y arrêta, et revint avec l'empreinte 113. Je
passai ensuite une bougie fine à l'aide d'un conducteur ; et, après une minute de séjour, je la retirai,
au milieu d'un effort d'excrétion. Les urines sortirent par un jet délié, continu et long-temps prolongé.
Le malade fut immédiatement soulagé; mais, rentré
chez lui, il éprouva de nouveau de la difficulté à uriner. Je crus prudent alors d'établir une sonde à demeure; j'en introduisis une très-petite avec le secours
d'un conducteur. Les antiphlogistiques locaux et
généraux ne furent pas négligés. On appliqua vingt-
quatre sangsues à l'anus; on fit prendre plusieurs
bains de siège. Malgré ces précautions, la présence de
la sonde devint fatigante dès le lendemain ; je la retirai. Les urines continuèrent à couler.

Le 29, l'état du malade était le même ; je portai
une sonde exploratrice dans le canal ; elle fut
encore arrêtée à cinq pouces. Elle me donna une

empreinte absolument semblable à la précédente ; je me déterminai à cautériser.

Le 2 janvier suivant, la sonde exploratrice pénétra jusqu'à cinq pouces, et ramena l'empreinte 114 ; je cautérisai. Le 5, j'eus, pour le même point, l'empreinte 115 ; je cautérisai encore.

Le 8, une bougie n° 8, d'abord, puis une n° 9, entrèrent aisément. Le lendemain, une bougie n° 10 et une n° 11 passèrent de même. Une sonde exploratrice pénétra jusqu'à la vessie, et sortit avec la forme 116.

On voit que la dilatation marchait très-bien ; je fus obligé de l'interrompre. Le malade était rappelé à son régiment ; il tenait plus à son devoir qu'à sa santé ; il partit. Nous convînmes seulement que, dès que son service le permettrait, il s'occuperait du complément de sa cure, s'il y avait lieu.

Cet officier vint, neuf mois après, le 10 octobre, se remettre en mes mains. Il n'avait plus eu d'ischurie ; les urines étaient même, pendant plusieurs mois, sorties assez largement ; mais leur jet avait ensuite diminué par degrés, et était revenu presque à la grosseur qu'il avait avant le premier traitement.

Je portai dans le canal, d'abord, une petite bougie de cire, puis une sonde exploratrice faible. Elles furent toutes les deux arrêtées à cinq pouces et demi, à peu près. Une sonde exploratrice ordinaire, introduite à son tour, ne put avancer que jusqu'à quatre pouces et demi; elle sortit avec l'empreinte 217. Je ne fis rien, dans le moment; mais le lendemain, 11, j'appliquai le nitrate d'argent.

Le 13, la sonde exploratrice pénétra jusqu'à quatre pouces trois quarts, et rapporta l'empreinte 218; je cautérisai. Le 16, une exploration donna l'empreinte 219, pour quatre pouces et un quart; et l'empreinte 220, pour cinq pouces et demi. J'opérai sur le premier obstacle avec le porte-caustique, et sur le second avec la sonde à cautériser; celle-ci fit un peu souffrir, l'autre fut à peine senti.

Le 18, j'eus l'empreinte 221, à quatre pouces trois quarts. J'y appliquai le caustique à deux reprises, parce que la première fois il ne s'était dissous qu'en partie.

Le 21, l'empreinte 222, obtenue au même point, me détermina à cautériser avec énergie; je me servis de l'instrument de M. Lallemand. Mais, le soir même, le malade fut pris de dysurie, puis d'une impossibilité absolue d'uriner. Il vint me trouver. L'introduction d'une bougie rétablit promptement le cours des urines, et, depuis, il ne fut plus interrompu. Toutefois, le voyant moins libre que précédemment, je me bornai, les jours suivans, à passer une petite bougie chaque matin.

Le 25, la sonde exploratrice arriva facilement

jusqu'à cinq pouces et demi; elle reçut sur ce point l'empreinte 223; je cautérisai.

Le 27, une nouvelle exploration me procura l'empreinte 224, pour le même point; je cautérisai encore.

Le 1ᵉʳ novembre, une sonde exploratrice pénétra dans la vessie, et revint avec la forme 225, qui annonçait qu'elle avait été pressée fortement. Je me bornai à la dilatation; et, après huit jours de l'emploi de ce moyen, j'eus la satisfaction de voir une bougie de quatre lignes entrer avec facilité, sortir sans étranglement. Toutefois, je voulus connaître mieux de l'état du canal; une sonde exploratrice fut introduite dans ce but; elle parvint à la vessie, et ramena la forme 226. Je continuai la dilatation tous les deux jours, pendant une semaine; après ce temps, le malade partit pour son corps.

Il urinait très-bien, n'avait pas d'écoulement, et jouissait de la santé générale la plus parfaite; sa position n'a point changé depuis.

Cette observation prouve la nécessité de mettre de la suite dans le traitement par la cautérisation, de ne l'abandonner que quand il a été conduit à sa fin, que quand on a donné, assuré au canal sa largeur naturelle.

TRENTE-UNIÈME OBSERVATION.

Vingt-cinq ans ; rétrécissement de l'urèthre ; conservation des facultés génitales ; rétablissement du cours de l'urine ; persistance d'un écoulement.

Un malade de la rue Saint-Denis, beau-frère de l'architecte dont j'ai parlé dans la dixième observation, me consulta, le 15 avril 1825. Il était âgé de vingt-cinq ans, marié, et père de quatre enfans. Il avait déjà reçu les soins d'un chirurgien de Paris, pour un rétrécissement de l'urèthre. Par l'effet de plusieurs cautérisations, le cours de l'urine était devenu bien plus libre ; mais il restait un écoulement opiniâtre ; et, depuis plus de six mois que le traitement était suspendu, l'état de ce malade n'avait pas changé. Je portai une sonde exploratrice dans le canal ; elle fut arrêtée à deux pouces et demi, et sortit avec l'empreinte 117.

Il était évident pour moi qu'il existait encore une coarctation dans ce point. On pouvait espérer de faire disparaître la blennorrhée avec ce rétrécissement ; j'engageai le malade à se faire cautériser de nouveau, et à recourir, pour cela, au praticien qui l'avait déjà traité.

Je rapporte ce fait pour présenter le tableau complet des empreintes que j'ai prises dans ce temps, et faire remarquer que, malgré la coarctation de l'urèthre et le pronostic contraire d'un professeur justement célèbre, ce malade est devenu, dans cinq années, père de quatre enfans.

TRENTE-DEUXIÈME OBSERVATION.

Quarante-sept ans; blennorrhée opiniâtre; légère difficulté d'uriner; emploi des moyens ordinaires de l'art;
faible amélioration.

Un homme du monde avait une blennorrhée, et de légères difficultés pour uriner. Il était sanguin, fort, âgé de quarante-sept ans.

Une sonde exploratrice fut portée dans le canal; elle pénétra jusqu'à la vessie, et sortit avec la forme 118. Je me bornai à l'emploi des préparations balsamiques, et des autres moyens généralement mis en usage contre les écoulemens de ce genre. L'affection semblait céder, mais cédait avec lenteur, quand le malade, qui désirait être cautérisé, cessa de venir me voir.

Je ne suis pas éloigné de croire que si, à cette époque, mai 1824, j'avais eu un stylet uréthrocystique, j'aurais constaté l'existence d'un rétrécissement dans l'urèthre de ce malade. Dans cette hypothèse, j'aurais eu certainement recours au caustique, et les faits que j'ai observés depuis m'autorisent à croire que l'écoulement n'eût pas tardé à disparaître.

TRENTE-TROISIÈME OBSERVATION.

Quarante-deux ans; une seule blennorrhagie de quinze
jours de durée; dix-huit ans après, légère gêne dans
le cours des urines; deux années plus tard, trois rétentions d'urine successives en un mois; fort rétrécissement; application d'une bougie soyeuse; traitement
antiphlogistique; rétablissement partiel du cours des
urines.

M. Lombard me fit appeler, le 15 juin 1824,
près d'un de ses malades, ancien conducteur de diligences, livré nouvellement au commerce des liqueurs. Il était âgé de quarante-deux ans, d'une
constitution forte, et d'un tempérament sanguin. Il
n'avait eu qu'une seule blennorrhagie; elle datait
déjà de vingt ans, et avait cédé, en quinze jours, à
l'emploi d'une infusion de bourgeons de sapin.
Mais, depuis deux années, il éprouvait un peu de
gêne dans le cours des urines, et il venait, pour
la troisième fois en un mois, d'être pris d'une rétention d'urine complète. Les deux premières fois,
le cathétérisme immédiat avait été possible, et cette
opération, réunie à l'emploi des antiphlogistiques
locaux et généraux, avait suffi pour ramener promptement l'excrétion urinaire à son état habituel.
Cette fois, le cathétérisme, quoique tenté par la
même main, n'avait pas eu de succès, et les souf-

rances étaient devenues intolérables depuis plusieurs heures.

Je commençai par présenter une sonde exploratrice à l'urèthre. Elle fut arrêtée à deux pouces et un quart, et sortit avec l'empreinte 119. Voyant ensuite que mes essais, pour pénétrer dans la vessie, n'étaient pas plus heureux que ceux de M. Lombard, je proposai à cet habile chirurgien de fixer dans le canal, d'après l'exemple d'un grand maître de l'art, une bougie de gomme élastique, terminée par un soie, et poussée jusqu'au rétrécissement. Cet avis fut adopté, et mis aussitôt en pratique. Nous fîmes une application de nombreuses sangsues à l'anus; nous prescrivîmes des cataplasmes émolliens sur le périnée, des bains de siége, des lavemens, la diète et une boisson mucilagineuse.

Il était huit heures du soir. Dans la nuit même, les urines commencèrent à sortir goutte à goutte; et, le lendemain matin, à sept heures, nous eûmes, mon confrère et moi, la satisfaction de voir l'excrétion du fluide se faire par un jet très-fin, à la vérité, mais suffisant pour vider la vessie en une fois. Je n'ai pas vu ce malade depuis; je ne doute point que, par les soins de M. Lombard, il n'ait recouvré une santé parfaite.

Son histoire prouve que la durée et la multiplicité des blennorrhagies ne sont pas une condition nécessaire à l'existence des rétrécissemens de l'urèthre.

Cette observation montre encore les avantages que l'on peut espérer de l'emploi d'une bougie soyeuse et des moyens antiphlogistiques, dans les cas de cathétérisme difficile.

TRENTE-QUATRIÈME OBSERVATION.

Vingt-six ans; plusieurs blennorrhagies; plusieurs traitemens mercuriels; écoulement habituel; dysuries fréquentes; indices de phthisie pulmonaire; trois rétrécissemens; quatre cautérisations sur les deux premiers; commencement de dilatation; diminution très-grande de la blennorrhée; suspension du traitement, à cause de l'état de la poitrine et du départ obligé du malade.

Un officier de cavalerie, à peine âgé de vingt-six ans, M. de B......, avait eu plusieurs blennorrhagies, subi plusieurs traitemens mercuriels, et conservé un écoulement habituel. Il éprouvait de la difficulté à uriner, était d'une constitution très-délicate, et paraissait fort malade. Il recevait les soins de M. Fourcadelle, pour une toux rebelle, *un rhume négligé*.

Je le vis, pour la première fois, le 9 mai 1824. La sonde exploratrice fut arrêtée à trois pouces du méat, et donna l'empreinte 120; j'appliquai le caustique immédiatement. Malgré l'extrème sensibilité du malade, cette opération ne fut suivie d'aucune douleur. Le 12, j'eus, au même point, l'empreinte 121, et j'y appliquai de nouveau le caustique.

Le 15, la sonde exploratrice pénétra jusqu'à cinq pouces et un quart. Elle revint avec l'empreinte 122; je cautérisai ce second rétrécissement.

Le 18, l'empreinte 123, prise sur ce même rétrécissement, me le fit cautériser une deuxième fois.

Le 21, la sonde exploratrice arriva jusqu'à six pouces et un tiers; elle sortit avec l'empreinte 124. Je ne pouvais douter de l'existence d'un troisième rétrécissement, à cette partie du canal. Toutefois, je crus devoir me borner à l'introduction des bougies emplastiques, tant en raison du mauvais état de la poitrine du malade, qu'à cause de l'obligation où il était de rejoindre son régiment pour la fin du mois.

Je commençai donc la dilatation; elle marcha très-bien dans les parties cautérisées; en huit jours, elle y fut portée sans effort jusqu'à trois lignes trois quarts. Mais le troisième rétrécissement offrait une résistance opiniâtre; les bougies fortes ne purent point y passer, et les moyennes, celles de deux lignes à deux lignes et demie, y furent toujours serrées; elles sortaient étranglées.

Cependant le cours des urines se faisait avec assez de liberté, et l'écoulement était devenu presque nul. Nous en étions là, le 30, jour où le malade partit pour son régiment.

J'ai appris que cet intéressant jeune homme n'a

pas tardé à succomber à une affection tuberculeuse des poumons.

Les traitemens mercuriels ont-ils contribué à ce résultat? c'est probable. Étaient-ils nécessaires ? j'en doute. On a vu l'heureux effet du nitrate d'argent sur les blennorrhées et les fonctions de l'urèthre. Peut-être que ce moyen, appliqué plus tôt, aurait dispensé de toute autre médication, et sauvé le malade.

TRENTE-CINQUIÈME OBSERVATION.

Quarante-six ans; un grand nombre de blennorrhagies, traitées, la plupart, par des injections astringentes; dartres affectant différentes régions du corps, et particulièrement le scrotum; fréquens accès de goutte; gêne dans le cours des urines, et usage presque habituel de bougies ou de sondes, depuis vingt ans; rétrécissemens multiples, forts et étendus; traitement prolongé, deux fois interrompu par des accès de goutte; quinze cautérisations; dilatation efficace pour maintenir les effets du caustique, insuffisante pour y suppléer; rétablissement du cours naturel des urines.

Un malade, déjà traité par des chirurgiens du premier ordre, me fut adressé, le 16 février 1825, par son médecin ordinaire, M. le professeur Fouquier. D'un tempérament sanguin-nerveux, d'une imagination ardente, ce malade, d'ailleurs en possession d'une grande fortune, s'était livré à tous les plaisirs de la jeunesse, et en avait subi toutes les conséquences. Il avait eu des blennorrhagies en grand nombre, et les avait traitées, la plupart, par des injections astringentes. Aussi il ne fut pas long-temps à éprouver de la gêne dans le cours des urines, et, quoiqu'à peine âgé de quarante-six ans, il était obligé de se servir de sondes ou de bougies, presqu'habituellement, depuis plus de vingt ans. Il était, en outre, sujet à de fréquens accès de goutte, tourmenté par des dartres qui se portaient sur différentes parties du corps, et particulièrement au scrotum.

Le premier jour, je me bornai à un simple examen. Une petite bougie me fit connaître l'existence de plusieurs rétrécissemens, et une sonde exploratrice, arrêtée à quatre pouces du méat, me donna, par l'empreinte 125, l'idée de la forme du premier. Je le cautérisai le lendemain.

Deux jours après, le 19, le malade fut pris d'un accès de goutte ; je dus suspendre le traitement. Introduire une bougie emplastique, deux ou trois fois par semaine, c'est-là tout ce que je me permis. Le 24 du mois suivant, je reçus l'empreinte 126, à quatre pouces et demi ; j'y appliquai immédiatement le caustique.

Le 26, j'obtins une nouvelle empreinte (*fig.* 127) à quatre pouces et demi ; je fis une nouvelle cautérisation sur ce point.

Le 27, la sonde exploratrice pénétra jusqu'à cinq

pouces, et me donna l'empreinte 128. Je pensai devoir essayer les moyens dilatans; j'introduïsis une bougie de cire n° 8. La dilatation fut continuée les jours suivans.

Déjà le cours des urines commençait à être assez libre, quand, le 28, le malade fut atteint d'un second accès de goutte. Il fallut encore une fois suspendre le traitement; et, durant tout le mois d'avril, il fut impossible de rien faire pour la maladie dont je m'occupais.

Enfin, le 3 mai, l'exploration me donna l'empreinte 129, à quatre pouces deux tiers. On voit que nous avions perdu, pendant l'interruption, à peu près ce que nous avions gagné précédemment. Je recommençai le traitement. J'appliquai le caustique à quatre pouces et deux tiers en trois fois, le premier jour en bas, le second en haut, et le troisième, sur les côtés; je me servais de la sonde à cautériser.

Le 7, l'empreinte 130, obtenue sur ce même point, me montra les heureux effets du caustique, et me le fit appliquer de nouveau dans tous les sens, en une séance.

Le 10, je pris l'empreinte 131, à cinq pouces; j'opérai en haut et sur les côtés.

Le 12, j'eus une nouvelle empreinte (*fig.* 132), au même point; je portai le nitrate d'argent en bas et sur les côtés.

Le 14, la sonde exploratrice pénétra un quart de

pouce plus loin, et rapporta l'empreinte 133. Je fis usage du caustique.

Le 16, j'arrivai à cinq pouces et demi; et l'empreinte 134, ramenée de ce point, me détermina à cautériser en bas et sur les côtés.

Le 18, la sonde exploratrice pénétra jusqu'à six pouces, et sortit avec la forme 135. Le malade se sentait menacé d'une troisième attaque de goutte; il désira se reposer pendant quelques jours.

Le 22, la sonde exploratrice fut arrêtée à quatre pouces; elle me présenta l'empreinte 136; et, d'après les instances du malade, je procédai à une cautérisation.

Le 24, je ne trouvai plus d'arrêt sur ce point; mais, arrivé un demi-pouce plus loin, je reçus l'empreinte 137; je cautérisai circulairement.

Le 26, l'empreinte 138, prise à quatre pouces deux tiers, me décida à agir en bas et sur le côté droit.

Le 28, et les deux jours suivans, je voulus tenter la dilatation; j'éprouvai de la résistance.

Le 31, l'empreinte 139 fut rapportée de quatre pouces deux tiers; je brûlai circulairement.

Le 2 juin, une petite sonde exploratrice (*fig.* 140) parvint à six pouces et demi, et sortit sans empreinte. J'essayai encore la dilatation.

Le 5, j'eus l'empreinte 141, à cinq pouces; je cautérisai en bas.

Le 7, j'arrivai à six pouces et un quart, et je ramenai l'empreinte 142. Mais, avant de conduire le caustique aussi loin, je crus devoir employer de nouveau la dilatation, tant pour m'assurer des résultats obtenus, que pour éprouver les effets de ce moyen sur une partie à l'état naturel. Je dilatai donc, chaque matin, pendant huit jours. Après ce temps, le 16, une nouvelle exploration m'ayant donné la même empreinte à six pouces et un quart, je cautérisai sur ce point, en bas et en haut.

Le 19, le malade était un peu irrité; je ne fis rien.

Le 20, la sonde exploratrice pénétra jusqu'à sept pouces, et sortit avec la forme 143; je recommençai la dilatation; elle fut continuée pendant une quinzaine de jours.

Enfin, le 6 juillet, l'excrétion des urines se faisait très-bien; il n'y avait pas d'écoulement. Le malade se munit de quelques bougies, et partit pour la campagne, qu'il habite presque constamment.

J'ai eu le plaisir de le revoir l'été de 1826; sa santé était aussi bonne que pouvaient le permettre des hôtes tels que la goutte et les dartres. Il allait en Suisse, faire un voyage de pur agrément.

Voilà une observation tout-à-fait extraordinaire, tant pour l'opiniâtreté de la maladie, que pour les interruptions apportées au traitement. En même temps qu'elle prouve l'efficacité du caustique, elle montre la nécessité d'une dilatation régulière pour en conserver les heureux effets, et l'insuffisance de cette dilatation pour les produire.

TRENTE-SIXIÈME OBSERVATION.

Trente-sept ans; plusieurs blennorrhagies; blennorrhée habituelle; légère difficulté d'uriner; un rétrécissement.

Un maître de poste voulut, le 1ᵉʳ mai 1823, avoir mon avis sur un écoulement habituel et une légère difficulté d'uriner. Il était âgé de trente-sept ans et fortement organisé; il avait eu plusieurs blennorrhagies; je devais croire à un rétrécissement de l'urèthre; j'eus bientôt la certitude de son existence. La sonde exploratrice fut arrêtée à quatre pouces, et sortit avec l'empreinte 144.

Les occupations du malade s'opposaient à ce que le traitement par le caustique fut mis en usage; je conseillai l'emploi des moyens dilatans. Je ne suis pas informé du résultat qu'ils ont eu.

Je ne rapporte ce fait que pour appuyer ce que j'ai dit sur l'étiologie des rétrécissemens de l'urèthre.

TRENTE-SEPTIÈME OBSERVATION.

Trente-huit ans; tempérament bilieux; plusieurs blennorrhagies; nul écoulement; sentiment de douleur au périnée; excrétion d'urine souvent répétée, et parfois difficile; un rétrécissement; deux cautérisations; réta-

blissement du calibre naturel de l'urèthre ; disparition
d'abord, puis retour de la douleur périnéale ; emploi de
préparations balsamiques et camphrées ; même résultat.

Un ancien militaire, âgé de trente-huit ans, se plaignait d'éprouver une douleur au périnée ; il la rapportait à une partie profonde de l'urèthre. D'une constitution sèche, d'une taille élevée, et d'un tempérament
bilieux, ce malade, au premier abord, me fit l'effet
d'un hypocondriaque ; et, quand il m'eut assuré qu'il
n'avait aucun écoulement, je crus n'avoir affaire qu'à
une affection purement nerveuse. Toutefois, le malade avait eu plusieurs blennorrhagies ; il urinait
souvent, et parfois avec difficulté : je dus porter une
sonde exploratrice dans le canal. Elle le parcourut
jusqu'à six pouces du méat ; mais elle fut arrêtée sur
ce point, qui était précisément celui auquel la douleur était attribuée. Celle-ci devint plus vive ; je retirai l'instrument ; il m'offrit l'empreinte 145. Je me
déterminai à cautériser légèrement ; le nitrate d'argent se fit à peine sentir.

Je pratiquai cette opération le 2 mars 1825. Le 5,
le malade se disait beaucoup mieux ; cependant la
sonde exploratrice fut encore arrêtée à six pouces ; elle
présenta l'empreinte 146. J'appliquai de nouveau
le caustique.

Le 8, la sonde exploratrice pénétra facilement jusqu'à la vessie; elle revint avec la forme 147; je commençai à introduire des bougies emplastiques.

La dilatation marcha rapidement; en six jours, elle parvint à quatre lignes; dès ce moment, les urines sortirent par un jet fort large.

Cependant la douleur, qui s'était entièrement dissipée, semblait vouloir revenir. J'insistai sur l'introduction des bougies emplastiques, répétée tous les deux ou trois jours. Deux semaines après, la sensation douloureuse ayant repris sa première intensité, je crus devoir recourir à d'autres agens. Je débutai par une préparation de copahu et de camphre. Ce moyen parut d'abord réussir; la douleur se calma de nouveau. Mais déjà elle commençait à se réveiller, et j'allais encore une fois changer de batterie, quand ce malade fut obligé de partir pour la province.

Je ne l'ai point vu depuis. Je ne sais comment il va maintenant; mais je reste convaincu que la douleur du périnée était un symptôme d'hypocondrie.

TRENTE-HUITIÈME OBSERVATION.

Vingt-six ans; six blennorrhagies; blennorrhée; un rétrécissement; une cautérisation; guérison en vingt-quatre jours.

Le 6 avril 1825, un jeune Genevois vint réclamer mes soins pour une blennorrhée qui, depuis plusieurs années, se montrait rebelle à tous les moyens de de l'art. Il était à peine âgé de vingt-six ans, et déjà il avait eu une demi-douzaine de blennorrhagies ; il était d'une constitution forte, d'un tempérament sanguin ; je devais soupçonner un rétrécissement de l'urèthre. J'eus bientôt la preuve de son existence. La sonde exploratrice fut arrêtée à cinq pouces et un quart du méat, et retirée avec l'empreinte 148. Je ne balançai point à cautériser. L'opération, malgré l'extrême sensibilité du malade, ne fut pas douloureuse.

Le 9, une nouvelle exploration me donna, pour le même point, l'empreinte 149, et j'appliquai encore le caustique.

Le 12, le malade était un peu irrité ; je me bornai à l'introduction d'une bougie emplastique n° 8.

Le 13, une bougie n° 9 d'abord, puis une n° 10, passèrent avec facilité ; cependant, celle-ci ayant été un peu pincée, je portai une sonde exploratrice dans le canal ; elle pénétra jusqu'à la vessie, et sortit avec la forme 150.

La dilatation fut continuée. Elle marcha avec rapidité : le 20, une bougie de quatre lignes passait aisément. Néanmoins la blennorrhée était encore à peu près au même point ; je mis graduellement plus d'intervalle dans l'emploi des bougies.

Le 25, l'écoulement avait diminué. Le 28, après trois jours de repos, il était presque nul. Le 1er mai,

25

il n'en restait pas le moindre vestige. Il n'a pas reparu depuis.

Cette observation est remarquable par l'âge du sujet, le nombre de ses blennorrhagies, et surtout par la promptitude avec laquelle un écoulement rebelle aux moyens ordinaires de l'art a été arrêté sous l'influence du caustique.

TRENTE-NEUVIÈME OBSERVATION.

Soixante-neuf ans; nulle blennorrhagie; nulle blennorrhée; rétention d'urine, sans rétrécissement.

En avril 1825, je fus invité, par M. le docteur Lambert, à aller voir avec lui, à Passy, un vieillard chez lequel des symptômes de rétention d'urine venaient de se manifester. A notre arrivée, nous trouvâmes un malade âgé de soixante-neuf ans, et affecté d'une gastro-entérite grave. Il ne pouvait ni rendre ni conserver les urines volontairement; elles s'écoulaient d'une manière presque continue. Il existait à l'hypogastre une tumeur sur laquelle la percussion donnait un son mat. Il n'était pas douteux que l'excrétion n'eût lieu par regorgement; mais la rétention d'urine était-elle due à un rétrécissement? Ce n'était guère probable; il fallait s'en assurer. Une sonde exploratrice fut portée dans le canal; elle pénétra facilement jusque dans la vessie, et sortit avec la forme 151. Une sonde de gomme élastique lui fut substituée; elle donna issue à une grande quantité d'urine fétide. Le malade ne voulut pas garder cet instrument à demeure; il fallut répéter le cathétérisme les jours suivans. Cependant la gastro-entérite fit des progrès, et, malgré les soins les plus assidus, les plus éclairés, donnés par M. Lambert, la mort arriva huit jours après.

On voit ici un exemple de rétention d'urine liée à l'état maladif des voies digestives. Je pense que l'influence de cette affection sur la vessie s'est exercée par l'intermédiaire du système nerveux. Et peut-être que, d'avance, il existait dans ce réservoir un commencement de faiblesse amenée par la vieillesse. Les renseignemens que nous avons eus ont été insuffisans pour résoudre la question.

QUARANTIÈME OBSERVATION.

Vingt-huit ans; plusieurs blennorrhagies traitées par des injections astringentes; blennorrhée opiniâtre, et légère difficulté d'uriner; un rétrécissement; une cautérisation; guérison en un mois.

Un négociant, ancien ami de Ducamp, et compatriote du malade qui fait le sujet de la trente-huitième observation, vint, le 26 février 1825, réclamer mes soins, pour un écoulement opiniâtre et accompagné d'une légère difficulté pour uriner. Il était sanguin, nerveux, âgé de vingt-huit ans; il avait eu un grand nombre de blennorrhagies, et en avait attaqué plusieurs avec des injections astringentes. Les traitemens auxquels il s'était soumis et la nature des rapports qu'il entretenait depuis quelque temps éloignaient toute idée de virus syphilitique. Je portaiune sonde exploratrice dans l'urèthre; elle fut arrêtée à cinq pouces et demi, et sortit avec l'empreinte 152.

Le malade avait toute confiance dans la cautérisation; je la mis en pratique.

Le 28, une bougie jaune n° 8, d'abord, puis, une n° 9 passèrent aisément ; je me bornai là.

Le 1ᵉʳ mars, une sonde exploratrice (*fig.* 153) pénétra jusqu'à la vessie. Je la remplaçai par une bougie n° 10. Les jours suivans, la dilatation fut continuée; elle marcha rapidement : le 8, une bougie de quatre lignes était introduite avec facilité, et conservée sans douleur. Cependant l'écoulement restait le même; je commençai à mettre entre les introductions des bougies un nombre de jours de plus en plus grand.

Le 15, l'écoulement paraissait céder. Le 20, il était presque nul ; et, le 25, il n'y en avait pas du tout. Les urines sortaient par un jet large et fort.

Cette guérison ne s'est pas démentie depuis. C'est un fait de plus en faveur du caustique opposé aux blennorrhées opiniâtres.

QUARANTE-UNIÈME OBSERVATION.

Trente-deux ans; cinq blennorrhagies; blennorrhée, d'abord intermittente, puis continue; dysurie; un rétrécissement; deux cautérisations; coït pendant le traitement; guérison en vingt jours.

Un boucher éprouvait quelque difficulté à uriner, et une blennorrhée presque habituelle. Il était sanguin, âgé de trente-deux ans et très-fortement constitué. Il avait été atteint d'une première blennorrhagie à vingt ans, et de quatre autres dans les années suivantes. Marié depuis, il ne s'était plus exposé à aucune contagion; et cependant il avait vu un écoulement, d'abord, s'établir, puis se renouveler, à plusieurs reprises, sans autre cause que des excès de table ou de travail. Cet écoulement avait, pendant plusieurs années, disparu spontanément en huit, dix, quinze jours; il s'était ensuite prolongé un mois et plus, chaque fois; et avait fini par ne plus céder même à un régime approprié et associé aux moyens ordinaires de l'art : aux mercuriaux, aux sudorifiques, aux dépuratifs, aux balsamiques. Le jet de l'urine avait en même-temps diminué par degrés, au point de n'avoir plus que quelques pouces d'étendue.

Ce malade me fut adressé par M. Fourcadelle, le 19 mai 1825.

Je portai une sonde exploratrice dans le canal; elle prit l'empreinte 154. Je me déterminai à appliquer le caustique. Je fis cette opération le lendemain.

Le 23, une seconde exploration me donna l'empreinte 155, pour le même point. Je cautérisai de nouveau.

Le 26 et le 27, des bougies n° 8 et 9 furent introduites avec facilité. Le 28, une sonde exploratrice parvint à la vessie, et présenta la forme 156; je passai une bougie n° 10.

Le 29, je m'absentai. Le malade saisit cette occasion pour établir avec sa jeune femme des rapports depuis long-temps interrompus. Cette circonstance ne modifia en rien l'état de l'urèthre.

Le 30, une bougie n° 9 passa facilement et sans douleur. Les jours suivans, la dilatation fut poursuivie avec succès. Cependant il fallut bientôt s'arrêter, mais seulement à cause de l'étroitesse du méat, qui ne laissait entrer qu'une bougie n° 13.

Le 3 juin, je commençai à étendre les intervalles des introductions. La guérison fut prompte : dès le 10, tout écoulement avait cessé, et la sortie des urines se faisait à plein canal, par un long jet.

Le 25, l'état des choses n'avait pas changé.

Ce malade a eu, depuis, un écoulement, mais d'une autre nature; c'était une véritable blennorrhagie, résultat d'un coït impur. Elle était accompagnée d'un bubon, qui s'est ouvert, et qui a demandé un traitement suivi, un régime sévère. Le cours des urines n'a pas été dérangé.

Aujourd'hui tout est sain, libre.

C'est encore là un fait qui montre que la blennorrhée peut dépendre d'un rétrécissement de l'urèthre, résister opiniâtrement aux médications habituelles, et céder avec facilité, avec promptitude, à l'application du nitrate d'argent.

QUARANTE-DEUXIÈME OBSERVATION.

Soixante-huit ans; une blennorrhagie à vingt-cinq ans; une hémorrhagie uréthrale à trente; gêne progressive dans le cours des urines; traitement par les sondes à quarante-huit ans, suivi d'une abondante hémorrhagie; récidive de la dysurie; rétrécissement de l'urèthre; faiblesse de vessie; deux cautérisations; hémorrhagie, arrêtée immédiatement par une injection d'eau dans l'urèthre; dilatation; apparence de santé, bientôt suivie d'une paralysie de vessie; urines purulentes et fétides; fièvre intense; irrigations dans la vessie, d'abord avec de l'eau ordinaire, ensuite avec de l'eau animée par du chlorure d'oxide de sodium; retour des urines à l'état naturel; rétablissement de la santé générale; persistance de la paralysie.

Un pharmacien de Paris, M. Dublanc aîné, m'adressa, le 22 mai 1825, un homme de soixante-huit ans, d'une constitution originairement forte, mais affaiblie par l'âge, les maladies et l'infortune.

Ce malade était sujet à des besoins fréquens d'uriner, et ne pouvait y satisfaire qu'avec les plus grands efforts, qu'après plusieurs minutes d'attente. Il avait eu deux blennorrhagies, une à vingt-cinq ans, et une seconde à trente-six. Dans l'intervalle, vers trente ans, il avait éprouvé, au moment d'une érection, une forte hémorrhagie par l'urèthre. Dès cette époque, il s'était aperçu d'un peu de gêne dans le cours des urines; et, cette gêne étant augmentée progressivement, il avait été, à l'âge de quarante-huit ans, soumis à un traitement par la sonde. L'emploi de ce moyen avait donné lieu à une abondante hémorrhagie; il l'avait cessé après six semaines, et avant que la dilatation eût été amenée au degré désiré. Depuis, la maladie avait fait des progrès, mais fort lents; c'était pour la première fois que les secours de l'art étaient invoqués. J'ajouterai, pour compléter l'histoire de ce malade, que trente années de mariage et deux femmes, jeunes, bien portantes, ne lui avaient point donné d'enfans.

Je pouvais croire à un rétrécissement de l'urèthre;

mais je devais craindre une faiblesse de vessie. L'exploration me fit constater la première de ces affections, sans détruire l'idée de la seconde. J'eus l'empreinte 157, à six pouces. Je me décidai à cautériser légèrement. Le porte-caustique de Ducamp ne parvint point au but; je fus obligé de recourir à la sonde porte-caustique. Celle-ci resta en place peu de temps; le canal était sec; le nitrate d'argent ne fut presque pas dissous. Aussi, le 25, une nouvelle exploration donna une empreinte absolument semblable à la précédente. Je cautérisai de nouveau. Cette fois, le caustique fut tenu deux minutes en place; et sa dissolution se fit comme à l'ordinaire.

Le 26, au soir, il y eut, à la suite d'une excrétion d'urine, un écoulement de sang assez abondant. Le malade était inquiet, il vint me trouver. Je pratiquai une injection d'eau dans l'urèthre, et cette hémorrhagie, la première de ce genre que j'observais, s'arrêta sur-le-champ. Cependant je crus prudent de m'en tenir là. Les jours suivans, mes soins se bornèrent à l'introduction de bougies emplastiques de plus en plus grosses.

Leur introduction, d'abord difficile et accompagnée d'un léger écoulement de sang, devint bientôt facile. Je l'interrompis, du 2 juin au 7, pour des motifs étrangers à l'état maladif; je la continuai ensuite avec soin jusqu'au 16, jour auquel une bougie n° 14 fut passée sans résistance et conservée sans douleur. Dès lors, je mis plus d'intervalle dans cette opération, et le cours des urines parut se bien rétablir.

Toutefois, le 22, je reconnus que, malgré la liberté du canal, l'excrétion des urines était difficile et incomplète. La vessie était affaiblie, menacée de paralysie. Je passai une sonde, et la laissai à demeure ; mais elle fatigua le malade, il la retira, et ne vint plus me voir.

Le 17 juillet suivant, il me fit appeler ; il était dans son lit, pris par la fièvre, et atteint d'une rétention d'urine complète. La vessie formait tumeur à l'hypogastre. Je portai facilement une sonde de gomme élastique dans son intérieur. Elle donna issue à plus d'une pinte d'une urine fétide, d'abord claire, puis trouble, purulente. L'instrument fut laissé à demeure, et le malade mis à un régime antiphlogistique. Le lendemain, la fièvre était moindre, la sonde fatiguait peu, les urines sortaient facilement.

Le 15, il n'y avait plus de fièvre. Je retirai la sonde, et j'en replaçai une nouvelle, après m'être assuré que la vessie n'avait pas recouvré son action. Mais, deux jours après, le malade, importuné par la présence de cet instrument, pensa pouvoir le retirer. Effectivement, les urines continuèrent à couler assez bien, pendant quelques jours. Déjà il se croyait guéri, quand, le 30 juillet, après avoir éprouvé, à la suite d'un rhume violent, quelque difficulté pour uriner, il fut pris de nouveau par la fièvre. Il y avait du dévoiement; la langue était rouge, sèche; la chaleur de la peau, âcre, mordicante. Le malade m'assurait que ses urines coulaient très-bien; mais sa répugnance pour le cathétérisme me laissait dans le doute à cet égard.

Le 31, l'état général était à peu près le même; les urines charriaient du pus abondamment, surtout quand leur excrétion était effectuée debout. Je passai un sonde : elle donna issue à une nouvelle quantité d'urine purulente; je fis une injection d'eau tiède, et je retirai l'instrument.

Le 1ᵉʳ août, la fièvre continuait; les urines avaient déposé du pus en abondance; l'hypogastre était tendu. Le cathétérisme donna issue à une pinte d'urine fétide et chargée de pus. J'établis une sonde à double courant; je fis passer, en une heure, sept à huit pintes d'eau par la vessie.

Le lendemain, l'état du corps et l'aspect des urines étaient les mêmes. Il y avait un peu de difficulté à uriner, et cependant le malade se refusait à porter une sonde; il répugnait aussi aux irrigations, quoique, de son aveu même, elles ne le fatiguassent pas ; je n'en fis point.

Le 3, la vessie était plus distendue que jamais; je passai une sonde; le malade se résigna; il la garda.

Le 4, l'état général était meilleur, mais les urines

n'avaient pas changé. Il y eut une irrigation de deux heures; le malade la supporta bien.

Le 5, le mieux continuait; le traitement fut le même.

Le 6, les urines étaient toujours purulentes et fétides. J'eus l'idée d'ajouter à l'eau des irrigations un soixantième de chlorure d'oxide de sodium. Ce moyen produisit l'effet que j'en attendais. La désinfection des urines fut obtenue, et la sécrétion du pus devint moindre. Il y avait une amélioration remarquable dans l'état général.

Le 7, le malade allait de mieux en mieux, et demandait à se lever. Je répétai les irrigations avec de l'eau animée par la liqueur de M. Labarraque.

Le 9, le malade était levé; il n'y avait plus de fièvre, plus de pus; mais les forces manquaient, et la vessie était évidemment paralysée.

Du 13 au 31, quatre irrigations furent faites à trois, quatre jours et plus d'intervalle. Le malade apprit à se sonder; et dès lors, il put vaquer à ses occupations; elles l'obligeaient à beaucoup de courses dans Paris. Son état est resté le même depuis.

Cette observation peut être remarquée sous plusieurs rapports : l'hémorrhagie uréthrale, survenue spontanément, pendant une érection; l'hémorrhagie qui, plus tard, a succédé a l'emploi du caustique; la facilité avec laquelle celle-ci a été arrêtée par des injections d'eau fraîche dans l'urèthre; le rétablissement momentané du cours des urines par la destruction d'un faible rétrécissement ; la fièvre, le dévoiement, la purulence des urines, se présentant comme symptômes d'une paralysie de vessie ; tous ces effets cédant, avec la fétidité des urines, aux irrigations d'eau animée par du chlorure d'oxide de sodium ; ce sont là des faits précieux à constater, à rapprocher, à méditer. Ils viennent à l'appui de la théorie que nous avons établie.

QUARANTE-TROISIÈME OBSERVATION.

Cinquante-sept ans ; blennorrhagie à trente-cinq ; blennorrhée habituelle ; diminution graduelle du jet de l'urine ; plusieurs rétentions d'urine presque complètes ; traitement par les sondes à demeure, suspendu après quinze jours, à cause d'une forte uréthrite et de l'engorgement simultané des deux testicules ; retour, en trois semaines, au même état qu'avant le traitement ; trois rétrécissemens qui se suivent ; quatre cautérisations ; légers accidens ; guérison en trente-six jours.

Le 1er mai 1825, je fus consulté par un facteur de pianos. Il avait cinquante-sept ans, un tempérament sanguin-lymphatique et une constitution naturellement forte, mais un peu altérée par la maladie pour laquelle il venait me trouver. Il annonçait avoir eu, vers l'âge de trente-cinq ans, une blennorrhagie intense, et conservé, à la suite de cette affection, un écoulement habituel. Il avait vu le jet de l'urine diminuer graduellement, puis disparaître tout-à-fait, et éprouvé plusieurs rétentions d'urine presque complètes. Il était soumis à un traitement par les sondes à demeure, qui datait de quinze mois. Ce traitement avait dû être fort méthodique; il était dirigé par un des premiers chirurgiens de la capitale, un professeur de la faculté, que je m'estime heureux d'avoir eu pour maître. Cependant le résultat était peu satisfaisant : il existait une violente uréthrite; les deux testicules étaient engorgés en même temps ; (1) et, quoique la sonde eût trois lignes de diamètre, l'excrétion des urines cessait de se faire bien , dès qu'elle était abandonnée à la nature.

Je voulus soustraire l'urèthre à l'action irritante d'un corps étranger; je retirai l'instrument. Puis, je cherchai à combattre l'inflammation du canal, et celle des testicules : je fis faire des applications émollientes; je soumis le malade au repos, à un régime adoucissant, et à une boisson délayante. Trois semaines après, le 22 mai, il ne restait, de l'affection inflammatoire, qu'un peu d'engorgement dans les épidydimes. Mais l'excrétion des urines se faisait mal, et se répétait vingt, trente fois par jour,

(1) Depuis, j'ai vu plusieurs fois cet engorgement simultané des deux testicules chez des personnes soumises à l'usage des sondes , notamment chez un vieillard, affecté d'une paralysie de vessie qui date de trois ans. M. le docteur Renauldin est son médecin ordinaire.

huit, dix fois par nuit. Le malade craignit qu'elle ne se supprimât tout-à-fait; il avait entendu parler de la méthode de Ducamp, il me pria de la mettre en pratique.

Je procédai à l'examen de l'urèthre devant M. le docteur Liégard, qui a bien voulu suivre le traitement, et dont les notes très-détaillées me servent de guide dans cette rédaction. Une sonde exploratrice se trouva arrêtée à quatre pouces et un quart, et sortit avec la forme 159. Nous acquîmes ainsi la certitude de l'existence d'un rétrécissement. Mais l'empreinte obtenue ne rendait pas raison des efforts que faisait le malade, à chaque excrétion; nous devions croire à une prolongation de ce rétrécissement, à l'existence d'une autre coarctation, ou à une diminution dans la force contractile de la vessie. Dans tous les cas, il fallait détruire ce premier obstacle; je le cautérisai. Le malade n'éprouva qu'un léger sentiment de picotement. Il fut astreint au repos, à un régime adoucissant et à l'usage d'une boisson délayante.

Le 25, nous apprîmes qu'après la cautérisation, la difficulté d'uriner avait été en croissant jusqu'au troisième jour, et nous pûmes nous assurer qu'elle était encore aussi grande qu'avant cette opération. Une sonde exploratrice fut portée dans l'urèthre; elle parvint à quatre pouces et demi, et sortit avec une empreinte (*fig.* 160) indiquant que le sesond obstacle était une suite de celui qui venait de disparaître. Je fis agir le caustique circulairement, mais plus particulièrement en bas et à gauche. L'application dura une minute; elle ne détermina aucune douleur.

Le 28, le malade nous dit que les urines avaient été arrêtées tout-à-fait, le lendemain de la cautérisation; que l'introduction d'une petite bougie avait rétabli leur cours immédiatement; que cet instrument avait ramené avec lui une matière blanche et collante. La sonde exploratrice atteignit à cinq pouces, et donna l'empreinte 161. Nous eûmes, dans la finesse de sa tige, et dans la profondeur à laquelle elle avait été prise, un moyen de nous expliquer les effets observés jusques-là. J'appliquai le nitrate d'argent circulairement, et pendant une grande minute, sur ce troisième rétrécissement. Il pouvait encore être regardé comme une continuation des précédens.

Le 29, l'urine se trouva arrêtée une seconde fois; mais le malade lui rendit promptement le passage, en portant une petite bougie sur l'obstacle.

Le 31, une sonde exploratrice de deux lignes de diamètre (*fig.* 162) arriva à la vessie, après avoir éprouvé une légère résistance à cinq pouces; je commençai la dilatation. Une bougie emplastique n° 9 fut introduite, et conservée pendant dix minutes.

Le 1er juin, le jet de l'urine était bifurqué. La bougie emplastique n° 9 ne put pas pénétrer. Une du même diamètre, en gomme élastique, entra, et quand celle-ci fut retirée, la première passa facilement.

Le 2, il fallut encore faire précéder une bougie emplastique n° 10 par une en gomme élastique. Les deux jours suivans, le malade fut laissé en repos.

Le 5, j'introduisis d'abord une bougie emplastique n° 10, puis une n° 11. Celle-ci éprouva quelque résistance dans sa marche, fit un peu souffrir, resta un quart d'heure en place, rapporta de faibles traces d'étranglement et une légère couche de sang, vers cinq pouces. Le 6, une bougie de trois lignes séjourna vingt minutes, présenta une dépression linéaire, à cinq pouces, amena quelques gouttes de sang. Nous laissâmes reposer le malade.

Le jour suivant, le 7, une sonde exploratrice, de deux lignes de diamètre, arriva à la vessie, après une faible résistance; nous revînmes à la dilatation. Dans cette même séance, je passai une bougie n° 12; elle se trouva étranglée.

Le 8, une forte sonde exploratrice fut portée dans le canal, et maintenue pendant quelque temps à cinq pouces de profondeur; elle sortit avec l'empreinte 165. Je cautérisai sur ce point circulairement, et plus particulièrement en bas.

Le 11, une bougie n° 11 entra assez facilement,

mais produisit de la douleur; une bougie n° 12 lui succéda.

Le 12, je plaçai une bougie n° 13, et la retirai cinq minutes après; il sortit quelques gouttes de sang. Une bougie n° 14 passa ensuite sans difficulté, tout en causant de la douleur; elle séjourna dix minutes, et fit couler un peu de sang.

Le 13, son emploi eut le même résultat.

Le 14, la dysurie revint; le jet de l'urine était étroit, bifurqué; la bougie n° 14 éprouva de la résistance dans son passage, et fit souffrir (1). Nous prescrivîmes des bains, du repos.

Le 15, la verge laissait suinter un peu de sang; nous insistâmes sur le repos.

Le 18, le jet de l'urine était plus fort; la bougie n° 14 pénétra avec moins de difficulté. Elle resta en place une demi-heure.

Le 20, la même bougie fut gardée un quart d'heure.

Le 22, le jet de l'urine était encore en tire-bouchon. Je portai une sonde exploratrice dans le canal; elle se trouva serrée légèrement à cinq pouces; néanmoins, elle ne donna point d'indication suffisante pour cautériser.

Le 23, une bougie n° 14 fut conservée sans

____

(1) Il est évident pour moi, aujourd'hui, que la dilatation a été conduite trop vite chez ce malade.

peine pendant vingt minutes. Le malade se disait bien ; on ne remarquait rien de morbide en lui ; seulement le jet de l'urine était bifurqué.

Le 25, l'excrétion de l'urine eut lieu en notre présence : le liquide sortit facilement ; le jet était assez fort, et ne tournoyait plus. Le malade se félicitait de sa position, n'urinait que cinq à six fois par jour, et dormait tranquillement. La bougie n° 14 fut introduite.

Le 28, une sonde exploratrice forte (*fig.* 164) parvint sans effort jusqu'à la vessie.

Depuis, j'ai vu ce malade plusieurs fois : il va très-bien ; le cours des urines est parfaitement libre, il n'y a pas d'écoulement, les testicules sont dans l'état naturel, la santé générale est très-bonne. Il s'introduit, chaque mois à peu près, une bougie dans l'urèthre, et l'y laisse un quart d'heure.

Voilà donc un malade traité sans succès, durant quinze mois, par la dilatation, et guéri en trente-six jours, pas la cautérisation. Et quelles différences dans les précautions exigées, les accidens déterminés par les deux méthodes !

QUARANTE-QUATRIÈME OBSERVATION.

Quarante ans ; blennorrhagie à vingt ans, traitée méthodiquement ; blennorrhée opiniâtre ; gêne croissante dans le cours des urines ; douleur vive dans l'urèthre ;

grande difficulté d'uriner; deux rétrécissemens; trois cautérisations; dilatation interrompue; rétablissement du cours de l'urine en huit jours; disparition de l'écoulement en un mois.

Un homme d'une forte constitution, âgé de quarante ans, marié à vingt et un ans, menait depuis cette époque une vie très-régulière. Il avait été atteint, une année avant, d'une gonorrhée, qui fut combattue méthodiquement pendant plusieurs mois. A la suite de cette affection, il était resté un léger écoulement, et survenu une faible gêne dans le cours des urines. Chaque printemps, ces deux effets avaient pris un nouveau développement; mais, comme l'été ils rentraient à peu près dans l'état habituel, le malade, loueur de cabriolets et entièrement livré à ses affaires d'intérêt, avait toujours remis d'une année à l'autre le soin de se faire traiter. Enfin, il venait de prendre le parti de s'occuper sérieusement de sa maladie. Les causes de cette détermination étaient, d'abord, une douleur vive, ressentie dans l'urèthre, deux mois avant, et calmée à peine par des bains, des boissons delayantes, un régime adoucissant; ensuite, une difficulté rapidement progressive dans l'excrétion des urines. Nous étions au 15 mai 1825.

Je reconnus l'existence d'une coarctation à cinq pouces. L'empreinte 165, prise sur ce point, ne laissait aucun doute quant à ce fait; mais je voulus apprécier par moi-même l'influence du régime sur les symptômes observés, et attendre quelques jours pour attaquer le rétrécissement.

Le 22, voyant que ce mode de médication n'amenait aucune amélioration sensible, je repris une empreinte; elle se trouva absolument semblable à la précédente. Je portai le caustique sur l'obstacle, en haut et à droite. M. le docteur Liégard était présent à cette opération. Il désira savoir si elle avait produit de la douleur : le malade lui répondit par la négative.

Le 25, nous apprîmes que l'écoulement avait été plus fort, surtout le premier jour qui suivit la cautérisation. Une sonde exploratrice pénétra un demi-pouce plus loin, et rapporta l'empreinte 166. Quelques gouttes de sang sortirent. Nous étions tentés de renvoyer la cautérisation au lendemain ; mais le malade s'y opposa. Je la pratiquai immédiatement, sur la paroi supérieure de l'urèthre.

Le 28, le malade nous dit, que quelques instans après la cautérisation, il avait voulu uriner; qu'il n'avait pas pu y parvenir d'abord, qu'il avait fait des efforts, et que le liquide avait été lancé tout à coup avec force, poussant devant lui un petit corps rougeâtre, de la grosseur d'un grain de blé ; c'était, sans doute, un caillot de sang. Depuis, les urines avaient coulé librement, beaucoup mieux qu'avant l'opération; l'écoulement lui-même paraissait avoir diminué. J'introduisis une petite sonde exploratrice; sa tête, disposée en cône, offrait deux lignes de diamètre à la base qui était en avant. Elle fut arrêtée à cinq pouces et demi; en la pressant légèrement, je lui fis franchir ce point; elle ne rencontra plus ensuite d'obstacle jusqu'à la vessie. Retirée lentement, elle n'éprouva nulle part de la résistance; mais nous vîmes que le cône emplastique s'était transformé en un ovale allongé, et n'avait qu'à peu près une ligne et demie de diamètre. Nous conclûmes de cet examen que, s'il existait un second rétrécissement, il devait être très-faible. Je portai une sonde exploratrice ordinaire sur le premier; elle donna l'empreinte 167. Je cautérisai. Il n'y eut rien de remarquable les deux jours suivans.

Le 31, j'introduisis d'abord, une bougie n° 8, puis, une n° 9, l'une et l'autre sans difficulté; elles furent gardées dix minutes.

Le 1ᵉʳ juin, l'écoulement avait diminué. Le malade nous annonça qu'il urinait *comme quand il était petit garçon.* Les cinq jours suivans, nous ne fîmes rien; les affaires du malade ne lui permirent pas de venir nous voir.

Le 7, l'écoulement était encore plus faible; l'urine formait un jet de la grosseur d'une plume à écrire. Des bougies n° 10 et 11 passèrent facilement. Nous continuâmes la dilatation les jours suivans.

Le 11, une bougie de trois lignes de diamètre

entra aisément, et séjourna dix minutes sans faire souffrir. Au moment où elle fut retirée, le malade ne put retenir les urines : elles partirent par un jet rapide et large ; la bougie semblait avoir fait l'office d'un piston. Une sonde exploratrice (*fig.* 168) fut introduite ; elle n'éprouva point d'obstacle, pénétra dans la vessie, et revint sans empreinte. Nous recommençâmes à mettre de l'intervalle dans les introductions des bougies.

Le 19, l'excrétion des urines se faisait toujours comme dans l'état de parfaite santé ; mais il y avait encore un léger écoulement. Je prescrivis quelques pilules de copahu.

Le 23, il n'existait plus de taches sur le linge ; la guérison paraissait complète. Elle ne s'est pas démentie depuis.

Je vois souvent ce malade : il va très-bien, et cependant il mène une vie très-fatigante, monte tous les jours en cabriolet, reste habituellement exposé aux intempéries de l'air, jusqu'à dix et onze heures du soir.

Son observation est une de celles qui ont été recueillies et rapportées par M. Liégard. Elle prouve que les blennorrhagies, quoique méthodiquement traitées, peuvent être suivies de rétrécissemens de l'urèthre, qui vont toujours croissant ; elle fait voir le rapport qui existe entre ces rétrécissemens, certaines blennorrhées et certaines difficultés d'uriner ; elle montre l'impuissance où est le régime de faire disparaître ces effets, et l'efficacité du nitrate d'argent pour arriver à un tel résultat ; elle apprend qu'après la cautérisation, une interruption dans la dilatation n'entraîne pas toujours un non succès ; enfin, elle présente un fait en faveur de l'utilité du baume de copahu pour enlever les dernières traces des écoulemens qui dépendent des coarctations de l'urèthre.

QUARANTE-CINQUIÈME OBSERVATION.

Soixante ans ; malade depuis trente-quatre ; trois blennorrhagies en cinq années ; blennorrhée habituelle ; emploi des mercuriaux, des sudorifiques, des purgatifs, des balsamiques, des injections ; diminution graduelle, puis cessation complète du jet de l'urine ; introduction souvent répétée des bougies ; une douzaine de rétentions d'urine complètes ; trois cathétérismes forcés ; usage prolongé des sondes ; trois forts rétrécissemens ; neuf cautérisations ; rétablissement du diamètre naturel de l'urèthre en trente-cinq jours ; disparition de l'écoulement en cinquante ; persistance du bon état de l'urèthre, pendant deux années que le malade a vécu.

Le 10 juin 1825, il me vint de la province, d'un village de Normandie, un malade, âgé de soixante ans ; c'était un fabricant d'huile de colza.

Il avait eu une blennorrhagie à dix-huit ans, une autre à vingt, une troisième à vingt-trois. La première avait duré cinq semaines, la seconde n'avait disparu qu'après deux mois et demi, la dernière s'était prolongée beaucoup, et avait fini par prendre la forme d'une blennorrhée. Les mercuriaux, les sudorifiques, les purgatifs, les balsamiques, les injections dans l'urèthre, rien n'avait été négligé pour combattre cette affection. Leur effet s'était borné à la faire cesser momentanément, et quelquefois seulement à la rendre plus faible. Elle durait encore, quand, à l'âge de vingt-six ans, l'excrétion de l'urine commença à être gênée. La difficulté d'uriner alla en augmentant, et, peu de temps après, le malade, alors habitant de Paris, reçut le conseil de faire usage de moyens dilatans. Depuis cette époque, jusqu'au moment où je l'ai vu, il n'avait pas discontinué d'introduire dans l'urèthre, une ou deux fois par mois, et souvent à des intervalles moins grands, une bougie de gomme élastique, de corde à boyau, ou de cire. Il se servait habituellement des premières ; la corde à boyau l'irritait beaucoup, et les bougies emplastiques se détérioraient trop vîte.

Malgré cette dilatation intermittente, malgré la précaution d'éviter les liqueurs alcooliques, les alimens épicés, les viandes noires, il avait eu une douzaine de rétentions d'urine complètes. Il les attribuait à des marches forcées, à des contrariétés morales vives, à des excès dans le coït. Il était éminemment nerveux, assez sanguin, et d'une constitution délicate. Trois fois, on avait été obligé de recourir à la sonde d'argent pour le faire uriner ; et, les trois fois, on lui avait fait porter des sondes de gomme élastique pendant cinq ou six semaines. Il était calme dans ce moment.

Je procédai à l'examen de l'urèthre, et reconnus l'existence de plusieurs rétrécissemens, dans l'espace de trois pouces, à partir d'un pouce trois quarts du méat. J'eus, sur ce dernier point, l'empreinte 169 ; j'y appliquai le caustique le lendemain, 11.

Le 14, la sonde exploratrice arriva à deux pouces, et y prit une forme très-déliée (*fig.* 170). Je cautérisai circulairement ; j'en fis autant le 16, d'après l'empreinte 171, obtenue au même point.

Le 18, l'instrument pénétra un pouce plus loin, et donna l'empreinte 172. Une cautérisation sur cette partie livra passage à la sonde exploratrice. Le 20, elle parvint à trois pouces trois quarts, et y prit la forme 173. Je cautérisai en haut et sur les côtés. Le malade se trouva un peu irrité, à la suite de cette opération ; je le laissai reposer quelques jours.

Le 25, une bougie de cire, de petit diamètre, passa jusqu'à la vessie, après avoir été arrêtée quelques secondes à quatre pouces et un quart. Je cautérisai sur ce point d'après l'empreinte 174.

Le 27, j'introduisis de nouveau une petite bougie de cire. Le lendemain, j'en plaçai une plus forte ; elle ne fit qu'irriter.

Le 29, je pris l'empreinte 175, à quatre pouces et un quart ; puis, je cautérisai.

Le 1er juillet, j'obtins l'empreinte 176, au même point ; je fis encore agir le caustique.

Le 3, la sonde exploratrice arriva à quatre pouces et demi (*fig.* 177) ; je brûlai sur ce point.

Le 5 et le 6, je me bornai à introduire des bougies de cire n° 4 et 5. Le malade annonça qu'il commençait à uriner assez librement.

Le 7, j'introduisis une bougie n° 6, puis une n° 7, avec facilité. Les jours suivans, je poursuivis la dilatation ; elle marcha régulièrement, mais produisit de l'irritation. Le malade se ménageait peu. Les bougies ne rapportèrent aucune impression latérale ; les reliefs organiques paraissaient détruits.

Le 15, les urines sortaient largement ; il y avait un écoulement assez abondant. Une sonde exploratrice entra dans la vessie, et sortit avec la forme 178 ; j'éloignai les introductions des bougies.

Le 20, l'écoulement avait beaucoup diminué ; je prescrivis quelques pilules balsamiques. Le 28, il était nul ; le malade partit pour sa fabrique.

Il est venu à Paris l'année dernière : il allait bien

sous le rapport des voies urinaires; mais, vivement affecté du mauvais état de ses affaires et fatigué par des courses nombreuses , il a été pris d'une fièvre ataxique. Je l'ai traité concurremment avec M. le docteur Fourcadelle : nous n'avons pas eu le bonheur de le sauver ; il a succombé le dixième jour de sa maladie.

Je regrette de n'avoir pas pu faire l'autopsie du corps , prendre connaissance de l'état de l'urèthre. Ce canal était remarquable par le nombre des rétrécissemens dont il avait été le siége, par leur ancienneté, par leur constante résistance aux moyens dilatans, et par leur prompte, leur complète disparition sous l'influence du nitrate d'argent.

QUARANTE-SIXIÈME OBSERVATION.

Quarante ans; plusieurs blennorrhagies; difficulté d'uriner; traitement par la dilatation; trente-huit cautérisations, avec le porte-caustique droit; persistance de la maladie; un rétrécissement à cinq pouces et demi, en bas; application du nitrate d'argent, avec la sonde à cautériser courbe; guérison complète en quatorze jours; nouvelle blennorrhagie; nouveaux rétrécissemens, un à deux pouces et demi, un autre à trois pouces et un quart, un troisième à cinq pouces et demi, en haut; quatre cautérisations; rétablissement du diamètre naturel de l'urèthre; divers accidens.

Un négociant de Paris , âgé de quarante ans, bi-

lieux et fortement constitué, avait eu plusieurs blennorrhagies. Il venait d'être traité, pour un écoulement avec dysurie, par deux chirurgiens fort connus; l'un l'avait soumis à la dilatation, et l'autre
à la cautérisation. Celui-ci, d'après le récit, lui avait
donné des soins pendant trois mois, et appliqué le
nitrate d'argent trente-huit fois. Cependant le cours
des urines était embarrassé et l'écoulement persistait : le malade vint me trouver.

Je commençai par m'assurer que l'urèthre n'était
pas libre, à l'aide d'une bougie emplastique. Puis,
je présentai une sonde exploratrice sur l'obstacle, à
cinq pouces et demi; elle revint avec l'empreinte 179.
La forme de cette empreinte, la profondeur de l'obstacle et les renseignemens obtenus, sur la manière
dont on avait procédé à la cautérisation, me firent
penser que le nitrate d'argent pouvait bien n'avoir
agi que devant l'obstacle : on s'était servi du porte-
caustique droit de Ducamp.

Je pris une sonde à cautériser courbe, et, par son
moyen, je fis pénétrer sans peine le nitrate d'argent
dans la coarctation. Trois jours après, le 23 juin
1825, une sonde exploratrice (*fig.* 180) passa facilement jusqu'à la vessie. Je lui fis succéder une bougie de cire de trois lignes de diamètre. Les jours
suivans, je continuai la dilatation. Le 27, elle était
portée à quatre lignes et un quart. L'élévation de

ce degré ne doit pas étonner; le pénis était volumineux, et l'urèthre est plus large qu'on ne le croit généralement.

Les dimensions de ce canal, ici, donnèrent lieu à un incident que je dois rapporter. Je venais d'introduire une bougie n° 15; le malade ne voulut point que je la liasse, que je nouasse un fil de coton à son extrémité externe, comme je le fais habituellement. Il prétendait qu'elle était assez grosse pour ne pas se déplacer. Je passai dans une autre pièce; lui se mit à lire et oublia la bougie. Quand je revins, vingt minutes après, elle avait disparu. La verge s'était développée outre mesure, avait couvert tout l'instrument, s'était étendue en-deçà, l'avait dépassé de quelques lignes. Je pus le retirer sans peine avec de simples pinces à pansemens.

Cette circonstance ne causa aucun retard dans la guérison : le 29, le malade allait très-bien, urinait largement; il restait seulement une légere blennorrhée. Le 4 juillet, l'excrétion des urines et la sécrétion de l'urèthre se faisaient absolument comme dans l'état normal. Je continuai encore, pendant une dixaine de jours, à introduire des bougies, à des intervalles de plus en plus longs.

Ce malade jouissait d'une santé parfaite depuis sept à huit mois, quand il fut pris d'une blennorrhagie intense, à la suite d'un coït impur. Son médecin ordinaire, M. Colson, l'un de nos praticiens les plus éclairés et les plus prudens, le traita méthodiquement. Malgré cela, le cours des urines se trouva de nouveau embarrassé; des signes évidens de rétrécissement de l'urhètre se manifestèrent. Dans cet état de choses, M. le docteur Colson m'engagea à examiner ce malade. Voici ce que nous observâmes, le 10 mai 1826.

Une petite sonde exploratrice s'arrêta à cinq pouces. Il en fut de même d'une bougie de gomme élastique, et d'une de cire. Une sonde exploratrice d'un volume ordinaire ne pénétra qu'à deux pouces et demi, et donna l'empreinte 333. Une autre sonde exploratrice plus petite et courbée arriva à cinq pouces et demi, et, par l'empreinte 334, indiqua un rétrécissement en haut. Celui que j'avais détruit précédemment au même point était dans le sens opposé, en bas. Nous nous demandâmes si cette opposition ne serait qu'illusoire, si la courbure naturelle de la sonde n'aurait point déterminé une modification dans l'empreinte. Une autre sonde exploratrice droite passa avec effort au premier rétrécissement, et prit la même forme sur le second. Nous laissâmes reposer le malade pendant deux jours.

Le 12, nous prîmes une nouvelle empreinte à deux pouces et demi. Elle fut parfaitement semblable à celle qui avait été obtenue précédemment sur ce point; j'appliquai le caustique circulairement, mais plus particulièrement en haut. M. Colson était présent à cette opération.

Le 15, une sonde exploratrice passa sur le premier rétrécissement et arriva au second, mais avec un peu de peine. Quand elle fut sortie, nous vîmes que la cire avait été refoulée presque en totalité, et que le premier rétrécissement n'était pas détruit complétement. Je présentai une sonde exploratrice plus forte, et j'obtins une empreinte à deux pouces trois quarts; nous nous décidâmes à cautériser. Dans ce but, nous laissâmes reposer le malade durant une demi-heure. Pendant ce temps, une escarre très-longue se détacha; la cautérisation fut différée.

Le 16, je pris une nouvelle empreinte, à deux pouces trois quarts (*fig.* 335); j'opérai sur ce point avec le porte-caustique de Ducamp.

Le 18, la sonde exploratrice arriva à cinq pouces et demi, et donna la même empreinte que le 10 (*fig.* 333). Nous voulûmes, pour assurer la cautérisation, faire pénétrer une petite bougie dans le rétrécissement; elle ne passa pas d'abord; mais nous parvînmes à la faire entrer, en profitant d'un instant où le malade urinait. J'introduisis ensuite la sonde à cautériser courbe, disposée de manière à la faire agir en haut. Une première application ne fut suivie d'aucun résultat; le caustique ne se fondit pas. Je reportai de nouveau l'instrument sur l'obstacle, et la cautérisation eut lieu. Entre ces deux introductions, le malade eut une forte érection. C'est un incident qui s'est montré souvent dans ce traitement, comme dans le précédent, et qui annonçait une grande irritabilité de l'urèthre.

Le 21, le 22 et le 23, je me bornai à passer des bougies emplastiques, dans le but de ne point cautériser sans une nécessité absolue.

Le 26, la sonde exploratrice pénétra jusqu'à la vessie, quoiqu'elle fût sans mandrin (*fig.* 336). Nous ne fîmes rien.

Le 28, la dilatation marchait bien ; néanmoins, le malade ayant quelques doutes sur l'efficacité de ce moyen, je procédai à un nouvel examen de l'urèthre. Une sonde exploratrice ordinaire passa avec un peu d'effort à trois pouces et demi, puis très-facilement à cinq pouces. Une sonde exploratrice plus forte fut arrêtée à trois pouces et demi, et ramena une empreinte circulaire (*fig.* 337). Je cédai au désir du malade : je cautérisai sur ce point avec la sonde de Ducamp. Cette opération ne fit pas souffrir. Elle fut pratiquée avec une cuiller large et courte.

Le 2 juin, la sonde exploratrice parvint au-delà du second obstacle ; je la retirai sans la faire pénétrer jusqu'à la vessie. L'introduction de tout corps dans le col de ce viscère causait de la douleur, et déterminait une érection immédiate.

Nous pûmes nous assurer, par cet examen, qu'il

ne restait plus aucune trace de rétrécissement sur les parties cautérisées, et croire à une guérison parfaite.

J'ai dit que le passage de tout corps sur le col de la vessie était douloureux, et amenait une érection : il paraît qu'il existait un commencement d'irritation dans cette partie. Quelques jours après, il survint des accidens inflammatoires. M. Colson fut obligé, pour les combattre, de recourir aux antiphlogistiques, et particulièrement aux saignées locales.

Cette observation fournit matière à plusieurs réflexions.

Un rétrécissement qui, siégeant dans la partie courbe de l'urèthre, avait résisté d'abord à la dilatation, puis à la cautérisation, répétée trente-huit fois avec le porte caustique droit, a cédé à une seule application du nitrate d'argent faite avec une sonde à cautériser courbe. C'est une preuve que, pour agir sur les coarctations profondes, ce dernier instrument est préférable au premier.

L'écoulement opiniâtre dont le malade était atteint a disparu avec la coarctation et la difficulté d'uriner. Ainsi on a un fait de plus en faveur de la cautérisation opposée aux blennorrhées qui dépendent des rétrécissemens organiques.

La récidive des coarctations avait été précédée d'une nouvelle blennorrhagie, et les obstacles étaient situés ailleurs que celui que j'avais attaqué d'abord. Il n'y a donc pas eu, chez ce malade, reproduction du rétrécissement détruit par le nitrate d'argent.

Une bougie de cire, qui éprouvait de la difficulté à s'engager dans un rétrécissement, a passé avec facilité dans un instant ou l'excrétion de l'urine s'effectuait. Ce mode de cathétérisme m'a souvent réussi; on peut y recourir avec avantage dans les cas où l'on a de la peine à pénétrer dans une coarctation.

L'introduction des bougies jusqu'à la vessie a été constamment suivie d'une forte érection. Cet effet se manifeste fréquemment. Il s'explique par les rapports qu'établit la bougie, et particulièrement par son contact avec les orifices des conduits éjaculateurs. Il fait pressentir les inconvéniens des sondes laissées en place; et montre que, chez les sujets très-irritables, on ferait bien de n'enfoncer les bougies que jusque dans les parties qu'on veut dilater, et surtout de les maintenir toujours en-deçà de la portion prostatique de l'urèthre.

Une bougie de fort diamètre a été, dans un moment d'érection, dépassée par le gland; elle a disparu dans l'urèthre. Cet incident, auquel pourtant il a été facile de remédier, démontre la nécessité de fixer toujours un lien à l'extrémité externe des bougies.

Enfin, quelques symptômes inflammatoires se sont développés sur la fin du dernier traitement.

Ceci annonce que la méthode que nous avons mise en usage n'est pas exempte d'inconvéniens. Mais qu'on examine bien l'ordre des faits, et l'on remarquera que les accidens inflammatoires, observés dans ce cas, se lient moins à la cautérisation elle-même qu'à la dilatation qui l'a suivie.

QUARANTE-SEPTIÈME OBSERVATION.

Cinquante ans ; une blennorrhagie; rétention d'urine complète ; deux fistules au périnée; blennorrhée habituelle; dysurie fréquente; ischurie ; vains essais de cathétérisme; emploi de bougies; deux rétrécissemens; cinq cautérisations; guérison parfaite; douleurs rhumatismales; inflammation de la moelle épinière ; paralysie des membres inférieurs; mort.

Un administrateur d'un château royal avait eu une blennorrhagie à vingt-trois ans, et conservé, à la suite, une blennorrhée opiniâtre. Cette affection diminuait et même disparaissait ordinairement sous l'influence d'un régime sévère, mais se reproduisait avec une nouvelle intensité dans les circonstances opposées. Plusieurs fois le coït lui avait fait prendre la forme d'une blennorrhagie récente. Aussi le malade observait-il la plus grande réserve sous ce rapport.

Il était petit, blond, sanguin, âgé de cinquante

ans. Il avait éprouvé, à vingt-six ans, une rétention d'urine complète ; elle fut suivie de l'établissement de deux fistules au périnée. Le cours des urines ayant été rétabli, ces fistules ne tardèrent pas à guérir ; mais, par degrés, l'excrétion des urines devint encore embarrassée, et le malade fut obligé de faire usage de bougies de temps à autre. De temps à autre aussi, il était sujet à des fièvres d'accès ; elles n'avaient rien de régulier dans leur retour ou leur durée, et, plusieurs fois, les préparations de quinquina furent inefficaces contre elles.

Enfin, l'émission des urines se trouva arrêtée tout-à-fait, le 15 mai 1825. Un habile chirurgien fut appelé ; il présenta plusieurs fois la sonde d'argent à l'urèthre, et ne put arriver à la vessie. Ces tentatives ajoutèrent à l'irritation du canal ; il se développa une violente uréthrite. Des sangsues, des cataplasmes, et d'autres agens antiphlogistiques furent employés. Sous l'influence de cette médication, les urines commencèrent à couler, d'abord, goutte à goutte, puis, un peu plus abondamment.

Tel était l'état du malade, quand, le 1er juin, il vint à Paris se mettre entre les mains d'un de nos plus anciens, de nos meilleurs, et de nos plus célèbres praticiens. Celui-ci le soumit à l'usage des bougies, arriva à la vessie en huit jours, insista sur les mêmes moyens pendant trois semaines encore, et ne négligea ni les bains ni le régime.

Les urines s'écoulaient plus librement ; les accès de fièvre, qui se renouvelaient chaque jour, et étaient très-forts au début de ce traitement, s'affaiblirent peu à peu.

Néanmoins , la douleur produite par la présence des bougies, et la lenteur des progrès vers la guérison déterminèrent le malade à demander d'autres soins. Il vint me trouver, le 1er juillet. L'examen de l'urèthre me fit reconnaître l'existence de deux rétrécissemens, l'un à un pouce du méat, peu considérable, et l'autre, à quatre pouces et un cinquième, très-fort. D'après l'empreinte 181, obtenue sur le premier, je le cautérisai.

Le 4, une sonde exploratrice moyenne pénétra jusqu'au deuxième rétrécissement, et prit l'empreinte 182; je portai le caustique sur ce point.

Le 7 et le 8, je me bornai à introduire des bougies de cire, parce que le malade n'avait pas vu d'escarre, et que le cours des urines n'était pas plus libre.

Le 9, j'obtins l'empreinte 183, à la même profondeur ; je cautérisai.

Le 12 et les deux jours suivans, je voulus dilater; mais le malade, qui n'avait pas eu d'accès de fièvre depuis qu'il était traité par le caustique, en éprouva un violent, le 14, à la suite de l'introduction d'une bougie n° 10. Je le laissai reposer jusqu'au 17. Je pris alors une nouvelle empreinte

(*fig.* 184), à quatre pouces et un tiers. Je cautérisai, d'après les données qu'elle me fournit.

Le 20, une bougie emplastique n° 10 fut introduite et conservée avec facilité. Je lui fis succéder une sonde exploratrice ; elle pénétra jusqu'à la vessie, et ramena la forme 185.

Je fus absent pendant huit jours. Dans cet intervalle , il y eut quatre introductions de bougies emplastiques, du même diamètre. Mais, soit que la dilatation n'eût pas été assez suivie, soit que la cautérisation eût été incomplète, à mon retour, le 5o , la présence d'une bougie n° 14 causa de la douleur ; cet instrument sortit avec des traces de constriction dans la partie correspondante au premier rétrécissement. Je portai une sonde exploratrice sur ce point ; elle s'y trouva arrêtée, et donna l'empreinte 186. Je cautérisai.

Le 2 et le 5 août, je me bornai à introduire des bougies emplastiques.

Le 4, une forte sonde exploratrice (*fig.* 187) parvint facilement à la vessie. Le malade urinait largement, la santé générale était très-bonne. Je continuai la dilatation pendant huit jours encore. Puis, le malade partit pour sa résidence habituelle.

Il vint me voir, trois semaines après ; il allait très-bien, quant aux voies urinaires ; mais il se plaignait de douleurs rhumatismales dans les lombes et les extrémités inférieures.

Six semaines plus tard, le 18 octobre, il m'envoya chercher en toute hâte; il était à Saint-Germain. Je le trouvai dans son lit, privé absolument du mouvement de ses membres, et conservant l'intégrité des fonctions cérébrales. Il était affecté d'une inflammation de la moelle épinière. L'excrétion des urines se faisait mal, les urines ne sortaient que par regorgement ; toutefois l'urèthre était libre; le désordre de l'excrétion dépendait du défaut d'action de la vessie. Ce viscère participait à la paralysie des extrémités. Je provoquai une consultation : MM. les docteurs Dubreuil, Dupont, et Potain fils voulurent bien se réunir à moi. Tout ce que nous fîmes ne put empêcher la maladie de marcher avec une extrême rapidité ; elle se termina, le lendemain, par la mort. M. Potain a fait l'ouverture du cadavre, et constaté l'inflammation de la moelle rachidienne.

C'est dans le mémoire que ce médecin distingué a présenté à l'Académie, et dans l'excellent rapport que M. Bousquet a fait à cette occasion, qu'il faut lire l'histoire de cette maladie et les réflexions fort curieuses, fort importantes auxquelles elle a donné lieu. Je ne dois considérer le sujet que relativement à l'affection de l'urèthre. Sous ce point de vue, il est remarquable par le petit nombre de blennorrhagies qui a précédé l'ischurie, par les fistules qui l'ont suivie, par la facilité avec laquelle ces fistules ont guéri, par la blennorrhée habituelle dont le malade était affecté, par les accès de fièvre auxquels il était sujet, par l'impossibilité où l'on a été de le sonder avec l'algalie d'argent, par le temps que les bougies ont mis à arriver à la vessie, par le peu d'efficacité de la dilatation, enfin par le plein succès de la cautérisation.

QUARANTE-HUITIÈME OBSERVATION.

Cinquante-quatre ans; plusieurs blennorrhagies; strangurie sans blennorrhée; difficultés pour obtenir une empreinte; un rétrécissement; une cautérisation; guérison; légère dysurie, survenue malgré la liberté de l'urèthre, coïncidant avec l'apparition de fortes hémorroïdes.

Un agent d'affaires, sanguin, bilieux, fort, âgé de cinquante-quatre ans, avait eu plusieurs blennorrhagies, et était sujet à des difficultés d'uriner fréquentes; mais jamais il n'avait éprouvé de rétention d'urine complète, jamais il n'avait fait usage de sondes ni de bougies.

Le jour où il vint me voir, le 29 juin 1825, le cours de l'urine était fort gêné; ce liquide ne sortait que goutte à goutte. Je m'assurai facilement de l'existence d'un rétrécissement à cinq pouces trois quarts; mais, quand je voulus en prendre l'empreinte, je ne pus y réussir. La sonde exploratrice sortit plusieurs fois avec la forme de massue. Le soin de l'armer d'un mandrin, de ne pas la presser sur l'obstacle, de la laisser long-temps en place, tout fut inutile. J'expliquai ce fait par l'irritation de l'urèthre. Je fis appliquer dix-huit sangsues à l'anus, prendre des bains de siége, mettre des cataplasmes sur le périnée, et boire de l'eau de graine de lin édulcorée avec du sirop d'orgeat. Par l'effet de ces moyens, l'urèthre revint à son état habituel.

Le 4 juillet, l'émission de l'urine se faisait un peu mieux; je crus pouvoir tenter une nouvelle exploration. Cette fois, j'eus une empreinte (*fig.* 188) remarquable par son extrême petitesse. Sur cette donnée, et à l'aide d'un conducteur, je fis passer une bougie fine dans l'obstacle. Je la laissai en place; mais elle ne tarda pas à sortir. Les urines ne coulèrent pas plus facilement. Je l'introduisis de nouveau, le lendemain; elle fut gardée quelques heures; le malade urinait autour d'elle.

Le 6, je pris une nouvelle empreinte; elle se trouva parfaitement semblable à la précédente, quoiqu'un peu plus forte. Je repassai la bougie; je la laissai séjourner un quart d'heure, et j'appliquai le caustique.

Le 9, une bougie jaune n° 3, puis une n° 5, entrèrent facilement, et sortirent sans empreinte. Il en fut de même, le 10, pour des bougies n° 6 et 7; le

11, pour des bougies n° 8 et 9, le 12, pour des bougies n° 10 et 11.

Le 13, une sonde exploratrice pénétra aisément jusqu'à la vessie, et revint avec la forme 189; je continuai la dilatation.

Le 17, elle était arrivée à son terme, les urines sortaient largement, le malade se trouvait très-bien. Tout radieux d'avoir pu recevoir et conserver, dans l'urèthre, une bougie de quatre lignes de diamètre, il la porta en triomphe à un de ses amis , célèbre dentiste de Paris, affecté de la même maladie, et traité par la méthode ordinaire. J'insistai encore sur la dilatation, pendant une vingtaine de jours; j'eus seulement le soin de mettre un intervalle de plus en plus grand entre les introductions des bougies. La guérison ne se démentit pas.

Cependant, dix mois après, le 26 mai, ce malade vint me revoir; il se plaignait d'uriner moins librement. Je ne trouvai aucun obstacle dans l'urèthre; une sonde exploratrice parvint facilement jusqu'à la vessie. Je me bornai à introduire une bougie fusiforme, et à répéter cette opération tous les trois ou quatre jours, pendant quelques semaines. Les bougies emplastiques droites passaient difficilement; au contraire, ces mêmes bougies, rendues très-courbes, et les bougies de gomme élastique, armées de mandrins, entraient sans peine. Je pensai que cette difficulté dans l'introduction des bougies de cire, et l'embarras des urines tenaient à des hémorroïdes dont le malade était violemment tourmenté; je prescrivis un régime approprié à cette dernière affection. Il eut l'effet que j'en attendais; les urines reprirent leur cours.

J'ai conservé des rapports avec ce malade : il a éprouvé plusieurs fois, depuis, la même gêne dans l'excrétion des urines; mais l'urèthre est toujours libre. Le régime, des bains, voilà les moyens auxquels il a recours, et dont il se trouve bien.

Cette observation présente plusieurs faits remarquables : la difficulté que l'on a éprouvée à prendre une empreinte, la finesse de celle qu'on a obtenue, la promptitude avec laquelle le rétrécissement de l'urèthre a cédé à la cautérisation, la nécessité d'imprimer une forte courbure aux bougies pour les faire entrer dans la vessie, enfin la coïncidence d'un embarras dans le cours des urines, de la liberté de l'urèthre et d'une affection hémorroïdale.

QUARANTE-NEUVIÈME OBSERVATION.

Cinquante-trois ans; cinq ou six blennorrhagies; blennorrhée; dysurie; deux rétrécissemens, un fort étendu; six cautérisations, quatre avec le porte-caustique, deux avec la sonde à cautériser; fatigue physique; uréthrite; repos; guérison parfaite.

Un ancien directeur du combat des animaux

me consulta, le 25 juillet 1825, sur un écoulement opiniâtre et une extrême difficulté d'uriner. Ces deux affections dataient déjà de plusieurs années ; mais elles venaient de prendre tout à coup une grande intensité, à la suite d'un repas copieux. Elles semblaient ne diminuer en rien, malgré des bains, une boisson délayante et un régime approprié, prescrits par M. Vébil et mis en pratique depuis quinze jours.

Le malade était sanguin, musculeux, âgé de cinquante-trois ans. Il avait eu cinq ou six blennorragies ; la première à vingt ans, et les autres dans les quinze années suivantes. Il se livrait aux plaisirs de la table, et se ménageait peu sur l'usage des liqueurs alcooliques.

Je m'assurai que l'urèthre était obstrué : une bougie n° 8 fut arrêtée à quatre pouces ; une plus grosse éprouva quelque difficulté à arriver à ce point. L'introduction de cet instrument avait été douloureuse, le canal était fort irrité ; je bornai là mon examen.

Le lendemain, 3o, une bougie emplastique, très mince, parvint à la vessie, après avoir marché un peu difficilement de quatre pouces à cinq pouces et demi. Une sonde exploratrice moyenne pénétra jusqu'à quatre pouces, et y prit l'empreinte 190. Une plus petite avança un demi-pouce plus loin ; je crus prudent de différer la cautérisation.

Le 1ᵉʳ août, le malade se présenta pour subir cette opération ; mais il était venu à pied de Charonne, où il demeure ; il était encore irrité ; il avait des affaires dans Paris ; je ne fis rien.

Enfin, le 2 août, j'appliquai le caustique à quatre pouces, après avoir pris une nouvelle empreinte, qui fut en tout semblable à la première, et introduit une petite bougie de cire. Le malade souffrit moins que dans les explorations.

Le 5, la sonde à empreinte avança un tiers de pouce plus loin, et sortit avec la forme 191 ; je cautérisai sur ce point. Le malade se reposa jusqu'au 9. Ce jour, la sonde exploratrice arriva à quatre pouces trois quarts, et donna l'empreinte 192. Il s'écoula un peu de sérosité sanguinolente, à la suite de cet examen. J'attendis un peu, et je cautérisai.

Le 12, la sonde exploratrice pénétra jusqu'à cinq pouces, y prit l'empreinte 193, et causa de la douleur. Le malade, qui était venu à pied, tout en ayant un cabriolet à sa disposition, convint qu'il ne s'était pas plus ménagé sous les autres rapports ; je ne fis rien, je lui recommandai le repos.

Le 14, je repris une empreinte à cinq pouces ; elle ne différait pas de la précédente. J'opérai sur les côtés avec la sonde à cautériser. Le porte-caustique ordinaire ne put atteindre le but.

Le 17, j'eus l'empreinte 194, à cinq pouces et un tiers ; je cautérisai avec le même instrument.

Le 20, les urines allaient bien. Une sonde exploratrice arriva à cinq pouces et demi ; elle reçut une empreinte peu expressive (*fig* 195). Je portai une bougie sur l'obstacle ; elle ne passa point. Une sonde, armée d'un mandrin, pénétra dans la vessie, donna issue à de l'urine, fit un peu souffrir, resta dix minutes en place, et se trouva légèrement serrée. Le lendemain , j'essayai vainement d'introduire la même sonde ; l'urèthre paraissait fort irrité. J'appris que le malade s'était fatigué ; il était venu à pied, quoique je lui eusse recommandé le repos. Néanmoins , se trouvant bien le 24, il revint, non plus à pied, mais dans une mauvaise charrette. Je présentai successivement à l'urèthre une bougie de cire et une de gomme élastique; elles furent arrêtées ; j'attendis.

Le 27, le malade était toujours irrité , il urinait fort souvent; je ne tentai rien. Je recommandai le repos absolu, et des applications émollientes sur le trajet de l'urèthre.

Le 31, j'allai voir le malade chez lui; il se trouvait fort bien de son régime, il urinait facilement. Je ne fis aucune application.

Le 3 septembre, il se disait bien ; mais il venait de se fatiguer encore : il avait été au Jardin des Plantes et à Bellevillle. Il comptait ces courses pour peu de chose, parce qu'il les avait faites en cabriolet. Je me bornai à recommander le repos, un régime adoucissant, des bains, une boisson mucilagineuse, et les émolliens locaux.

Le 10, il allait très-bien, urinait largement, et n'avait plus d'irritation dans l'urèthre; l'écoulement était presque nul. Je portai dans le canal une bougie de cire n° 4; elle arriva facilement à la vessie. Une du n° 8 marcha de même. Deux jours après, le 12, une bougie n° 10, puis, une n° 12 passèrent avec tout autant de facilité. Une sonde exploratrice leur succéda; elle entra dans la vessie, et ramena la forme 196. Les jours suivans, j'introduisis des bougies n° 14, 15, 16, sans éprouver de difficulté, sans produire de douleur, sans remarquer d'empreinte.

Le 18, il n'y avait plus d'écoulement, les urines sortaient largement, le malade se trouvait très-bien. Son état n'a pas changé depuis; ce n'est pas que parfois il n'use fort abondamment de liqueurs alcooliques.

Je suis persuadé que l'uréthrite, qui s'est développée chez ce malade, a été provoquée par les imprudences qu'il a commises, et particulièrement par la fatigue. L'application du nitrate d'argent demande, sans doute, beaucoup moins de repos que celle des moyens dilatans; mais il serait absurde de croire qu'après la cautérisation, tout soin hygiénique pût être négligé impunément.

Cet incident n'est pas le seul fait à noter dans

cette observation. Les empreintes ont été prises successivement à quatre pouces, quatre pouces et un tiers, quatre pouces et trois quarts, cinq pouces, cinq pouces et un tiers, cinq pouces et demi. Ainsi nous avons détruit deux rétrécissemens, dont le premier avait près d'un demi-pouce, et le second près d'un pouce d'étendue. On aura remarqué que là où le porte-caustique n'avait pas pu arriver, la sonde à cautériser a pénétré et opéré avec succès. Il n'y a pas d'instrument exclusif pour la cautérisation de l'urèthre, nous l'avons dit; tel ou tel mérite la préférence; cela dépend des circonstances où l'on se trouve.

CINQUANTIÈME OBSERVATION.

Soixante ans; six blennorrhagies; rétention d'urine complète; paralysie présumée de la vessie; usage de la sonde pendant trois mois; trois rétrécissemens; sept cautérisations; guérison; penchant irrésistible au coït; excès multipliés sous ce rapport; apoplexie mortelle; urèthre parfaitement libre et souple; calculs dans une vésicule séminale.

Un peintre distingué était affecté d'une rétention d'urine complète; depuis trois mois, il n'urinait qu'avec le secours de la sonde. Il avait soixante ans; il se servait d'une algalie de trois lignes de diamètre, et l'introduisait lui-même; un grand chirurgien l'avait jugé atteint d'une paralysie de vessie incurable; je ne pouvais pas augurer favorablement de son état. Cependant, le médecin ordinaire, M. le docteur Brugières, ne le regardait pas comme incurable. Le malade lui-même, beau-frère d'un ancien professeur de l'École de Médecine, de M. Leclerc, profitait de quelques connaissances médicales qu'il possédait pour concevoir des espérances. Il se rappelait avoir eu dans sa jeunesse une demi-douzaine de blennorrhagies ; savait l'influence que ces maladies exercent sur le calibre de l'urèthre ; et avait remarqué que la sonde ne passait pas avec une égale facilité dans toutes les parties du canal. Il pensait qu'il devait exister chez lui des rétrécissemens ; que ces rétrécissemens contribuaient à la rétention d'urine ; et qu'en les faisant disparaître par la méthode de Ducamp, dont il venait de lire l'ouvrage, il pourrait rendre à la vessie la faculté de se vider.

Je procédai à l'examen de l'urèthre devant M. Brugières. Nous reconnûmes l'existence de plusieurs rétrécissemens, et nous prîmes l'empreinte de l'un d'eux, siégeant à trois pouces trois quarts (*fig.* 197). Quelques jours après, le 24 août 1825, nous explorâmes de nouveau le canal ; nous eûmes un résultat semblable au précédent, et nous appliquâmes le caustique à trois pouces trois quarts.

Le 27, le malade, qui n'avait pas souffert pendant l'opération, et qui n'avait vu ni escarre ni sang dans les urines, craignait que le nitrate d'argent n'eût point agi; mais la sonde exploratrice parvint à quatre pouces, et rapporta l'empreinte 198. Nous cautérisâmes.

Le 3o, le malade nous dit qu'il avait rendu des escarres, sous forme de *pelures d'oignon*, et qu'il avait aperçu un léger suintement de sang, à la suite d'un cathétérisme exécuté par lui-même. Il ajouta qu'il avait uriné plusieurs fois sans sonde, et qu'il ne doutait plus de sa guérison. La sonde exploratrice pénétra jusqu'à cinq pouces, et ramena l'empreinte 199. Le caustique fut appliqué sur ce point très-facilement avec l'instrument de Ducamp. Les deux jours suivans, le malade urina encore plusieurs fois sans sonde, mais avec quelques efforts.

Le 2 septembre, la sonde exploratrice atteignit cinq pouces et demi, et prit l'empreinte 200. Je cautérisai avec un peu de difficulté : je me servais du porte-caustique de Ducamp; le stylet eut de la peine à sortir de sa gaine. Il ne survint cependant aucun accident; le malade put uriner mieux que jamais, et ne fut obligé de recourir à la sonde qu'une seule fois dans l'espace de trois jours.

Le 5, l'exploration donna l'empreinte 201, au même point; j'opérai avec la sonde à cautériser courbe. L'application de cet instrument fut facile; mais il fallut l'introduire à plusieurs reprises. Sa courbure, sa solidité et l'indication de brûler circulairement obligeoient à cette manœuvre ; elle fatigua le malade.

Le 8, une sonde exploratrice de moyen diamètre parvint à la vessie, après avoir été arrêtée quelques secondes entre cinq pouces et demi et six pouces. Elle fut encore pincée au même point en revenant, et offrit la forme 202. Une sonde exploratrice un peu grosse fut portée à cinq pouces et demi ; elle avança un quart de pouce plus loin, et y reçut l'empreinte 203. Je cautérisai circulairement: Je fis usage du porte-caustique de Ducamp ; il ne détermina aucune douleur.

Le lendemain, le malade ne put uriner sans sonde, et essaya vainement d'introduire cet instrument. Toutefois, après une heure d'attente, les urines sortirent spontanément, entraînant avec elles une escarre circulaire.

Le 12, la sonde exploratrice ordinaire entra librement dans la vessie. Je commençai la dilatation. Elle avait marché régulièrement ; les urines s'écoulaient très-bien ; et déjà je mettais un intervalle de trois jours dans l'introduction des bougies, quand, le 25, le malade me dit avoir été obligé de se sonder une fois dans la nuit. Je présentai une sonde exploratrice à l'urèthre. Elle pénétra facilement jusqu'à la vessie ; mais une plus forte se trouva arrêtée à deux pouces et demi, et y prit l'empreinte 204. Je cautérisai. Je revins ensuite à l'emploi des bougies de cire. Le malade recouvra la pleine liberté des urines.

Le 8 octobre, une forte sonde exploratrice entra dans la vessie, et ramena la forme 205.

Les deux mois suivans, ce malade alla très-bien, quoiqu'il se livrât immodérément au coït, et qu'il en fît un abus tout-à-fait extraordinaire à son âge.

Le 15 décembre, après une nuit où il renouvela ses excès avec une sorte de fureur, il fut frappé d'apoplexie, et succomba le lendemain. Je fis l'autopsie du corps avec M. Brugières. Notre attention se porta surtout sur l'urèthre : nous le trouvâmes parfaitement libre, souple, et sans aucune trace de cicatrice. Le reste de l'appareil urinaire était à l'état normal ; mais la vésicule séminale droite contenait deux petits calculs. Il y avait une forte congestion cérébrale, et un léger épanchement de sang. Pressés par le temps, nous ne pûmes point examiner les viscères thorachiques.

Cette observation est curieuse. On y voit une rétention d'urine déterminée par des rétrécissemens de l'urèthre légers, mais nombreux et compliqués de faiblesse de vessie ; on y vérifie le peu d'efficacité de la dilatation et l'énergie comparative du caustique pour faire disparaître ces rétrécissemens, pour rétablir le cours des urines ; on y reconnaît qu'une cautérisation méthodique ne détruit point la souplesse de l'urèthre, ne laisse point de cicatrices apparentes, n'occasionne point de brides, n'amène point de nouvelles coarctations. Enfin, on y remarque la coïncidence d'un penchant immodéré au coït et de l'existence de deux calculs dans une vésicule séminale. Ces calculs auraient-ils agi comme les pierres dans la vessie, et déterminé le sentiment qui accompagne le besoin d'excrétion ? C'est probable.

CINQUANTE-UNIÈME OBSERVATION.

Cinquante ans ; quatre blennorrhagies ; blennorrhée ; dysurie ; deux rétrécissemens : cinq cautérisations ; rétablissement du cours de l'urine ; diminution de l'écoulement.

Un Anglais, domicilié à Paris, était affecté d'une blennorrhée qui datait de six à sept ans, et éprouvait depuis plusieurs mois quelques difficultés pour uriner. Il avait eu quatre blennorrhagies, et était sujet à une éruption dartreuse qui se renouvelait toutes les années, au printemps. Il n'avait pas remarqué qu'il y eût, pour l'intensité, un rapport direct ou inverse entre l'affection dartreuse et la blennorrhée.

Je l'examinai, le 14 septembre 1825. Une bougie emplastique d'une ligne de diamètre pénétra facilement jusqu'à la vessie. Une petite sonde exploratrice arriva à quatre pouces et demi, sans faire souffrir; mais là, elle détermina de la douleur, et ne franchit ce point qu'avec un peu d'effort. Elle produisit le même effet à six pouces, et entra dans la vessie. En sortant, elle fit encore éprouver de la douleur à six pouces et à quatre pouces et demi. Une sonde exploratrice un peu plus forte passa avec quelque peine à deux pouces, fut arrêtée à quatre pouces et demi, et revint avec l'empreinte 206; dans sa retraite, elle causa une sensation douloureuse à deux pouces.

Le 15, j'appliquai le caustique à quatre pouces et demi, circulairement. Il ne provoqua aucune douleur, et ne se fondit qu'en partie.

Le 18, la sonde exploratrice parvint à six pouces et reçut l'empreinte 207. Je cautérisai sur ce point avec l'instrument courbe de Ducamp, sans produire de douleur.

Le 21, je passai la sonde exploratrice avec quelques difficultés à deux pouces; elle arriva à six pouces, et y prit l'empreinte 208. Je cautérisai circulairement, toujours avec le même instrument.

Le 24, la sonde exploratrice entra dans la vessie, après avoir produit une légère sensation de douleur à deux pouces, à quatre pouces et demi, et à six pouces; elle sortit avec la forme 209. Le jet de l'urine était fort large. Je ne fis rien. Les jours suivans, je dilatai. Il n'y avait eu rien de particulier dans l'intervalle des cautérisations.

Le 1er octobre, le cours des urines était parfaitement libre; mais la blennorrhée persistait; je prescrivis des pilules de copahu. Quinze jours après, l'écoulement paraissait un peu diminué. Le 1er novembre, il était presque nul.

Les choses sont restées dans cet état l'hyver et le printemps suivans. Durant tout ce temps, on n'a introduit aucun instrument dans l'urèthre; on s'est borné à l'emploi des amers et des sucs d'herbes. Le malade a passé une partie de l'été à la campagne, et est venu me voir le 27 juillet 1826.

Le cours des urines était libre; mais il y avait toujours une légère blennorrhée. Une sonde exploratrice fut portée dans le canal; elle produisit de la douleur à deux pouces, pénétra dans la vessie, et revint avec la forme 210. Un second examen donna le même résultat. Je me déterminai à cautériser légèrement et circulairement à deux pouces; cette opération semblait avoir mis fin à l'écoulement. Pendant plus d'un mois, il fut nul; après ce temps, il reparut un peu.

J'ai suivi encore ce malade cinq à six mois. Les urines se sont maintenues parfaitement libres; mais il y avait toujours un léger suintement par l'urèthre.

Ainsi la cautérisation a détruit deux rétrécissemens et rétabli le cours des urines; mais, nonobstant ces effets, le malade reste assujéti à un faible écoulement.

Quelle est la cause de cette incommodité? Je pense qu'il faut la chercher dans l'affection dartreuse : les hommes chez lesquels j'ai vu la blennorrhée être rebelle à la cautérisation, étaient tous affectés de dartres. Un seul fait exception; celui-ci a été jugé atteint de syphilis et traité comme tel par M. le professeur Marjolin. Notez que le sujet de l'observation que je rapporte avait subi diverses médications anti-vénériennes.

Le caustique ici a été appliqué à six pouces de profondeur avec l'instrument courbe de Ducamp; c'est que le rétrécissement n'était pas grand, et qu'il fallait agir circulairement. Sans cela, j'aurais employé, à cette époque, la sonde à cautériser; aujourd'hui, le porte-caustique modifié me paraîtrait, pour ce cas, préférable à tout autre instrument.

CINQUANTE-DEUXIÈME OBSERVATION.

Vingt-six ans; sept à huit blennorrhagies; blennorrhée opiniâtre; un rétrécissement; cautérisation; guérison parfaite en dix-sept jours.

Je fus consulté, le 17 septembre 1825, par un jeune négociant, au sujet d'une blennorrhée, qui durait depuis dix mois, et pour laquelle on avait employé déjà, à plusieurs reprises, tous les moyens ordinaires de l'art. Il était âgé de vingt-six ans et doué d'un tempérament sanguin, d'une forte et belle constitution. Il

avait eu sept à huit blennorrhagies. Je pensai que l'o-
piniâtreté de la blennorrhée pourrait tenir à l'existence d'un rétrécissement dans l'urèthre. Je procédai à
l'examen de ce canal. Une bougie n° 8, d'abord, puis
une sonde exploratrice se trouvèrent arrêtées à cinq
pouces et demi. Celle-ci rapporta l'empreinte 211.
Je proposai la cautérisation : le malade l'accepta sans
répugnance; un de ses amis, le sujet de la quaran-
tième observation, avait été guéri par cette méthode.
Je brûlai donc l'obstacle.

Le 20, la sonde exploratrice ne fut plus arrêtée
par lui; elle pénétra dans la vessie, et revint avec la
forme 212. Je commençai à faire usage des bougies
emplastiques. La dilatation ne donna lieu à aucun
incident. Elle parvint à son terme en peu de jours.
Elle n'y était pas encore, que déjà l'écoulement avait
diminué. Il n'en restait plus de vestiges le 6 octobre,
dix-sept jours après la cautérisation.

J'ai vu ce malade plusieurs fois depuis : il continue à aller très-bien; et pourtant il mène une vie
fort active, surtout sous le rapport des fonctions
confiées à l'organe qui était affecté.

Ce fait parle trop par lui-même, pour qu'il soit
nécessaire de le commenter. Il montre l'efficacité
du nitrate d'argent pour combattre la blennorrhée
qui dépend des rétrécissemens de l'urèthre, et fait
ressortir la supériorité de ce moyen sur tous ceux
qu'on emploie généralement.

CINQUANTE-TROISIÈME OBSERVATION.

Quarante-neuf ans; une blennorrhagie à vingt-cinq ans, traitée par les injections astringentes et les prépara- tions balsamiques; nulle blennorrhée; nul rétrécisse- ment; besoin fréquent d'uriner; irritation du col de la vessie; traitement antiphlogistique; prompte guérison.

Un ancien commis-voyageur éprouvait, depuis quelques semaines, un besoin fréquent d'uriner, et rendait peu d'urine à la fois. Il était bilieux, ner- veux, débile, âgé de quarante-neuf ans. Il avait eu une blennorrhagie à vingt-cinq. Il assurait que cette affection s'était prolongée pendant trois mois, et qu'elle avait été combattue, sur la fin, par des préparations balsamiques et des injections d'eau blanchie avec de l'extrait de saturne. Il n'existait point de blennorrhée.

Je portai dans l'urèthre une bougie de cire n° 4; elle passa facilement. Une sonde exploratrice ordi- naire pénétra de même jusqu'à la vessie, produisit une sensation douloureuse, en entrant dans ce vis- cère, y réveilla le besoin d'uriner, fit encore souffrir en repassant au col, et sortit avec la forme 213. L'urine la suivit; mais à peine deux cuillerées de ce liquide étaient expulsées, que l'excrétion avait cessé. Je voulus m'assurer si la vessie s'était vidée; j'y portai une sonde d'argent. Elle ne trouva point d'urine, et ne rencontra aucun corps étranger. Ainsi, l'urèthre était libre, la vessie jouissait de sa force contractile, rien n'annonçait la présence d'un corps étranger dans ce viscère; d'un autre côté, le passage des instrumens sur son col était douloureux, et l'irritation de cette partie rendait compte des symptômes observés. Les circonstances qui avaient précédé la maladie, venaient encore appuyer le diagnostic d'une irritation : le malade avait fait quelques excès dans le coït, et s'était ensuite laissé saisir par le froid.

Le médecin ordinaire, M. Fourcadelle, fut d'avis de prescrire une application de sangsues au périnée, des bains de siége, une boisson délayante, des lavemens émolliens et un régime adoucissant. Dix jours après, le malade était dans l'état naturel.

Deux raisons principales me portent à citer cette observation. Elle prouve que l'emploi des injections astringentes pour combattre les uréthrites chroniques n'est pas toujours suivi de rétrécissement. Elle concourt avec d'autres faits à montrer que, quand l'urèthre est libre, la sonde exploratrice la parcourt sans difficulté, et n'y subit aucun étranglement semblable à ceux produits par les coarctations.

CINQUANTE-QUATRIÈME OBSERVATION.

Trente-trois ans; une blennorrhagie; nulle injection; blennorrhée opiniâtre; légère dysurie; un rétrécissement.

Un avocat, que l'esprit, l'instruction et le talent oratoire placent au premier rang, vint me consulter, au mois d'octobre 1825. Il se plaignait d'une blennorrhée opiniâtre et d'un peu de gêne dans le cours des urines. Il était âgé de trente-trois ans, bilieux, nerveux, très-sujet à une affection dartreuse, qui se promenait sur différentes parties du corps. Marié depuis six années, il menait une vie douce, retirée; mais il avait été atteint, lors de son entrée dans le monde, d'une blennorrhagie fort intense. Cette maladie avait été traitée méthodiquement, sans recourir à aucune injection.

Une grosse sonde exploratrice se trouva arrêtée à cinq pouces trois quarts, et sortit avec l'empreinte 214. Une très-petite (*fig.* 215) arriva jusqu'à la vessie, mais après avoir fait souffrir dans l'étendue de deux pouces, à partir de cinq pouces trois quarts. Je conclus de cette exploration qu'il existait un rétrécissement dans l'urèthre; et qu'au-delà de ce rétrécissement, le canal était fort irrité.

Le malade partait pour la province, qu'il habite

ordinairement. Je me bornai à prescrire des bains, des boissons délayantes, un régime adoucissant, et quelques préparations anti-dartreuses. Ces moyens amenèrent un amendement sensible. Depuis ils ont été mis en usage plusieurs fois, et toujours avec avantage; mais le rétrécissement et ses symptômes persistent. Il n'y a de différence que dans l'intensité de ces derniers.

Je ne rapporte ce fait que dans le but d'éclairer l'étiologie des rétrécissemens de l'urèthre.

CINQUANTE-CINQUIÈME OBSERVATION.

Quarante ans; deux blennorrhagies; dartres; blennorrhée; dysurie; plusieurs rétrécissemens; plusieurs cautérisations; cure partielle.

Un loueur de cabriolets, ancien bijoutier, avait eu deux blennorrhagies. Il était sujet à une éruption dartreuse, à une blennorrhée opiniâtre et à de fréquentes difficultés pour uriner. Il avait été soumis long-temps à la dilatation par M. le docteur Souberbielle. Au moment où il vint me voir, le 18 octobre 1825, il urinait goutte à goutte, et l'écoulement uréthral était fort abondant; l'affection cutanée paraissait être moins vive que d'habitude.

Plusieurs sondes exploratrices furent introduites successivement. La première (*fig.* 291) éprouva une faible résistance jusqu'à deux pouces trois quarts.

Là, elle en rencontra une plus forte, et se trouva tout-à-fait arrêtée à trois pouces et demi. La deuxième (*fig.* 292) pénétra aisément jusqu'à quatre pouces, et avança un quart de pouce plus loin, avec un peu d'effort. Une troisième fut d'abord retenue à cinq pouces, marcha difficilement dans l'espace d'un demi-pouce, puis gagna sans peine jusqu'à sept pouces, et y reçut l'empreinte 293. Je reconnus ainsi l'existence de plusieurs rétrécissemens. Le malade, en apparence d'une constitution lymphatique, était très-nerveux, très-irritable. Il avait eu un commencement de syncope; je le laissai reposer.

Le lendemain, je repris une empreinte (*fig.* 294) à cinq pouces; je cautérisai sur ce point, en haut et sur les côtés. Il survint de l'irritation. Nous ne fîmes plus rien jusqu'au 24; j'obtins alors l'empreinte 295 au même point; j'attendis.

Le 25, je cautérisai à trois pouces et demi, d'après l'empreinte 291.

Le 29, j'eus l'empreinte 296 à quatre pouces et un quart. Il s'écoula un peu de sérosité sanguine, à la suite de l'exploration; je cautérisai néanmoins.

Le 3 novembre, j'obtins l'empreinte 297, à six pouces; j'opérai circulairement avec la sonde porte-caustique. Il y eut une sensation de douleur assez vive.

Le 6, la sonde exploratrice avança jusqu'à sept pouces (*fig.* 298). Nous ne fîmes que dilater pendant quelques jours; encore la dilatation ne fut-elle pas pratiquée avec constance. Le malade, tout occupé de l'irritation qu'il ressentait dans le canal, perdait de vue les effets du caustique.

Le 19, je rapportai l'empreinte 299, de cinq pouces et demi; je cautérisai. Il y eut, après cela, un léger écoulement de sang, et beaucoup d'irritation. Nous ne fîmes rien pendant plusieurs jours.

Le 27, la sonde exploratrice prit l'empreinte 300 à six pouces; je cautérisai légèrement avec une cuiller très-petite. L'opération fut supportée sans peine; il n'y eut ni irritation, ni écoulement de sang.

Le 30, je cautérisai d'après l'empreinte 293, ramenée de sept pouces.

Sur ces entrefaites, il se développa une éruption dartreuse violente sur le scrotum, les cuisses et les fesses; le malade fut obligé de garder le repos. Je le soumis à des bains et à une boisson légèrement amère. Le traitement de l'urèthre fut ainsi interrompu; nous ne l'avons pas repris. Le cours des urines a été plus libre depuis; mais la blennorrhée n'a pas cédé, et l'affection dartreuse persiste.

On voit dans cette observation un nouvel exemple du rapport qui existe entre les dartres et certaines blennorrhées, certaines dysuries, certains rétrécissemens de l'urèthre. Remarquez que ces rétrécissemens, qui peuvent être qualifiés d'herpétiques, ont montré la même mobilité pour le siége, la même résistance aux agens thérapeutiques que les autres affections dartreuses.

Il y a un fait qui m'a frappé dans ce traitement, et dont je n'ai pas parlé encore, c'est que les bougies emplastiques se trouvaient presque toutes éraillées à droite, à sept pouces de profondeur. Y aurait-il un corps étranger à ce point? Je serais tenté de le croire. Cependant je n'ai pu le sentir, ni avec la sonde d'argent, ni avec le stylet uréthro-cystique. Je n'ai point essayé le spéculum; il n'existait point à cette époque.

CINQUANTE-SIXIÈME OBSERVATION.

Cinquante ans; dysurie, et parfois ischurie; sept calculs dans l'urèthre; extraction facile; nouveau calcul; nouvelle extraction; santé parfaite.

Le 26 octobre 1825, M. le docteur Beaufils me présenta un malade d'une cinquantaine d'années; c'était un capitaine en retraite, d'un tempérament sanguin et d'une constitution forte. Il se plaignait d'avoir dans l'urèthre plusieurs calculs, et en évaluait le nombre à sept. Leur arrivée dans cet organe datait déjà de long-temps. Ils gênaient constamment le cours de l'urine, et déterminaient parfois une rétention complète de ce liquide. Pour remédier à cette obstruction, le malade portait la main sur le trajet de l'urèthre, disposait les calculs sur une ligne, les saisissait entre les doigts, et les tirait fortement en bas. Par cette pratique, la partie supérieure du canal devenait libre, et l'excrétion de l'urine s'établissait. Du sang s'échappait quelquefois avec ce fluide. Cet incident avait lieu ordinairement à la suite d'une fatigue physique, d'un exercice prolongé à pied ou en voiture.

On sentait les calculs à travers les parois de l'urèthre, dans sa partie profonde; on entendait le choc des uns sur les autres : leur existence n'avait pas besoin d'être constatée autrement. Mais il était essentiel de s'assurer si le canal était libre jusqu'à eux : une sonde d'argent y fut donc introduite. Elle ne fit découvrir aucune coarctation accidentelle; seulement le méat urinaire parut être un peu étroit naturellement. Le malade venait de la Flèche, il était fatigué; nous lui donnâmes deux jours de repos, et le soumîmes à un régime adoucissant.

Le 28, je procédai à l'extraction de ces calculs, sous les yeux et avec le secours de MM. les docteurs Beaufils et Vignes. Une pince droite de Hunter en prit un d'abord, et le retira sans difficulté; il était petit. Un second, plus profondément placé, ne put être saisi par cette pince. Il le fut très-bien par une pince courbe et un peu échancrée sur le côté concave (pl. 5, fig. 9); mais il se trouva arrêté au méat, et ne le traversa qu'après s'être brisé. Quatre autres furent extraits ensuite avec assez de facilité par le même instrument; ils avaient de trois à quatre lignes de diamètre. Un dernier dut encore être brisé pour sortir.

En somme, l'opération causa peu de douleur. Quand elle fut terminée, je portai une algalie d'argent dans la vessie; elle ne fit point découvrir de corps étranger, ni dans ce viscère, ni dans le canal. Peu de jours suffirent pour calmer l'irritation de l'urèthre, et amener une santé parfaite.

Cependant, le 20 du mois suivant, ayant cru remarquer une légère diminution dans le diamètre du jet de l'urine, ce malade vint me voir. Je portai une sonde exploratrice dans l'urèthre; elle fut arrêtée à un demi-pouce du méat, et me donna l'empreinte 237. Je crus devoir employer des bougies dilatantes, dans le but surtout de ménager l'issue d'autres calculs, s'il s'en présentait.

Bien me valut d'avoir pris ce soin, car, six jours après, le malade sentit un nouveau calcul arriver dans l'urèthre et s'y arrêter. Au toucher, ce calcul paraissait plus volumineux que les précédens. Je portai sur lui une forte pince, sous le prétexte d'en déterminer la grosseur; je le brisai, et le fis sortir immédiatement. Je crus devoir agir ainsi à cause de l'état moral du malade, qui était vivement affecté de cette espèce de récidive.

Il y eut un peu d'irritation et un petit mouve-ment fébrile pendant quelques jours; mais le 30, tout était rentré dans l'ordre. Le malade fut invité à boire abondamment, à suivre un régime essentiel-lement végétal, et à faire usage de pastilles de bi-carbonate de soude. Il va bien.

Notez ici le nombre des calculs arrêtés dans l'urè-thre, la pratique que le malade employait pour di-minuer leur influence sur le cours de l'urine, la fa-cilité avec laquelle on a pu les extraire, et le ré-trécissement auquel cette opération a donné lieu. Quant à l'action préservative que le régime paraît exercer sur l'affection graveleuse, elle est bien con-nue.

CINQUANTE-SEPTIÈME OBSERVATION.

Quarante six ans; une blennorrhagie à trente ans; nulle injection; abus des liqueurs alcooliques; dysurie crois-sante; ischurie prolongée; un rétrécissement certain, un autre probable; bougie engagée dans l'obstacle, et laissée en place; moyens antiphlogistiques; rétablisse-ment du cours de l'urine.

Un ami du malade dont il est question dans la vingt-neuvième observation, horloger comme lui, vint me trouver, le 26 octobre 1825, à dix heures du soir. Il était atteint d'une rétention d'urine complète. Cette ischurie datait de trente-huit heures ; elle s'était établie le 25, à quatre heures du matin. Il y avait de la gêne dans le cours des urines depuis quatre années ; et déjà plusieurs fois ce cours s'était arrêté, mais durant quelques heures seulement. Le malade était marié, et âgé de quarante-six ans. Il n'avait eu qu'une seule blennorrhagie, vers l'âge de trente ans. Elle s'était terminée naturellement, sans recourir à aucun balsamique, à aucune injection ; mais les liqueurs alcooliques et les alimens échauffans n'étaient pas épargnés.

Je portai une petite bougie de cire dans l'urèthre ; elle fut arrêtée à six pouces trois quarts. Je la retirai : il sortit quelques gouttes d'urine après elle. Je lui fis succéder une sonde exploratrice. Celle-ci arriva au même point, à six pouces trois quarts, et ne put le franchir ; elle ramena l'empreinte 216. J'eus alors recours à une petite bougie de gomme élastique. Je parvins, en m'aidant d'un conducteur, à l'engager dans le rétrécissement ; mais à peine eut-elle avancé d'un demi-pouce, qu'elle se trouva arrêtée. L'obstacle pouvait être un second rétrécissement, ou tout simplement une lacune muqueuse ; je ne cherchai point à le vaincre. Je ramenai le conducteur au dehors, et laissai la bougie en place jusqu'au premier besoin d'uriner. Il se fit sentir presque aussitôt ; la bougie fut retirée, et l'urine sortit par un jet très-fin.

Le produit de l'excrétion ne fut pas abondant ; néanmoins le malade se trouva soulagé. Je crus prudent de réintroduire la bougie ; je l'assujettis. Le malade fut mis au repos, à la diète, et à l'usage d'une boisson mucilagineuse; il prit un bain et des lavemens. Trois heures après, il put uriner assez bien, autour de la bougie. Le lendemain, la vessie se vidait parfaitement ; la bougie fut laissée en place.

Le 28, j'essayai de la faire avancer, mais vainement. Je lui substituai une bougie cônique et plus grosse. Celle-ci s'étant dérangée dans la nuit suivante, le malade la retira.

Il vint me voir le 1er novembre : il urinait bien, et se croyait guéri. Il répugnait à poursuivre le traitement d'une maladie, qui n'existait plus pour lui, par cela seul qu'elle n'avait pas d'effet bien sensible : je me bornai à lui prescrire des soins de régime. Je ne l'ai plus vu.

Supposez que chez ce malade, j'eusse voulu absolument pénétrer dans la vessie, que j'eusse tenu à honneur de ne pas rester en chemin, que serait-il advenu? De deux choses l'une : j'aurais atteint le but sans dévier, en écartant les obstacles, en les forçant; ou bien j'aurais quitté la bonne voie, et, me frayant une route nouvelle, j'aurais marché dans les chairs, je serais arrivé à la vessie, et peut-être au rectum ou ailleurs. Quelle alternative! et quelles douleurs dans tous les cas! Au lieu de cela, le malade n'a point souffert; il n'a couru aucun danger; et le cours des urines a été rétabli, par l'effet d'une bougie laissée dans le rétrécissement, tout aussi bien qu'il eût pu l'être par le cathétérisme le plus heureux. Il y a de la gloire à vaincre les difficultés; mais dans notre art n'est-il pas sage de les éviter?

CINQUANTE-HUITIÈME OBSERVATION.

Trente-deux ans; quatre blennorrhagies; dysurie légère; dyspermasie; deux rétrécissemens; deux cautérisations; rétablissement du cours de l'urine et des fonctions sexuelles.

Je dois encore cette observation à la bienveillance obligeante de M. le docteur Beaufils. Ce médecin me mena, le 10 novembre 1825, un malade affecté tout à la fois de dysurie et de dyspermasie. C'était un ancien officier de cavalerie, actuellement chef d'une maison de commerce de Lyon. Il était âgé de trente-deux ans, doué d'un tempérament sanguin, d'une forte et belle constitution. Il avait eu quatre blennorrhagies. Toutes avaient duré long-temps : les deux premières, à dix-huit ans et à vingt-trois, ne s'étaient terminées qu'après trois ou quatre mois ; la troisième, à vingt-six ans, s'était prolongée deux mois de plus, et la dernière datait déjà de six mois, quand une préparation balsamique, prise à haute dose et pendant une quinzaine de jours, la fit disparaître. Il y avait quatre mois de cela. Depuis, un coït avec une femme présumée saine avait été suivi de l'établissement d'un chancre au prépuce.

Un médecin distingué de Lyon avait prescrit des pansemens avec l'onguent napolitain, et conseillé l'usage d'un sirop sudorifique. Sous l'influence de cette médication, l'ulcère avait beaucoup diminué en étendue. Le malade ne s'en occupait même plus; il avait eu déjà plusieurs ulcères vénériens à l'âge de vingt ans, et les avait vu guérir facilement, sans recourir à aucune préparation mercurielle. Il était, au contraire, profondément affligé d'une légère gêne qu'il remarquait dans le cours des urines, et encore plus de la difficulté ou plutôt de l'impossibilité qu'il éprouvait à atteindre le but de la nature dans les rapports sexuels. Il sentait le sperme arriver dans l'urèthre; mais ce fluide y produisait de la douleur, et ne sortait qu'en bavant, le plus souvent après que toute érection avait cessé. Cet effet, il l'avait observé seulement depuis sa dernière blennorrhagie.

Une sonde exploratrice moyenne (fig. 238) pénétra jusqu'à la vessie, après avoir été arrêtée à cinq pouces et y avoir fait souffrir. Il y eut un léger suintement de sang, à la suite de cette opération. Nous remîmes le complément de l'examen au lendemain.

Le 11, une sonde exploratrice un peu plus forte fut serrée légèrement dès l'entrée, dans l'étendue d'un pouce à peu près, puis s'arrêta à cinq pouces, et y prit l'empreinte 239. Je cautérisai.

Le 14, je commençai à dilater; en même temps, je soumis le malade à l'usage de pilules de calomélas et d'antimoine diaphorétique.

Le 19, une bougie de deux lignes trois quarts se trouva légèrement étranglée, à six pouces et demi ; elle le fut encore le lendemain. Ceci me détermina à porter, le 21, une sonde exploratrice dans l'urèthre. Elle passa jusqu'à la vessie, après avoir été un peu serrée à six pouces (fig. 240). J'en présentai une seconde (fig. 241) à ce point, et l'y maintins quelques minutes. Elle ramena une faible empreinte ; je cautérisai sur cette indication.

Le 24, la sonde exploratrice (fig. 242) arriva à la vessie avec facilité, et sans produire de douleur. Je revins aux bougies de cire ; j'en fis usage pendant une dixaine de jours ; elles ne furent point étranglées.

Le 8 décembre, le chancre était guéri depuis plusieurs jours, et l'excrétion des urines se faisait en toute liberté. Le malade était impatient de savoir s'il en serait de même de celle du sperme : il ne tarda pas à m'annoncer que toutes ses espérances étaient réalisées. Cependant il conservait une faible irritation au gland : je l'engageai à pratiquer sur cette partie une dilatation graduelle avec une bougie de gomme élastique de trois à quatre pouces d'étendue ; et il partit.

Je l'ai vu une année après ; il allait bien. Il m'a fait donner de ses nouvelles tout récemment (avril

1828); l'excrétion du sperme et celle de l'urine se maintiennent à l'état normal.

L'influence que les rétrécissemens de l'urèthre exercent sur l'éjaculation, et le parti que l'on peut tirer du caustique pour rétablir cette fonction sont mis en évidence par ce fait.

CINQUANTE-NEUVIÈME OBSERVATION.

Quarante-cinq ans; trois blennorrhagies; blennorrhée opiniâtre; dysurie; un rétrécissement; deux cautérisations; rétablissement du cours de l'urine; diminution graduelle de l'écoulement; injections d'eau végéto-minérale dans l'urèthre; guérison complète en un mois; conservation du diamètre naturel de l'urèthtre.

Je fus consulté, le 10 novembre 1825, par un négociant de Bordeaux, sur une légère difficulté d'uriner et un écoulement opiniâtre. Il était sanguin, fort, âgé de quarante-cinq ans, sans aucune affection cutanée. Il avait eu trois blennorrhagies, une à vingt-ans, une autre à vingt-sept, et la dernière à trente-cinq. Celle-ci s'était prolongée, et avait laissé un léger suintement après elle. Ce symptôme disparaissait par le repos, le régime, revenait par le coït, la fatigue et les excès de table. Cependant, le malade s'était marié, et vivait, depuis six années, dans son intérieur sans avoir remarqué qu'il exerçât aucune influence fâcheuse sur la santé de sa femme. Il avait eu recours d'abord aux moyens ordinaires de l'art, puis à des

injections d'acétate de plomb, enfin à diverses préparations vantées contre les blennorrhées, présentées comme des spécifiques : tout avait échoué.
Cette incommodité était, pour ainsi dire, perdue de
vue, quand le malade commença à épouver de l'embarras dans le cours des urines. Il y avait à peu près
une année de cela. Cet embarras avait été en augmentant, et, avec lui, la blennorrhée.

Au moment où le malade vint me voir, l'urine
n'était plus lancée qu'à trois ou quatre pouces de
distance. Je procédai à l'examen de l'urèthre. Une
petite bougie de cire pénétra jusqu'à la vessie, après
avoir été un peu arrêtée à cinq pouces. Une sonde
exploratrice ne put aller au-delà de quatre pouces
trois quarts, et y prit l'empreinte 243. Elle indiquait un rétrécissement ; je proposai de le détruire.
Loin d'hésiter, le malade voulut être cautérisé sur-
le-champ. Cette opération ne fut pas douloureuse ;
l'exploration l'avait été légèrement.

Trois jours après, le 14, j'obtins l'empreinte 244,
au même point ; je cautérisai de nouveau.

Le 17, la sonde exploratrice (*fig.* 245) arriva jusqu'à la vessie ; je commençai la dilatation. Le 26,
elle était portée à quatre lignes. Les urines sortaient
largement ; mais la blennorrhée persistait. J'éloignai
les introductions de bougies, l'écoulement diminua
par degrés. Toutefois, le 4 décembre, il existait
encore.

Le malade était pressé de rentrer dans ses foyers; il avait les voies digestives très-irritables; je ne pouvais point recourir aux balsamiques. Je fis des injections d'eau végéto-minérale dans l'urèthre, à la suite de l'introduction d'une bougie. Cette pratique eut l'effet que j'en attendais; elle fit disparaître l'écoulement. Néanmoins il se reproduisit encore le 6. Je renouvelai les injections; il cessa tout-à-fait.

Le malade partit le 10, un mois après son arrivée; il était débarrassé de deux maladies, dont l'une lui avait paru grave et l'autre incurable.

Il est revenu à Paris une année après. Il allait très-bien : il n'y avait pas de traces d'écoulement, et les urines sortaient largement. Je désirai m'assurer de l'état de l'urèthre : j'y portai une sonde exploratrice. Elle marcha facilement jusqu'à la vessie, et revint avec la forme 246. Le canal était parfaitement libre.

Sans parler d'un écoulement qui résiste à tout, varie suivant le régime, ne se communique point par le coït; sans faire mention d'un rétrécissement qui se développe par degrés et dérange le cours des urines avant d'être devenu bien fort, je trouve plusieurs faits remarquables dans cette observation. Ces faits sont la facile destruction du rétrécissement, le prompt rétablissement du cours de l'urine, la diminution graduelle de la blennorrhée, la cessation complète de cette affection, sous l'influence des in-

jections d'acétate de plomb, et, par-dessus tout, la
conservation du diamètre naturel de l'urèthre malgré ces injections.

Je suis persuadé qu'on a exagéré les inconvéniens
des injections dans l'urèthre. Pratiquées en temps
opportun, précédées de l'introduction d'une bougie,
faites dans un canal libre, avec une eau légèrement
blanchie par l'acétate de plomb, les injections m'ont
souvent réussi contre les blennorrhées; jamais elles
ne m'ont paru nuire. Je pense que le plus souvent on attribue aux injections ce qui vient de la
maladie. Beaucoup de personnes affectées de rétrécissemens de l'urèthre ont mis les injections en
usage, il est vrai; mais toutes ont eu des uréthrites,
et la plupart, des uréthrites chroniques avec des
écoulemens opiniâtres.

SOIXANTIÈME OBSERVATION.

Quarante-trois ans; plusieurs blennorrhagies; blennorrhée; dysurie; un rétrécissement; une cautérisation;
rétablissement du cours de l'urine; disparition de l'é-
coulement; rhumatisme-articulaire aigu; entrée dans
une maison de santé; mort.

Un voiturier de Saint-Mihiel, âgé de quarante-
trois ans, était depuis long-temps sujet à une blennorrhée, et éprouvait, depuis quelques mois, de la
difficulté à uriner. Il avait eu plusieurs blennorrha-

gies. Il vint chez moi, sous les auspices de M. le docteur Beaufils, le 21 novembre 1825. Je l'examinai devant ce médecin : nous reconnûmes, par l'empreinte 247, qu'il existait un rétrécissement à deux pouces. Il était faible, mais il suffisait pour expliquer les symptômes observés. Sa destruction était indiquée; il fut convenu que nous y procéderions une vingtaine de jours après.

Le 14 décembre, l'obstacle fut brûlé, et, le 17, une sonde exploratrice forte (*fig.* 248) pénétra facilement jusqu'à la vessie. Je commençai à passer des bougies emplastiques.

La dilatation marcha très-bien. Le 23, elle était portée à quatre lignes et un quart; les urines sortaient largement; l'écoulement diminuait. Le 27, celui-ci était presque nul; le 30, il avait disparu.

Le malade se disposait à partir : il fut pris d'un rhumatisme articulaire, sans doute, parce que, logé dans un hôtel garni et soumis à un regime sévère, il avait été facilement impressioné par le froid. En peu de jours, cette affection acquit de l'intensité. Le malade était mal placé pour la traiter; il entra dans la maison royale de santé. J'ai appris qu'il y a succombé.

Guéri très-promptement de la maladie pour laquelle il recevait des soins, il est mort d'une affection que, sans ces mêmes soins, il eût probablement évité. Le régime auquel on est assujetti pendant le traitement des coarctations de l'urèthre met le corps dans des conditions favorables aux influences extérieures. C'est un fait que le médecin et les malades ne doivent jamais perdre de vue; mais le moyen de faire entendre cela à un homme borné, ignorant et habitué à braver les injures du temps !

SOIXANTE-UNIÈME OBSERVATION.

Soixante ans; une dixaine de blennorrhagies; blennorrhée et dysurie habituelles; rétention d'urine complète; cathétérisme forcé; usage prolongé des sondes; emploi constant des bougies; deux rétrécissemens, un à un pouce et demi, l'autre à cinq pouces; six cautérisations, cinq sur le premier; rétablissement du cours de l'urine; disparition de l'écoulement; catarrhe de vessie léger, attaqué avec succès par la térébenthine.

Un officier des fusiliers sédentaires à Paris éprouvait habituellement une dysurie, et avait été atteint déja plusieurs fois de rétention d'urine complète. Deux fois on avait été obligé de recourir à la sonde d'argent pour le faire uriner, et les deux fois il était resté, après cette opération, soumis à l'usage des sondes de gomme élastique. Depuis deux années, il avait coutume d'introduire tous les matins une petite bougie dans l'urèthre, et de l'y conserver une grande heure. Malgré cette précaution, il se trouvait souvent dans la journée forcé d'employer cet instrument pour vider la vessie, et se soustraire à des besoins continuels d'uriner. Il était gros, fort, âgé de soixante ans; il croyait avoir eu une dixaine de blennorrhagies, et les avait traitées la plupart militairement. Il conservait une légère blennorrhée.

Cet officier vint me voir le 26 novembre 1825. Je reconnus l'existence de deux rétrécissemens. Le premier, à un pouce et demi, me donna l'empreinte 253. Je laissai reposer le malade pendant trois jours, en lui recommandant de ne plus introduire de bougies : je désirais donner au canal le temps de revenir sur lui-même.

Le 3 décembre, je repris une empreinte à un pouce et demi. Elle fut semblable à la précédente, mais plus petite. J'appliquai le nitrate d'argent.

Le 5, je reçus l'empreinte 254 à un pouce trois quarts; je cautérisai. J'en fis autant le 7, d'après l'empreinte 255, prise au même point, et, le 9, d'après l'empreinte 256, obtenue à deux pouces.

Le 11, la sonde exploratrice pénétra jusqu'à cinq pouces, et revint avec l'empreinte 257. J'essayai de faire usage du porte-caustique; il put agir.

Le 14, le malade me dit qu'il urinait beaucoup mieux. Je présentai une bougie n° 6; elle entra facilement.

Les jours suivans, je continuai la dilatation. Elle alla bien d'abord, les bougies sortaient sans empreinte; mais, le 20, une du n° 13 se trouva un peu étreinte à deux pouces. J'explorai sur ce point; j'obtins l'empreinte 258. Elle me détermina à cautériser ; ce fut pour la dernière fois. Les bougies ne se trouvèrent plus étranglées, et, six jours après, le 26, une grosse sonde exploratrice (*fig.* 259) put passer. Le cours des urines était parfaitement libre ; cependant l'écoulement durait encore; il cessa au commencement du mois suivant.

Je vois cet officier de temps à autre. Il est sujet à un léger catarrhe de vessie. Cette affection arrive ou va suivant le régime et les saisons. La térébenthine la combat avec avantage. L'urèthre reste libre.

Cette observation est tout-à-fait à l'avantage de la cautérisation. Elle met en évidence la supériorité de cette méthode, soit pour la promptitude du succès, soit pour la durée du résultat.

SOIXANTE-DEUXIÈME OBSERVATION.

Soixante-trois ans; une blennorrhagie; blennorrhée; dysurie; trois rétrécissemens, à un pouce, à six pouces, et à sept pouces et demi; trois cautérisations; rétablissement du cours libre de l'urine en neuf jours; disparition de l'écoulement avant un mois.

Un ancien employé au ministère des finances me fut recommandé par son médecin ordinaire, M. Fourcadelle, le 1ᵉʳ décembre 1825. Il avait une blennorrhée opiniâtre et de la difficulté à uriner. Il était d'une constitution molle, âgé de soixante-trois ans, et marié. Il n'avait eu qu'une blennor-rhagie, et menait une vie très-douce, très-sobre.

L'exploration de l'urèthre me fit reconnaître deux rétrécissemens, un à un pouce du méat (*fig.* 250), l'autre à six pouces (*fig.* 249), et soupçon-ner l'existence d'un troisième, à sept pouces et demi. Cet examen fut un peu douloureux. Il s'é-coula, à la suite, quelques gouttes de sérosité sanguinolente. Je portai le caustique sur le premier obstacle le 3, et sur le second le 6, sans causer de douleur.

Le 9, la sonde exploratrice franchit les deux pre-miers rétrécissemens, avança jusqu'à sept pouces et demi, et y prit l'empreinte 251. Je fis agir sur ce point le porte-caustique courbe, mais avec quelque difficulté : le stylet eut un peu de peine à s'engager dans le rétrécissement. J'avais donné la préférence à cet instrument, dans le but de cautériser circu-lairement en une seule application. Le résultat fut heureux : le 12, le malade m'annonça qu'il urinait librement. Je me bornai à passer une bougie de cire. J'en mis de plus grosses les jours suivans.

Le 18, la dilatation était portée à son terme. Une forte sonde exploratrice (*fig.* 252) entrait dans la vessie, et sortait de l'urèthre avec facilité. Je com-mençai à mettre de l'intervalle dans les introductions des bougies. J'en cessai l'usage à la fin du mois; l'écoulement était nul.

J'ai souvent des nouvelles de ce malade : il continue à aller très-bien.

Ce traitement est un de ceux qui m'ont fait le plus de plaisir; il a réussi au-delà de mes espérances. Aurais-je obtenu le même résultat par les bougies ou les sondes? j'en doute. Et puis, peut-on compter pour rien l'incommodité de la dilatation, le repos qu'elle commande, les douleurs qu'elle produit, les accidens auxquels elle expose?

SOIXANTE-TROISIÈME OBSERVATION.

Trente-six ans; deux blennorrhagies; nulle injection; blennorrhée légère; dysurie; un rétrécissement; une cautérisation; rétablissement du cours de l'urine en dix jours; guérison parfaite en vingt.

Un négociant du Havre , sujet à une légère blennorrhée depuis plusieurs années , remarquait depuis quelque temps une diminution très-sensible dans la grosseur et l'étendue du jet de l'urine. Il jouissait d'ailleurs d'une bonne santé. Il était âgé de trente-six ans, et père de famille. Sa femme et ses enfans se portaient bien. Il avait eu deux blennorrhagies, une à vingt et un ans, et l'autre à vingt-huit. Elles furent traitées sans injections dans l'urèthre ;

mais la dernière avait nécessité l'emploi des préparations balsamiques , à plusieurs reprises , et
laissé un suintement après elle.

Une sonde exploratrice fut arrêtée à quatre pouces et un quart, et y reçut l'empreinte 229. Une petite (*fig.* 228) franchit l'obstacle avec un faible effort, et marcha ensuite librement jusqu'à la vessie.
Au retour, elle se trouva pincée par la coarctation,
mais dans l'espace de deux lignes seulement. Ainsi,
le rétrécissement avait peu d'étendue et paraissait
être seul.

Je le cautérisai le lendemain, 2 décembre 1825.
Le 5, il était détruit en grande partie. La sonde pénétra jusqu'à cinq pouces et un quart. Néanmoins, en examinant l'empreinte qu'elle me ramena (*fig.* 230) , je reconnus facilement que la
résistance éprouvée par l'instrument tenait à un
reste du rétrécissement. Cette exploration avait
fait couler un peu de sang; je me bornai à cela ,
pour ce jour.

Le 6, je commençai par passer une bougie n° 6;
une n° 8 lui succéda. Elles ne firent point souffrir,
et ne présentèrent en sortant aucun indice d'é-
treinte. Je continuai la dilatation.

Le 12, une bougie de quatre lignes pénétra facilement jusqu'à la vessie, et revint aussi sans étranglement. Les urines sortaient largement. Dix jours
après, l'écoulement avait disparu, et le malade était

en parfaite santé. Il m'a écrit cette année, 1828 : il va toujours très-bien.

Il y a dans cette observation divers faits qui méritent d'être rappelés, quoiqu'on en ait vu déjà des exemples: tels sont le développement d'un rétrécissement sans qu'il y ait eu d'injection dans l'urèthre, la nature non contagieuse de l'écoulement, la prompte destruction du rétrécissement, et la cessation consécutive de la blennorrhée. Remarquez aussi que les données fournies par la petite sonde exploratrice sur l'état de l'urèthre au-delà du rétrécissement et sur l'étendue de ce rétrécissement, se sont trouvées exactes. Notez surtout que la dilatation seule a suffi pour effacer le relief qui restait après la cautérisation.

Le nitrate d'argent est, selon moi, le meilleur moyen de combattre les rétrécissemens organiques de l'urèthre; mais l'énergie de cet agent commande la réserve dans son emploi. Je pense que c'est en faire un usage abusif que de l'appliquer sur un obstacle déjà brûlé, par cela seul que la sonde exploratrice ne le franchit pas facilement. Il faut faire la part du gonflement qui suit la chute des escarres : or, le meilleur moyen de l'apprécier, ce gonflement, de le distinguer d'un rétrécissement organique, c'est de passer une bougie de cire dans l'urèthre, et de l'y faire séjourner dix minutes, un quart d'heure. Le gonflement cède et ne laisse pas de trace sur les bougies, ou en laisse une très-légère, très-superficielle ; le rétrécissement organique **résiste, affaisse** la cire, y grave son empreinte en traits circulaires ou elleptiques, et le plus souvent linéaires.

SOIXANTE-QUATRIÈME OBSERVATION.

Trente-cinq ans ; deux blennorrhagies ; blennorrhée depuis quatre ans ; dysurie ; deux rétrécissemens, un fort long à un pouce et demi, l'autre à quatre pouces trois quarts ; quatre cautérisations, trois sur le premier ; fatigue physique ; uréthrite légère ; rétablissement du cours de l'urine en trois semaines ; disparition de l'écoulement en quatre.

Le 14 décembre 1825, j'entrepris le traitement d'un marchand bonnetier. Il urinait **avec difficulté** depuis plusieurs mois, avait eu deux blennorrhagies à trois années d'intervalle, et se trouvait atteint d'une blennorrhée depuis la dernière, qui datait de quatre ans. Différens moyens avaient été opposés à cette affection, et particulièrement les préparations balsamiques et les injections dans l'urèthre ; on n'en avait obtenu que des effets momentanés et peu avantageux. Le malade était très-sanguin, âgé **de** trente-cinq ans, et marié.

Il paraissait n'avoir que deux rétrécissemens ; mais le premier était étendu, et commençait à deux pouces et demi. Le lendemain, je pris l'empreinte 260 à cette profondeur, et j'y portai le nitrate d'argent.

Le 18, j'arrivai à trois pouces; j'obtins l'empreinte 261, et je cautérisai de nouveau.

Le 21, j'en fis autant deux ou trois lignes plus loin, d'après les données fournies par l'empreinte 262.

Le 24, le malade était un peu irrité. Je le laissai reposer.

Le 26, la sonde exploratrice pénétra jusqu'à quatre pouces trois quarts, et rapporta l'empreinte 263. Je cautérisai avec une cuiller forte et longue. Cette opération causa un peu d'irritation. Le malade était fatigué par le mouvement de son commerce, devenu plus actif vers le commencement d'une nouvelle année. Je n'introduisis plus d'instrument dans l'urèthre que le 31; alors une bougie de cire nᵒ 6, puis une nᵉ 8 passèrent très-bien. J'en mis de plus fortes les jours suivans.

Le 6 janvier, une de quatre lignes fut placée sans peine et retirée sans étranglement. Les urines sortaient par un jet large; mais la blennorrhée continuait. Elle diminua après cela graduellement, et disparut tout-à-fait vers le milieu du mois.

Depuis, ce malade a joui d'une très-bonne santé sous le rapport des voies urinaires; mais des symptômes de pléthore l'obligent à se faire tirer du sang de temps à autre.

Ainsi une blennorrhée, sur laquelle les préparations balsamiques et les injections dans l'urèthre n'exerçaient presque plus d'influence, a cédé rapidement à l'action du nitrate d'argent.

SOIXANTE-CINQUIÈME OBSERVATION.

Quarante-trois ans; deux blennorrhagies; blennorrhée; légère dysurie; un rétrécissement; une cautérisation; guérison en vingt jours.

Un fabricant de bronzes, ancien militaire, avait, après deux blennorrhagies, conservé un léger écoulement. Cette affection datait de dix ans. Elle n'était pas continue; elle disparaissait sous l'influence d'un régime adoucissant, puis se reproduisait comme effet de causes excitantes. Quelquefois même, il devenait impossible de trouver la raison de son retour. Le cours des urines se faisait moins librement que d'habitude; pourtant il n'avait jamais été interrompu Le malade était petit, nerveux, fort, âgé de quarante-trois ans, marié; il menait une vie fort active, mais très-régulière.

Je l'examinai le 17 février 1826. La sonde exploratrice se trouva arrêtée à cinq pouces, et me rapporta l'empreinte 267. Il existait une coarctation bien marquée. Le malade avait un petit voyage à faire; je me bornai à lui recommander les soins de l'hygiène.

Il était de retour le 24. La blennorrhée avait augmenté par la fatigue, quoique l'urèthre fût à peine douloureux. J'appliquai le caustique sur le point rétréci.

Le 27, le malade se sentit un peu irrité ; je passai seulement une bougie de cire.

Le 28, une sonde exploratrice (fig. 268) entra facilement dans la vessie. Je procédai à la dilatation intermittente.

Le 15 mars, les urines sortaient largement, et l'écoulement avait cessé. Il ne s'est pas renouvelé depuis.

Ce résultat satisfait complétement. Tiendrait-il en partie à ce que le malade ne s'était jamais servi de bougies ? J'ai remarqué que les traitemens par le caustique les plus lents, les moins heureux, ont été pratiqués chez des sujets qui avaient fait un usage prolongé de bougies ou de sondes. A la vérité, ceci peut tenir à l'ancienneté de la maladie, aux progrès qu'elle a dû faire.

SOIXANTE-SIXIÈME OBSERVATION.

Cinquante-deux ans ; deux blennorrhagies ; blennorrhée ; dysurie ; un rétrécissement à cinq pouces et un quart ; deux cautérisations, une avec le porte-caustique peu avantageuse, l'autre avec la sonde à cautériser fort efficace ; guérison prompte.

Un officier en retraite se plaignait d'une grande difficulté d'uriner. Il y avait à peu près quinze mois que cette dysurie s'était annoncée ; elle avait été précé-

dée et elle était accompagnée d'une légère blennorrhée. Celle-ci remontait à huit ou neuf années. L'une
et l'autre affections offraient des temps de rémission,
et même d'intermittence; mais ces temps de calme.
allaient diminuant par degrés. Le malade était âgé
de cinquante-deux ans, sanguin et fort. Il avait
eu deux blennorrhagies, l'une à vingt et un ans,
et l'autre à quarante. La dernière s'était prolongée;
on l'avait combattue successivement par des moyens
très-variés, et particulièrement par des injections
de vin dans l'urèthre.

J'explorai ce canal le 13 mars 1826; je reconnus
l'existence d'un rétrécissement à cinq pouces et un
quart, par l'empreinte 264. Je jugeai qu'il était seul:
les instrumens marchaient librement en deçà et au-
delà. Je le cautérisai, le lendemain, avec le porte-
caustique de Ducamp. Le stylet eut un peu de peine
à s'engager dans la coarctation.

Le 17, d'après l'empreinte 265, prise une ou deux
lignes plus loin, je pensai que le caustique avait agi
spécialement sur la partie antérieure de l'obstacle.
J'opérai cette fois avec la sonde à cautériser.

Le 20, le malade était un peu irrité; j'introduisis
seulement une bougie de cire n° 6.

Le 21, une sonde exploratrice (fig. 266) se trouva
encore arrêtée au même point, puis le franchit
avec quelque peine, et pénétra dans la vessie. Son
passage fut un peu douloureux; je ne fis rien.

Le 22, l'irritation était tombée ; je commençai la dilatation : elle alla bien. Le 1ᵉʳ avril, elle était arrivée à quatre lignes. Les urines sortaient largement, et l'écoulement avait un peu diminué. Dix jours plus tard, celui-ci s'arrêta. Depuis il ne s'est pas reproduit.

Qu'on apprécie ici le grand avantage d'un instrument qui porte le nitrate d'argent dans la coarctation, avant de le mettre à découvert. Dans la première application, ce sel a produit peu d'effet, parce qu'il a opéré d'avant en arrière ; dans la seconde, il a détruit l'obstacle, parce qu'il l'a attaqué de dedans en dehors.

SOIXANTE-SEPTIÈME OBSERVATION.

Vingt-deux ans ; blennorrhée ; sentiment de cuisson au périnée ; divers traitemens ; nul rétrécissement ; usage de bougies emplastiques ; très-faible amendement.

M. le docteur Vassal m'adressa, le 18 mars 1826, un malade affecté de blennorrhée depuis trois ans, et sujet à un sentiment de cuisson dans le périnée. Il urinait librement, était bilieux et âgé de vingt-deux ans. Il avait eu recours à divers moyens thérapeutiques, et venait d'être soumis à un traitement anti-vénérien.

Je portai dans l'urèthre une grosse sonde exploratrice. Elle marcha facilement jusqu'à six pouces, s'y arrêta un instant, causa une sensation douloureuse, parvint à la vessie, et sortit avec la forme 271. Il n'existait pas de rétrécissement manifeste; je conseillai d'insister sur les moyens déjà employés.

Près de deux mois après, le 13 mai, ce malade revint me voir. Son état n'avait pas changé : l'écoulement et le sentiment de cuisson persistaient. L'exploration me donna encore le même résultat que la première fois. Je ne trouvai pas d'indication suffisante pour cautériser. Je fis usage de bougies emplastiques. J'en introduisis d'abord une tous les jours, puis deux ou trois par semaine, et je les laissai en place un quart d'heure chaque fois. Il y eut un amendement, sous l'influence de cette pratique; mais il fut si faible, qu'un mois après, le malade découragé désira la cesser.

Aurais-je mieux réussi avec le caustique? c'est possible. Je n'ai point osé m'en servir; à cette époque, cet agent m'inspirait encore quelques craintes. Aujourd'hui, je pense qu'il n'y avait aucun inconvénient à le promener légèrement sur la partie douloureuse, vers six pouces.

SOIXANTE-HUITIÈME OBSERVATION.

Quarante ans; plusieurs blennorrhagies; blennorrhée; dysurie; long usage de bougies et de sondes; deux cautérisations avec un avantage marqué; interruption du traitement; trois nouvelles cautérisations; amélioration sensible en six jours; écarts de régime, puis voyage en poste sans accident.

Le 12 avril 1826, un jeune médecin plein de talent, M. le docteur Landini fils, m'engagea à donner des soins à un de ses compatriotes, fabricant de gants dans l'Isère. C'était un homme d'une quarantaine d'années, nerveux, fort actif, très-occupé de ses affaires commerciales. Il avait un écoulement opiniâtre et un peu de difficulté à uriner. Il rattachait l'une et l'autre affections, comme symptômes, à un rétrécissement de l'urèthre. Il assurait avoir fait un long usage de bougies et de sondes, et en avoir obtenu moins de résultat que de deux cautérisations, pratiquées récemment par M. le docteur Landini père, à Grenoble. Il avait eu plusieurs blennorrhagies.

Je procédai à l'examen de l'urèthre sous les yeux de M. Landini. Une bougie n° 6 passa facilement. Une sonde exploratrice ordinaire fut arrêtée à deux pouces et un quart; et revint avec l'empreinte 272. Une très-petite sonde exploratrice put franchir ce premier obstacle, et pénétrer dans la vessie; mais, soit en entrant, soit en sortant, elle se trouva légèrement pincée à cinq pouces; et, dans sa retraite, elle le fut encore très-sensiblement depuis deux pouces trois quarts jusqu'à deux pouces et un quart. Ceci annonçait à peu près quatre lignes d'étendue dans le premier rétrécissement, et faisait soupçonner l'existence d'un second à la profondeur de cinq pouces.

Le lendemain, nous retirâmes une empreinte parfaitement semblable à la précédente. Je promenai le nitrate d'argent circulairement à deux pouces et un quart, avec le porte-caustique de Ducamp. Le malade nous déclara que cette opération ne lui avait causé aucune sensation douloureuse. Nous lui recommandâmes un régime adoucissant, une boisson émulsive, des bains et le repos : il courut beaucoup, prit du café, et pourtant il ne fut point incommodé.

Le 15, il se disait dans l'état ordinaire. L'exploration donna l'empreinte 273 à deux pouces et un tiers. Nous appliquâmes le caustique sur ce point avec la sonde porte-caustique. Le malade, pressé de rentrer chez lui, nous pria d'employer cet instrument, dans l'espérance qu'il agirait plus énergiquement.

Le 17, une bougie n° 7, puis une n° 8, et enfin une n° 9 passèrent, les deux premières avec facilité, la dernière un peu difficilement. Celle-ci revint avec une impression circulaire, et entraîna avec elle une forte escarre. Une sonde exploratrice lui succéda ; elle arriva à deux pouces et demi, et ramena l'empreinte 274. Le malade était irrité, mais il devait partir deux jours après, et désirait être cautérisé encore une fois. Je lui fis prendre un bain, le laissai reposer pendant cinq heures, et l'opérai ensuite avec le porte-caustique.

Le 19, il urinait largement; néanmoins il sentait un peu d'irritation dans le canal. Il s'était beaucoup fatigué, et n'avait mis aucune réserve sur ses alimens et ses boissons. Une bougie n° 10 fut introduite, séjourna dix minutes, et sortit sans étranglement. Une sonde exploratrice (*fig.* 275) franchit l'obstacle, pénétra jusqu'à six pouces et demi, et fut arrêtée là. J'agis ainsi sur la demande du malade, qui, sachant que le col de la vessie était très-irritable chez lui, ne voulut pas s'exposer à l'exciter par cet instrument.

Quelque regret que nous eussions, M. Landini et moi, de laisser le traitement à ce point, il fallut consentir au départ du malade : des affaires importantes le rappelaient dans ses foyers. Nous l'engageâmes à introduire une bougie chaque jour, à se ménager, en route, plus qu'il ne l'avoit fait à Paris, et à se mettre entre les mains d'un homme de l'art, aussitôt son arrivée à Grenoble.

J'ai eu de ses nouvelles : M. Landini père a bien voulu m'en donner. Le voyage n'a déterminé aucun accident, encore qu'il ait été fait en poste, et que le malade soit resté fidèle à ses habitudes. Mais le médecin distingué qui m'a écrit à son sujet craignait que l'urèthre ne fût point entièrement débarrassé, et qu'il ne fallût de nouveau recourir au caustique.

Quoiqu'incomplète, cette observation est remarquable par l'usage peu fructueux et prolongé des sondes et des bougies, par le succès relatif du caustique, et par l'absence de tout accident, malgré les écarts de régime commis pendant l'emploi de cet agent, malgré le voyage en poste fait immédiatement après.

SOIXANTE-NEUVIÈME OBSERVATION.

Soixante-douze ans; trois blennorrhagies; blennorrhée; difficulté d'uriner; usage des bougies de cire; cessation de la dysurie; persistance de l'écoulement; nouvelle difficulté d'uriner; rétention d'urine complète; un rétrécissement à deux pouces et un quart; introduction d'une sonde de gomme élastique; extraction inopinée d'un gravier; retour à l'état habituel de santé.

Un marchand de bois, vieillard de soixante-douze ans, avait eu trois blennorrhagies. Les deux premières dataient, l'une de quinze ans, l'autre de dix; elles avaient nécessité l'emploi des astringens locaux. La troisième avait été traitée méthodiquement, sans injections, par M. le docteur Duplan, et avait duré trois mois. Il y avait de cela huit ans. Deux années plus tard, il se manifesta une légère difficulté pour uriner. Elle alla en augmentant par degrés, et fut combattue, dix mois après, par M. le professeur Marjolin, à l'aide des bougies de cire. Le malade avait de la peine à supporter ces bougies; il fut obligé d'en suspendre l'usage, après une dixaine de jours. Il urinait passablement, mais conservait une blennorrhée incommode. On avait cherché à combattre cette affection par divers moyens; aucun n'avait réussi. Le jet de l'urine s'était ensuite aminci graduellement, et le malade se proposait de revenir à l'emploi des bougies, lorsque, dans la nuit du 7 au 8 février 1826, à la suite d'une légère fatigue et d'un dîner copieux, il fut pris tout-à-coup d'une rétention d'urine complète.

Il était minuit : quatre heures se passèrent sans que l'excrétion pût se faire. M. le docteur Vernière vint secourir le malade. Il lui fit prendre un bain. Sous l'influence de ce moyen, l'urine commença à couler goutte à goutte; les souffrances s'affaiblirent. Les deux jours suivans, M. Vernière et M. Duplan, qui s'était joint à lui, insistèrent sur les bains, les boissons délayantes et le régime antiphlogistique; malgré cela, le cours des urines resta très-difficile, et fut parfois entièrement suspendu. Il y avait de la fièvre.

Les choses en étaient là, quand, dans la matinée du 10 février 1826, je fus appelé près de ce malade. Je l'examinai devant M. Vernière. L'hypogastre était tendu, et la région de la vessie douloureuse à la pression. Je commençai par présenter à l'urèthre une bougie de cire un peu cònique; elle ne put aller au-delà de cinq pouces. Une sonde exploratrice fut ensuite arrêtée à deux pouces et un quart, après avoir passé avec quelque difficulté à un pouce; elle rapporta l'empreinte 276.

Il fut évident pour nous qu'il existait un rétrécissement sur ce point. Mais était-ce là la seule cause de la rétention d'urine? nous pouvions, nous devions avoir des doutes à cet égard : le malade était âgé, l'ischurie s'était établie assez brusquement, le rétrécissement n'était pas très-fort. Dans toutes les hypothèses possibles, l'introduction d'une sonde jusqu'à la vessie était indiquée. Je procédai au cathétérisme avec une petite sonde de gomme élastique. L'opération fut facile, et donna issue à une grande quantité d'urine. Nous laissâmes l'instrument en place.

Le lendemain 11, le malade se trouvait bien mieux. MM. Duplan et Vernière furent d'avis de poser une sonde plus grosse que la première, qui avait à peine trois quarts de ligne de diamètre.

Le 12, le mieux continuait ; la sonde était libre ; je lui en substituai une plus forte.

Le 14, l'état général était très-bon, à un rhume près ; mais il y avait un peu d'irritation dans l'urèthre. Nous étions désireux de savoir si le malade pourrait uriner sans la sonde; nous la retirâmes. Cette extraction fut douloureuse : cela devait être ; il y avait un gravier engagé dans un des yeux de la sonde. Nous jugeâmes que ce gravier avait pu obstruer le rétrécissement , et déterminer l'ischurie sans que la vessie eût perdu de sa force. Effectivement, les urines sortirent assez librement. Nous ne mîmes plus de sonde. Le malade nous apprit alors qu'il avait éprouvé plusieurs fois des douleurs dans les lombes.

Je l'ai vu deux mois après, le 21 avril : il continuait à uriner assez facilement; mais la blennorrhée n'avait pas cessé.

Cette observation fait voir le parti qu'on peut tirer des bougies de cire pour apporter un amendement aux dysuries; elle montre que, quand il existe des rétrécissemens dans l'urèthre, un simple gravier peut devenir cause d'une rétention d'urine complète.

SOIXANTE-DIXIÈME OBSERVATION.

Quarante ans; six ou sept blennorrhagies; blennorrhée ; dysurie habituelle; strangurie; deux rétrécissemens, un à cinq pouces, très-fort, l'autre à six pouces, bien moins grand; trois cautérisations sur le premier avec le porte-caustique ordinaire, et une sur le second avec le porte-caustique modifié; rétablissement du cours naturel de l'urine en vingt jours ; disparition de la blennorrhée en un mois.

Le 18 février 1826, je fus consulté par un officier de cavalerie. Il était sujet à une blennorrhée abondante, et fatigué par des besoins d'uriner qui se répétaient à tout instant. Il avait quarante ans ; il était sanguin et fort. Il avait eu six ou sept blennorrhagies, et les avait traitées très-diversement. A la suite de la dernière, qui datait de cinq années, il était resté un léger écoulement. Plus tard, quelques difficultés pour uriner s'y étaient jointes. Cette dysurie avait augmenté graduellement, et nécessité plusieurs fois l'emploi des bougies.

L'exploration de l'urèthre me donna l'empreinte 284 à cinq pouces. Le rétrécissement était très-fort ; je m'aidai d'un conducteur. Je passai une bougie fine de gomme élastique, et la laissai en place. Le lendemain, les urines coulaient mieux ; le malade ne se sentait pas irrité ; il n'avait que peu de temps à donner à son traitement ; je l'opérai avec le porte-caustique de Ducamp.

Le 22, les urines, après avoir été arrêtées près de deux heures, et avoir nécessité l'introduction d'une petite bougie jusqu'à l'obstacle, sortaient déjà avec assez de facilité. Je pris une nouvelle empreinte à cinq pouces (fig. 285). Elle m'annonça une grande diminution de la coarctation ; j'appliquai de nouveau le caustique.

Le 25, le malade se disait très-bien ; ses urines avaient toujours coulé sans difficulté ; elles formaient déjà un jet assez fort. La sonde exploratrice se trouva arrêtée au même point, à cinq pouces, et donna une empreinte (*fig.* 286) peu différente de la seconde. Je cautérisai.

Le 28, les urines sortaient largement; je passai une bougie n° 7, puis une n° 8, sans éprouver aucune résistance. Elles ne ramenèrent pas d'empreinte.

Le 1er mars, une bougie n° 9 et une n° 10 entrèrent; celle-ci offrit une légère trace d'étranglement.

Le 2, une autre bougie, introduite d'abord, porta des marques évidentes d'un resserrement subi à six pouces du méat. Je portai une sonde exploratrice sur ce point; elle revint avec l'empreinte 287; je cautérisai. Je ne me servis point du porte-caustique de Ducamp; son stylet aurait pu être arrêté devant l'obstacle. Je n'employai pas non plus la sonde à cautériser; dans cette profondeur, il eût été difficile de la faire agir juste sur le lieu voulu, surtout chez un sujet dont le pénis était très-flasque, très-extensible. Je fis usage du porte-caustique modifié; il offrait pour ce cas les avantages réunis des deux premiers instrumens, sans en présenter les inconvéniens. La cautérisation fut faite en haut; elle ne détermina aucune douleur, ne fut suivie d'aucun accident.

Le 5, la sonde exploratrice (*fig.* 288) pénétra dans la vessie. Je revins à la dilatation. Elle marcha régulièrement : le 11, elle était arrivée à quatre lignes. Les urines sortaient largement. Je commençai à donner des jours de repos. L'écoulement diminua peu à peu, et le malade partit pour son régiment.

Il m'écrivit trois mois après pour me dire qu'il continuait à uriner à plein canal, et, que, nonobstant la vie militaire, l'écoulement ne faisait pas *mine* de revenir.

Outre l'efficacité du caustique contre les rétrécissemens de l'urèthre, et contre leurs symptômes les plus ordinaires, la rétention d'urine et la blennorrhée, on voit dans cette observation l'utilité dont peuvent être le conducteur et le porte-caustique modifié, l'un pour franchir une coarctation avec une bougie fine, l'autre pour agir avec précision et sùreté sur les parties profondes du canal.

SOIXANTE-ONZIÈME OBSERVATION.

Trente-deux ans; deux blennorrhagies; blennorrhée; dysurie; un rétrécissement; une cautérisation; guérison en vingt jours.

Un voyageur du commerce avait eu deux blennorrhagies à dix mois de distance. La première avait été arrêtée après six semaines; mais la seconde s'était prolongée et transformée en une légère blennorrhée. Cette affection durait encore; elle était même plus forte que d'habitude, quand le malade vint me voir, le 4 avril 1826. Toutefois, c'était moins pour elle que pour une gêne croissante dans le cours des urines qu'il réclamait des soins.

Il avait trente-deux ans, un tempérament sanguin et une constitution forte. L'exploration de l'urèthre me fit reconnaître l'existence d'un rétrécissement à quatre pouces. Ce retrécissement paraissait être seul, et me donna l'empreinte 289. Je le cautérisai le lendemain.

La chute de l'escarre fut accompagnée d'un peu d'irritation dans le canal. Je ne fis rien pendant quatre jours. Le 8, une bougie de cire n° 8, d'abord, puis une sonde exploratrice (*fig.* 290) pénétrèrent jusqu'à la vessie. Je dilatai les jours suivans.

Arrivé à une bougie de trois lignes et demie de diamètre, je remarquai, pendant deux jours, une strie superficielle sur la partie de l'instrument qui avait été en rapport avec le siége de la coarctation. Mais le lendemain une nouvelle bougie du même numéro ne présenta aucune indice de constriction. La dilatation fut continuée et portée jusqu'à quatre lignes, sans qu'il en parût davantage.

Le 18, elle était à ce degré ; les urines sortaient largement, et l'écoulement avait beaucoup diminué. Le 25, il avait cessé.

J'ai vu ce malade plusieurs fois depuis. Il va très-bien, et pourtant il mène une vie bien propre à réveiller l'irritation de l'urèthre, si elle n'était qu'assoupie.

Cette observation ne demande pas de commentaire. Je dois seulement faire remarquer que les stries légères vues sur les fortes bougies ont cessé de se montrer sous l'influence de la dilatation intermittente, et sans qu'il ait fallu attaquer leur cause par le nitrate d'argent. Si on se réglait sur un premier aperçu, on serait conduit à faire usage de cet agent bien plus souvent que cela n'est nécessaire; or, il est trop puissant pour qu'il ne faille pas l'employer avec toute la circonspection possible.

SOIXANTE-DOUZIÈME OBSERVATION.

Quarante-trois ans; quatre blennorrhagies; blennorrhée; dysurie; dyspermasie; un rétrécissement; trois cautérisations; rétablissement complet en un mois.

Un officier supérieur avait eu quatre blennorrhagies dans l'espace de dix années, et les avait traitées toutes les quatre par les antiphlogistiques et les injections. Il lui était resté, à la suite de la dernière, qui datait de douze ans, une blennorrhée légère et intermittente. Le retour fréquent de cette affection l'avait déterminé à faire usage des mercuriaux et des sudorifiques, par deux reprises différentes; mais ni les frictions avec l'onguent napolitain, ni l'usage intérieur de la liqueur de Vanswieten, ni le sirop de salsepareille, pris à forte dose, n'avaient pu ramener la sécrétion de l'urèthre à l'état normal. Cependant le jet de l'urine avait diminué d'étendue, et l'éjaculation avait cessé de s'effectuer suivant les vues de la nature. Le plus souvent le sperme ne sortait qu'après que l'érection avait cessé.

Je vis ce malade pour la première fois le 20 mars 1826 : il avait l'apparence de la santé la plus parfaite ; il était sanguin, robuste, âgé de quarante-trois ans. Je portai une petite bougie de cire dans l'urèthre. Elle se trouva d'abord arrêtée vers la partie moyenne du canal ; mais ensuite elle franchit ce point, et parvint facilement à la vessie. Il n'en fut pas de même d'une sonde exploratrice ; elle ne put point aller au-delà de trois pouces et demi. Maintenue à cette profondeur, elle y prit l'empreinte 277. J'y appliquai le caustique le lendemain.

Le malade avait un temps limité pour son traitement : je procédai à un nouvel examen le 23. J'obtins l'empreinte 278 au même point, et j'y reportai le caustique.

Le 25, les urines coulaient plus largement. Cependant une bougie de cire de deux lignes de diamètre se trouva pincée dans le rétrécissement. Elle le fut encore les deux jours suivans.

Le 28, une sonde exploratrice prit l'empreinte 280 sur le même point ; j'y fis agir le nitrate d'argent, pour la troisième fois. La cautérisation ne fut pas douloureuse sur-le-champ ; mais il y eut à la suite un peu d'irritation. Je laissai reposer le malade jusqu'au 2 avril. Je commençai après cela à dilater; les bougies ne se trouvèrent plus étranglées, et je pus en six jours arriver aux plus fortes.

Le 10 avril, la sonde exploratrice (*fig.* 279) entra dans la vessie. Le cours des urines était parfaitement rétabli, et la blennorhée avait sensiblement diminué. Le 20, celle-ci n'existait plus.

J'ai vu ce malade quatre mois après : il allait très-bien. Toutes ses espérances étaient réalisées.

On trouve dans cette observation un nouvel exemple de l'influence que les coarctations de l'urèthre exercent sur l'excrétion du sperme; on y voit l'insuffisance des mercuriaux et des sudorifiques pour remédier aux blennorrhées symptomatiques de ces rétrécissemens; on y vérifie l'efficacité du caustique contre ces maladies.

Soixante-treizième observation.

Trente-neuf ans; deux blennorrhagies; blennorrhée; nulle injection; dysurie; deux rétrécissemens; trois cautérisations; guérison en cinq semaines.

Un bonnetier était sujet à une blennorrhée qui datait de plusieurs années, et éprouvait, depuis quelques mois, de la difficulté à uriner. Il était sanguin, âgé de trente-neuf ans, et marié; sa femme se portait bien. Il avait eu deux blennorrhagies, la première à dix huit ans , et la seconde à vingt-six. Celle-ci avait duré trois mois. Toutes les deux avaient été traitées sans injections, et par les simples antiphlogistiques ; mais plus tard , l'apparition de la blennorrhée avait conduit à l'emploi des mercuriaux et des balsamiques. Ils n'avaient procuré qu'un succès momentané.

L'examen de l'urèthre me fit reconnaître l'existence de deux rétrécissemens. Le premier était à trois pouces trois quarts. Il me donna l'empreinte 301 ; je le cautérisai. Nous étions au 6 mars 1826.

Le 9, la sonde exploratrice pénétra jusqu'à quatre pouces et demi, et prit sur le second rétrécissement l'empreinte 302. Je portai le caustique à ce point. Son application n'avait pas été douloureuse sur le premier rétrécissement ; elle ne le fut pas davantage ici.

Le 12, le malade urinait largement. Une nouvelle exploration me donna l'empreinte 303 , à la même profondeur. Je fis agir le caustique. Il causa quelque souffrance, et, les jours suivans, il y eut un peu d'irritation dans le canal : je me bornai aux soins du régime.

Le 16, l'irritation avait cessé ; les urines formaient un jet large et fort. Une bougie de cire n° 6, d'abord, puis une n° 8, passèrent aisément. Une sonde exploratrice leur succéda ; elle pénétra dans la vessie, et revint avec la forme 304. Je ne m'occupai plus que de la dilatation intermittente. Elle fut portée à son terme en huit jours.

Le 25, une bougie de quatre lignes entra facilement, séjourna une demi-heure et sortit sans étranglement. Je l'introduisis encore pendant deux semaines, à des intervalles de plus en plus longs. Les urines continuèrent à sortir en toute liberté, et la blennorrhée disparut entièrement.

L'état de ce malade n'a pas changé depuis. Son observation vient confirmer des faits que nous avons vus déjà plusieurs fois, entre autres la diminution du calibre de l'urèthre sans l'influence des injections astringentes.

SOIXANTE-QUATORZIÈME OBSERVATION.

Cinquante-huit ans; quatre blennorrhagies; blennorrhée intermittente; dysurie, et même parfois strangurie; deux rétrécissemens; quatre cautérisations; ischurie passagère; guérison en un mois.

Un officier en retraite éprouvait des difficultés d'uriner fréquentes, et avait été menacé, à plusieurs reprises, de rétention d'urine complète. Il était âgé de cinquante-huit ans, d'une taille élevée, d'une constitution forte et sèche. Il avait eu quatre blennorrhagies, la première à vingt-cinq ans, et la dernière à cinquante. Celle-ci s'était prolongée beaucoup, et avait conduit à l'emploi successif des mercuriaux, des balsamiques, et des injections saturnines. Il exis-

tait un blennorrhée légère et intermittente; elle datait de plusieurs années.

Ce malade vint me voir, le 25 février 1826,
dans un moment où il urinait goutte à goutte. Je
portai une forte bougie de cire dans l'urèthre; elle
ne put aller au-delà de quatre pouces et un quart.
Une petite sonde exploratrice fut arrêtée au même
point, et y prit l'empreinte 305.

Je m'aidai d'un conducteur, et je parvins à
pousser une bougie de gomme élastique n° 1 jusqu'à la vessie. Je la laissai séjourner cinq minutes,
et la retirai ensuite, dans un instant où le malade
se sentait pressé par le besoin d'uriner : l'excrétion
se fit un peu mieux que d'habitude, par un petit jet.
Je crus prudent de réintroduire la bougie, et de la
laisser en place. Le cours des urines fut d'abord
gêné; mais il s'établit bientôt autour de l'instrument,
et le malade put le garder.

Le lendemain 26, il l'avait encore. Je cautérisai.

Les urines continuèrent à couler pendant trente-six heures. Il y eut après cela une ischurie
passagère. Le malade la fit cesser, en portant
une bougie sur l'obstacle. Cet incident tenait évidemment à une séparation partielle de l'escarre, à sa
transformation en une sorte de valvule.

Le 29, les urines sortaient déjà assez largement.
Je reçus l'empreinte 306, pour le même point que
précédemment. Je cautérisai encore. Il n'y eut rien
de remarquable à la suite.

Le 3 mars , la sonde exploratrice pénétra jusqu'à cinq pouces, et y prit l'empreinte 307 ; je fis agir le caustique en bas.

Le 6, une autre empreinte (*fig.* 308) , obtenue à la même profondeur, me détermina à une nouvelle cautérisation.

Le 9, la sonde exploratrice parvint à la vessie (*fig.* 309). Je commençai à faire usage des bougies de cire.

La dilatation était complète le 16. Une bougie de quatre lignes de diamètre entra et ne fut pas étreinte. Le jet des urines était plus large qu'il ne l'avait jamais été. La blennorrhée avait diminué ; huit jours après, elle n'existait plus.

Le succès ici a été aussi prompt que complet : remarquez que le malade n'avait pas fait usage de bougies ni de sondes.

L'ischurie qui a succédé à la cautérisation est un incident très-fréquent; mais il est rare qu'il dure, et, quand cela arrive, la plupart des malades y remédient eux-mêmes sans peine.

Soixante-quinzième observation.

Quarante-cinq ans; deux blennorrhagies; blennorrhée; dysurie ; un rétrécissement; trois cautérisations; dix-huit jours de traitement; guérison.

Un négociant de Rouen vint me demander des

soins, le 15 mars 1826. Il était âgé de quarante-cinq ans. Il avait eu deux blennorrhagies, et les avait traitées par les mercuriaux. La dernière datait de dix années; elle s'était prolongée. Un laps de temps s'était ensuite écoulé, sans que le malade éprouvât aucune altération dans les fonctions de l'urèthre. Plus tard, il y avait de cela à peu près quatre ans, une blennorrhée s'était établie, sans cause connue, avait disparu, puis était revenue, et, après plusieurs intermittences, avait fini par devenir continue. Cependant le jet de l'urine avait diminué par degrés, et ce fluide n'était plus lancé qu'à quelques pouces de distance. Il y avait même des momens où le malade se croyait menacé de rétention d'urine complète. Habituellement, il urinait vingt ou trente fois par jour. Néanmoins, il s'était peu occupé de la dysurie, et avait borné ses soins à l'emploi de quelques bougies.

Je reconnus l'existence d'un rétrécissement à quatre pouces et demi. Je jugeai qu'il était seul : J'avais promené le stylet uréthro-cystique entre lui et la vessie sans rencontrer de résistance.

D'après l'empreinte 310, prise sur l'obstacle, je fis une application légère du nitrate d'argent, le soir même, après huit heures de repos : je désirais hâter le traitement; le malade était pressé de reprendre ses affaires.

Le 18, je reçus à la même profondeur l'empreinte 311, peu différente de la précédente, et je cautérisai énergiquement.

Le 21, les urines coulaient bien mieux ; jusque-là, il n'y avait pas eu de changement en elles. J'eus une empreinte très-satisfaisante (*fig.* 312) ; j'appliquai le caustique, pour la troisième fois, sur le même point.

Le 24, il y avait une amélioration très-sensible : les urines sortaient largement. Je me bornai à passer des bougies de cire n° 6 et 8; elles n'offrirent aucun indice d'étranglement. Il en fut de même, le lendemain, pour des bougies n° 9 et 10.

Le 26, la sonde exploratrice (*fig.* 313) fut portée dans l'urèthre, n'y rencontra point d'obstacle, et parvint à la vessie. Je continuai la dilatation.

Le 2 avril, elle était arrivée à quatre lignes; le malade se trouvait fort bien, et partit. Le peu d'écoulement qui restait encore ne tarda pas à disparaître.

Ce traitement a été mené rapidement, et néanmoins n'a donné lieu à aucun accident. Il est tout entier en faveur du caustique. On y voit, en outre, l'utilité du stylet uréthro-cystique pour explorer les parties de l'urèthre placées au-delà d'un rétrécissement.

Soixante-seizième observation.

Trente ans; nulle blennorrhagie; blennorrhée; dysurie habituelle; strangurie répétée; quelques ischuries; un rétrécissement à quatre pouces et un quart; neuf cautérisations; rétablissement des fonctions uréthrales; deux récidives en deux années; essais infructueux de dilatation; nouveaux traitemens par le caustique, sans dilatation consécutive.

Un docteur en médecine de la faculté de Paris, à peine âgé de trente ans, éprouvait depuis quinze années de la gêne dans le cours des urines. Cette gêne avait augmenté graduellement, et plusieurs fois elle avait été portée jusqu'à constituer une rétention d'urine complète. Les saignées, le repos absolu, les bains étaient les moyens qu'on lui opposait avec le plus d'avantage. Jamais aucune bougie, aucune sonde n'avait pu pénétrer jusqu'à la vessie. Il y avait une blennorrhée : la matière de l'écoulement était visqueuse, blanchâtre; elle sortoit quelquefois d'une manière continue, et d'autres fois ne faisait que précéder l'urine. Le malade la considérait comme du fluide prostatique. Son opinion se fondait principalement sur ce qu'il n'avait pas eu de blennorrhagie. C'était une raison de malade : ce médecin, fort instruit, très-bon observateur, aurait jugé le fait autrement, s'il ne lui eût pas été personnel. Il offrait des symptômes d'uréthrite, qui dataient de seize ou dix-sept ans. Il était sanguin, robuste, marié; avait eu un enfant, l'avait perdu, et en désirait un autre vivement depuis plusieurs années.

Il me consulta, le 19 mars 1826. Je voulus examiner l'urèthre : mes instrumens furent arrêtés à la profondeur de quatre pouces et un quart. Je constatai l'existence d'un obstacle à ce point; mais c'est tout : je ne pus obtenir une empreinte. L'irritation était forte; les urines coulaient goutte à goutte. Je prescrivis le repos, des bains et une boisson émulsive.

Le 21, il me vint une empreinte très-petite, très-peu sensible. Le lendemain, je profitai d'un instant où le malade urinait, pour présenter une bougie filiforme au rétrécissement; elle s'y engagea, et arriva ensuite facilement à la vessie. Je la laissai en place. Elle fut gardée jusqu'à la première excrétion, puis remise par le malade lui-même, à plusieurs reprises.

Le 23, je commençai par introduire la petite bougie; je la fis séjourner dix minutes. Je portai une sonde exploratrice sur l'obstacle; elle y prit une empreinte (*fig.* 314) bien marquée, et un peu plus forte que la précédente, mais qui lui ressemblait d'ailleurs parfaitement.

Le 24, je cautérisai en haut et sur les côtés avec assez de facilité : une petite bougie venait de rester dans l'urèthre pendant deux heures. L'opération excita un sentiment de cuisson, qui se rapportait surtout à la partie supérieure du canal.

Le 25, il y eut un léger écoulement de sang, et un peu d'irritation dans la partie brûlée.

Le 26, les urines furent arrêtées; mais le malade en rétablit promptement le cours, par l'introduction d'une petite bougie. Elle coulèrent ensuite plus librement qu'elles ne le faisaient.

Le 27, une première exploration fut sans résultat positif, quoiqu'elle eût été devancée par l'introduction d'une bougie. Une seconde, précédée encore du séjour d'une bougie pendant dix minutes, donna l'empreinte 315, et annonça un élargissement. Je cautérisai circulairement, mais plus particulièrement en haut. Cette opération fit peu souffrir, et ne fut suivie d'aucun accident.

Le 30, les urines commencèrent à former le jet. La sonde exploratrice pénétra à quatre pouces et un tiers, et l'empreinte 316 put être prise sur ce point sans préparation du canal. Je cautérisai circulairement.

Le 2 avril, des bougies n° 4, 5 et 6 passèrent successivement; l'excrétion de l'urine se fit ensuite avec assez de liberté.

Le 3, les bougies n° 5 et 6 entrèrent et furent suivies d'une n° 7. Celle-ci se trouva un peu étranglée; je pris l'empreinte 317, et je cautérisai.

Le 6, le jet de l'urine était manifestement plus large. Des bougies n° 6, 7 et 8 furent introduites. La dernière causa quelque douleur, et revint marquée. J'explorai, et j'obtins l'empreinte 318, puis je portai une petite sonde exploratrice dans le canal : elle franchit l'obstacle, marcha librement jusqu'à la vessie, et fut, au retour, un peu arrêtée à cinq pouces. Je dus conclure de là que le **rétrécissement** avait plus d'un demi-pouce d'étendue. Je fis agir le nitrate d'argent.

Le 9 et les jours suivans, nous nous bornâmes à passer des bougies de cire. Mais le 14, voyant que la dilatation éprouvait de la résistance et faisait souffrir plus que la cautérisation, nous explorâmes de nouveau. L'instrument parvint à quatre pouces et demi, et prit l'empreinte 319. J'appliquai le caustique.

Les 17, 18 et 19, les bougies de cire furent mises encore en usage : elles se trouvèrent toutes étreintes.

Le 20, je pris une empreinte (*fig.* 320) à quatre pouces et demi, et je cautérisai circulairement.

Le 23, je commençai la dilatation.

Le 27, une bougie n° 10 passait, mais avec douleur, et revenait étranglée. L'empreinte 321 me détermina à une nouvelle cautérisation. Après cette opération, nous essayâmes encore les bougies de cire. La dilatation parut marcher d'abord, mais elle s'arrêta bientôt, et, le 10 mai, l'empreinte 322 nous fit recourir à la cautérisation. Je répétai cette opération le 13, d'après l'empreinte 323.

Enfin le 17, la sonde exploratrice (*fig.* 324) entra dans la vessie; et il fut décidé, peut-être à tort, que nous nous bornerions désormais à une légère dilatation.

Les urines coulaient largement; la blennorrhée avait diminué; la guérison semblait devoir se compléter prochainement. Il n'en fut pas ainsi : l'écoulement ne cessa point, et le jet de l'urine s'affaiblit par degrés.

Cependant ce jet continuait, et le malade se trouvait bien, comparativement à son état antérieur, quand, pour éviter d'y rentrer, il vint, l'année dernière (1827), m'engager à le cautériser. L'application du nitrate d'argent eut encore du succès, et un succès d'autant plus remarquable qu'elle fut pratiquée sans dilatation consécutive. J'agis ainsi d'après la demande du malade : il avait observé que les moyens dilatans ne faisaient que l'irriter. Le résultat ultérieur de ce second traitement a été la naissance d'un enfant.

Enfin, cette année (1828), j'ai de nouveau appliqué le caustique chez ce malade, parce que le rétrécissement s'était reproduit en partie, et qu'il résistait opiniâtrément à la dilatation. Cette fois, j'ai commencé par examiner l'obstacle avec le spéculum : j'ai vu une saillie charnue, à base large, à surface lisse, arrondie et d'un rouge plus foncé que le reste du canal. Je n'ose en préciser la nature.

L'effet immédiat du traitement a été satisfaisant. Les fonctions de l'urèthre sont réintégrées. Se dérangeront-elles? Je le crains.

J'ai donné cette observation avec plus de détails que les précédentes, parce qu'elle en diffère sous plusieurs rapports. Ce malade est le seul chez lequel j'aie vu le canal se rétrécir spontanément, sans qu'il y ait eu de blennorrhagie; le seul chez lequel il ait fallu répéter le traitement par le caustique pour le même rétrécissement; le seul chez lequel je me sois affranchi complétement de la dilatation consécutive.

On a pu remarquer que l'obstruction de l'urèthre avait détruit les facultés génitales, et que la destruction de l'obstacle les a rétablies. Un autre fait assez habituel, mais qui présente ici plus de valeur que dans les cas ordinaires, eu égard à la qualité du malade, c'est que la première application du nitrate d'argent a causé plus de douleur que les suivantes. Cette différence, qui est frappante surtout chez les sujets affectés de grands rétrécissemens, me semble venir de la difficulté que la cuillère chargée de caustique trouve pour s'engager dans une ouverture de petite dimension.

SOIXANTE-DIX-SEPTIÈME OBSERVATION.

Trente-sept ans; trois blennorrhagies; dysurie; deux cautérisations; guérison en trois semaines.

Un conducteur de diligences se plaignait d'éprouver de l'embarras dans le cours des urines. Cette affection datait d'une année, et allait toujours croissant : déjà les excrétions étaient très-rapprochées, et chacune d'elles demandait beaucoup de temps. Il y avait eu même un soir, à la suite d'un voyage, une véritable ischurie. Ce n'est qu'après deux bains de siége, des lavemens émolliens, et une attente de six heures, que la vessie put surmonter la résistance de l'urèthre.

J'examinai ce canal, le 4 avril 1826, et, d'après l'empreinte 281, obtenue à cinq pouces et un quart, j'y portai le caustique immédiatement. Le malade était fort, sanguin, âgé de trente-sept ans; il avait eu trois blennorhagies, les avait traitées toutes les trois méthodiquement, et n'offrait aucun indice de blennorrhée.

Le 7, il urinait mieux ; mais la sonde exploratrice me donna, pour le même point, une empreinte (*fig.* 282) très-légèrement bifurquée. Je m'étais servi du porte-caustique ; je pris cette fois la sonde à cautériser, et j'opérai énergiquement. Le résultat fut des plus heureux.

Le 10, le malade urinait très-largement. Je me bornai à passer une bougie de cire, et j'agis de même les jours suivans.

Le 17, la dilatation était portée à son terme. J'insistai sur elle pendant une semaine ; après cela, le malade reprit ses voyages.

Il continue à jouir d'une bonne santé. Néanmoins, il a eu, l'année dernière, un instant d'inquiétude : il se sentait échauffé, urinait fort souvent, et très-peu à la fois. Il vint me trouver. D'après les circonstances qui avaient précédé, je considérai cet incident comme inflammatoire ; je prescrivis une application de sangsues à l'anus, des bains, des lavemens, la diète, le repos, et une boisson mucilagineuse. Six jours après, le calme était rétabli. Une sonde exploratrice (*fig.* 283) put parcourir l'urèthre sans faire souffrir, et sans se déformer. Cependant, son entrée dans la vessie causa une légère douleur ; il restait encore de l'irritation dans cet organe. Elle n'a pas tardé à se dissiper.

Ainsi un rétrécissement de l'urèthre a succédé à des blennorrhagies méthodiquement traitées. Il n'a été ni précédé ni compliqué de blennorrhée, et a disparu en deux semaines, sous l'influence du nitrate d'argent. Je doute que ce moyen eût aussi bien réussi, si, la seconde fois, je l'eusse appliqué avec le porte-caustique ordinaire : j'aurais pu éprouver de la difficulté à engager le stylet dans le rétré-

cissement, déposer une partie du caustique au-devant de lui, et faire une fausse route. Elle était déjà
commencée.

SOIXANTE-DIX-HUITIÈME OBSERVATION.

Quarante-sept ans; quatre blennorrhagies; dysurie; deux
    rétrécissemens; traitement par la cautérisation, inter-
    rompu pendant quelques jours, puis repris et suivi de
    guérison; légers incidens.

Un lieutenant des fusiliers sédentaires à Paris,
ressentait depuis plusieurs années de la difficulté à
uriner. Il était âgé de quarante-sept ans, petit, sanguin, nerveux; il avait eu quatre blennorrhagies, et
en avait arrêté deux par des injections de vin chaud
animé avec du poivre. Les deux dernières s'étaient
prolongées chacune six mois. Atteint, ensuite, de
quelques symptômes de syphilis, d'un bubon entre
autres, il leur avait opposé un traitement mercuriel.
L'uréthrite la plus récente datait d'une quinzaine
d'années. Il n'existait point d'écoulement.

Ce malade vint me voir le 18 mai 1826 : les urines ne formaient plus le jet. Une bougie de cire
très-fine se trouva arrêtée à cinq pouces et un tiers;
une sonde exploratrice y prit l'empreinte 328. Le
lendemain, je voulus agir sur ce rétrécissement avec
le porte-caustique ordinaire; je fis de vains essais : le

stylet ne put y pénétrer. Je pris la sonde à cautériser, et l'opération fut pratiquée sans difficulté.

Le 22, j'obtins une empreinte satisfaisante (*fig.* 5*2*9). Le malade urinait bien; mais il lui était survenu des affaires qui l'obligeaient à beaucoup de courses dans Paris : il désira remettre la cautérisation à un autre jour. Je présentai une bougie au canal ; elle entra dans la vessie. Pendant dix jours, diverses circonstances, toutes étrangères à la maladie, m'empêchèrent de faire autre chose.

Le 1er juin, j'obtins une empreinte pareille à la précédente, et je cautérisai avec la sonde. Cette opération fut un peu laborieuse; j'eus quelque peine à faire avancer l'instrument à la profondeur désirée : il était droit.

Le 4, les urines formaient un jet assez large, et la sonde exploratrice put aller un quart de pouce plus loin. Elle y prit l'empreinte 33o. Cet examen ayant fait couler un peu de sérosité sanguinolente, je différai la cautérisation. Je la pratiquai le lendemain en deux fois, dessus et dessous, avec une sonde à cautériser courbe. Le porte-caustique courbe, auquel, pour simplifier cette application, j'avais d'abord donné la préférence, ne put atteindre le but.

Le 8, le malade était un peu irrité; je me bornai à passer une bougie de cire. J'en fis autant les jours suivans; mais le 15, voyant que la dilatation ne

faisait pas de progrès, que l'irritation persistait, que
le jet de l'urine diminuait, et sachant d'ailleurs le malade en proie à une affection morale vive, je pris le
parti de porter une petite sonde dans la vessie et de
l'y laisser à demeure. Deux jours après, je la remplaçai par une plus forte; et successivement j'arrivai, en
huit jours, à en mettre une de trois lignes de diamètre. Puis, le malade, fatigué par la présence de
cet instrument et ennuyé de l'inaction à laquelle il
était réduit, voulut s'en débarrasser : il le retira.

Il urinait largement; je le laissai reposer quelques
jours. Le jet de l'urine parut s'amincir; je revins à
l'emploi des bougies de cire. Celles de trois lignes,
qui d'abord n'avaient éprouvé aucune modification
dans leur forme, présentèrent ensuite des traces
d'étranglement; je dus explorer de nouveau. J'obtins l'empreinte 331 à six pouces, et j'y portai le
caustique à deux reprises, en présence de M. le docteur Van-Breckem. Cette opération fut la dernière de
ce genre; je n'eus plus qu'à dilater; deux semaines après, cet habile praticien put s'assurer
avec moi que l'urèthre était parfaitement libre : la
sonde exploratrice arriva facilement à la vessie, et
revint avec la forme 332. Les urines formaient un
jet large et fort ; le petit écoulement , déterminé
par le traitement, avait disparu.

Ce malade n'a pas cessé de se bien porter, sous le
rapport des voies urinaires; mais une exostose, dé-

veloppée à la jambe , l'a obligé, l'année dernière, à entrer dans la maison royale de santé. M. le baron Dubois l'y a traité par les mercuriaux , et l'a parfaitement guéri.

Les interruptions, la fatigue, et peut-être aussi les contrariétés morales, ont retardé ici l'effet de la cautérisation. C'est déjà beaucoup qu'il ait été heureux. Je pense que la dilatation continue, prolongée, nous a beaucoup servi.

SOIXANTE-DIX-NEUVIÈME OBSERVATION.

Trente-deux ans; une blennorrhagie; blennorrhée; dysurie; un rétrécissement compliqué de fausse route; deux cautérisations; guérison en un mois.

Un fabricant de lampes avait une légère blennorrhée et quelque difficulté à uriner. La première de ces affections datait de six ans; elle s'était établie à la suite d'une blennorrhagie irrégulièrement traitée. La seconde n'existait que depuis quatre mois ; mais elle venait de se développer tout à coup, et de nécessiter l'introduction répétée d'une sonde d'argent. Il y avait vingt jours de cela, quand le malade vint me trouver. C'était un homme nerveux, et âgé à peine de trente-deux ans.

L'exploration de l'urèthre me fit reconnaître l'existence d'un rétrécissement à trois pouces et un quart. L'empreinte 3a5, obtenue à ce point, annonçait de plus une fausse route. Le reste du canal était libre : un stylet uréthro-cystique, dont la tête avait deux lignes de diamètre, le parcourait avec la plus grande facilité.

Il y eut un léger écoulement de sang ; néanmoins, je cautérisai immédiatement. J'eusse fait mieux en attendant le lendemain.

L'opération eut un faible résultat : trois jours après, le 13 mai, une nouvelle exploration me donna une empreinte (fig. 326) peu différente de la précédente. Cet examen ayant encore fait couler de la sérosité sanguinolente, je craignis un défaut de précision dans la cautérisation ; je ne la pratiquai que le lendemain. Je m'attachai à détruire l'espèce d'éperon saillant à la partie inférieure du canal : je réussis.

Le 17, l'empreinte 327, prise au même point, me montra que la fausse route faisait désormais partie du canal. Je pensai devoir tenter la dilatation avant de faire agir de nouveau le caustique. Des bougies de cire de plus en plus fortes furent introduites tous les jours jusqu'au 26, puis à des intervalles plus grands pendant deux semaines. Elles ne ramenèrent aucun indice d'étreinte. Je bornai là le traitement.

Le 10 juin, le cours des urines se faisait largement, et la blennorrhée avait disparu.

Je pense que la fausse route était un résultat des manœuvres faites avec l'algalie métallique.

J'ai pu reconnaître cette fausse route et la faire

disparaître : la sonde exploratrice et le porte-caustique m'ont donné toute facilité à cet égard. Qu'aurais-je fait sans ces instrumens? n'étais-je pas exposé à agrandir la voie accidentelle , et , dans le cas le plus favorable , pouvais-je espérer la guérison sans assujettir le malade à porter une sonde pendant un ou deux mois ?

QUATRE-VINGTIÈME OBSERVATION.

Soixante-quatorze ans; deux blennorrhagies; une rétention d'urine complète; sonde à demeure; sensation douloureuse au périnée; un rétrécissement à sept pouces et demi.

M. Labaraque m'adressa, le 20 juillet 1826, un habitant de Chelles, âgé de soixante-quatorze ans, et affecté d'une maladie des voies urinaires. Il avait eu deux blennorrhagies; la dernière, à cinquante ans, s'était prolongée beaucoup. Néanmoins, il n'était resté aucun écoulement à sa suite, et ce vieillard jouissait d'une bonne santé, quand, en 1824, il fut pris, sans cause connue, d'une rétention d'urine complète. On fit d'abord de vaines tentatives de cathétérisme, puis un habile chirurgien parvint à la vessie, et donna issue à une grande quantité d'urine. Une sonde de gomme élastique fut laissée en place et conservée pendant quatorze jours. Après ce temps, le malade put uriner sans elle. Deux vésicatoires volans avaient été appliqués aux aînes.

Depuis cette époque, le malade éprouvait habituellement une sensation douloureuse au périnée, et chaque excrétion d'urine était accompagnée et suivie d'un sentiment de cuisson qu'il rapportait au col de la vessie. Divers moyens avaient été mis en usage dans le but de remédier à cette affection, entre autres des injections d'eau de plantain : elles avaient produit un bon effet.

Une bougie emplastique n° 5 se trouva arrêtée à sept pouces et demi. Une sonde exploratrice ordinaire arriva à ce point, ne put le franchir, et revint avec l'empreinte 339. L'introduction de cet instrument avait fait couler quelques gouttes de sang; je ne poussai pas plus loin mes recherches. Elles suffisaient pour faire reconnaître l'existence d'une coarctation dans la portion prostatique de l'urèthre. Cette coarctation rendait compte des symptômes observés et des difficultés éprouvées dans le cathétérisme.

Que fallait-il faire ? Je conseillai de temporiser, et me bornai à recommander des bains, des lavemens et un régime adoucissant. L'âge du malade, le siége du rétrécissement, et le peu de gravité des accidens présens servirent de base à ma prescription.

Je n'ai pas revu ce malade. Je n'en parle ici que pour présenter un nouvel exemple de rétrécissement profondément placé : j'ai observé peu de rétrécissemens semblables. Il est probable que la prostate était engorgée ; je regrette de ne m'en être pas assuré.

QUATRE-VINGT-UNIÈME OBSERVATION.

Soixante-deux ans ; trois blennorrhagies ; paralysie de vessie ; commencement de catarrhe vésical ; nulle coarctation.

Le 6 juillet 1826, M. le docteur Beaufils me fit consulter par un malade qui habite le faubourg Saint-Denis. C'était un menuisier, âgé de soixante-deux ans et affecté d'une paralysie de vessie depuis six années. Il portait la sonde habituellement ; il avait été traité déjà par deux chirurgiens de grand mérite, et leurs soins avaient été infructueux : je ne pouvais fonder quelque espoir de succès que sur l'existence inaperçue d'un ou de plusieurs rétrécissemens.

La première condition de leur formation ne manquait pas : le malade avait eu trois blennorrhagies. Mais deux sondes exploratrices parcoururent l'urèthre librement. L'une, moyenne, entra dans la vessie; l'autre, un peu forte et droite, se trouva arrêtée au col de ce viscère. Celle-ci revint avec une empreinte remarquable (*fig.* 540), mais facilement explicable sans coarctation. Une sonde de gomme élastique n° 12 fut introduite ensuite sans peine. Je vidai la vessie ; et, voyant que les urines étaient glaireuses, je la lavai à grande eau ; puis, je la remplis, je retirai l'instrument , et j'engageai le malade à la faire contracter. Il fit de vains essais.

Je le jugeai atteint d'une maladie incurable. Je me bornai à lui conseiller de faire usage d'une sonde naturellement courbe, et de ne l'introduire que momentanément, pour chaque excrétion. J'avais pour but en ceci, d'un côté de faciliter le cathétérisme, et de l'autre d'éviter le développement du catarrhe qui commençait à s'établir.

Je cite ce fait pour faire voir la différence des résultats de l'exploration de l'urèthre, selon l'état d'obstruction ou de liberté de ce canal, et pour présenter une empreinte prise sur le col même de la vessie.

QUATRE-VINGT-DEUXIÈME OBSERVATION.

Trente-huit ans; deux blennorrhagies; blennorrhée; dysurie habituelle; strangurie; un rétrécissement; deux cautérisations; prompt rétablissement du cours de l'urine; disparition lente, puis reproduction de la blennorrhée; guérison.

Ce malade est encore un de ceux qui m'ont été confiés par M. Beaufils.

Un marchand de vin, âgé de trente-huit ans, petit, sanguin et fort, avait eu deux blennorrhagies, et conservé un écoulement à la suite de la dernière. Il éprouvait, dans le cours des urines, une gêne qui datait de plusieurs années; mais, depuis dix-huit mois, cette affection avait beaucoup augmenté, et dans le moment où je fus consulté, le 9 juin 1826, elle était portée au degré de strangurie. Une bougie de cire, une de gomme élastique et une sonde exploratrice se trouvèrent arrêtées à cinq pouces. Celle-ci ramena l'empreinte 342.

Il fut décidé que ce rétrécissement serait attaqué; mais le malade ne revint me voir que vingt jours après, le 1ᵉʳ juillet. Il me dit avoir eu *les fièvres* : elles consistaient en des accès irréguliers, et se renouvelaient trois ou quatre fois par semaine. Je repris une empreinte; elle se trouva semblable à la précédente. Puis, je présentai une bougie au rétrécissement; il me fut impossible de la faire passer, même avec le secours d'un conducteur. Je prescrivis le repos, la diète, une application de sangsues et des bains de siége.

Le 3, je parvins à introduire une bougie très-fine de gomme élastique. L'étroitesse du passage me détermina à la laisser en place. Les urines coulèrent autour d'elle. Je la retirai le lendemain; le porte-caustique lui succéda immédiatement, et opéra sans faire souffrir.

Le 7, une bougie de cire arriva facilement à la vessie. Il y avait peu d'irritation dans l'urèthre; je ne fis pas autre chose.

Le 8, j'explorai de nouveau, et, d'après l'empreinte

343, obtenue au même point, j'appliquai le caustique pour la seconde fois.

Le 11, le malade m'annonça qu'il urinait bien mieux ; et, pendant que je lui introduisais une bougie de cire, il m'exprima ainsi sa satisfaction : « Je » suis bien heureux de vous connaître ; vous ne me » faites pas souffrir. Croirez-vous qu'on voulait me » faire traiter par un chirurgien qui brûle le canal ?» Il ne se doutait pas que je l'avais cautérisé : M. Beaufils et moi, nous avions jugé prudent de le traiter sans entrer dans des explications sur les moyens à employer. Une sonde exploratrice pénétra jusqu'à la vessie (*fig.* 344). Je ne fis plus que dilater.

Le 22, le canal avait son calibre naturel; mais la blennorrhée était dans toute sa force. Dix jours plus tard, elle avait beaucoup diminué ; toutefois, elle ne cessa tout-à-fait que vers le milieu du mois d'août.

Cette blennorrhée s'est reproduite de nouveau l'année dernière, sous l'influence d'une grande fatigue physique et d'une vive affection morale. Il était survenu aussi quelque difficulté pour uriner ; mais l'un et l'autre symptômes tenaient à une inflammation de l'urèthre. Il a suffi de l'emploi des moyens antiphlogistiques, et de l'introduction momentanée de quelques bougies de cire, pour amener le canal à l'état où nous l'avions laissé.

Cette observation prouve bien que la cautérisation des rétrécissemens de l'urèthre est une opération peu douloureuse.

QUATRE-VINGT-TROISIÈME OBSERVATION.

Trente ans; une dixaine de blennorrhagies; blennorrhée; dysurie; deux rétrécissemens; deux cautérisations; guérison.

Un membre de l'Académie royale de Médecine, M. le docteur Oudet, m'adressa, le 8 juillet 1826, un malade auquel il portait le plus vif intérêt. C'était un lieutenant de vaisseau, bilieux, nerveux, âgé de trente ans. Il avait eu une dixaine de blennorrhagies, était affecté d'une blennorrhée opiniâtre, et commençait à éprouver de la difficulté pour uriner.

Une bougie de cire n° 5 et une très-petite sonde exploratrice arrivèrent à la vessie, après avoir été arrêtées un peu à deux pouces et demi, et à trois pouces trois quarts. Une sonde exploratrice moyenne, portée sur le premier obstacle, y prit l'empreinte 345. Le canal était irrité, le passage des instrumens excitait de la douleur : je terminai là mon examen, et je prescrivis un régime antiphlogistique.

Le 10, j'appliquai le caustique sans causer de souffrance. Il n'y eut aucun incident à la suite.

Le 13, la sonde exploratrice avança jusqu'à trois

pouces et un quart, et y reçut l'empreinte 346; je cautérisai immédiatement.

Le 16 et les quatre jours suivans, je me bornai à passer des bougies de cire.

Le 22, une bougie n° 12 éprouva quelque résistance dans sa marche. Je lui fis succéder une sonde exploratrice. Celle-ci (fig. 347.) pénétra dans la vessie, et je continuai la dilatation; mais il fallut la pratiquer avec modération : le malade était très-irritable. Cependant des bains, une boisson délayante et du repos triomphèrent de cette disposition fâcheuse. Le 1ᵉʳ août, l'urèthre se trouvait avec ses dimensions naturelles. L'écoulement diminua ensuite graduellement, et finit par disparaître vers le milieu du mois.

J'ai employé des préparations balsamiques, dans le dernier temps : ont-elles favorisé la guérison ? je le pense. C'est un moyen auquel on peut recourir dans cette période de la maladie. Mais on ne saurait trop le répéter, il faut, pour qu'il réussisse, que les obstacles aient disparu.

QUATRE-VINGT-QUATRIÈME OBSERVATION.

Soixante-six ans; deux blennorrhagies; dysurie, et par fois ischurie; un rétrécissement; deux cautérisations; dix-sept jours de traitement; guérison.

Une personne attachée à l'administration des

domaines de S. A. R. monseigneur le duc d'Orléans, me fut recommandée, le 13 juin 1826, par M. Fourcadelle. Elle avait habituellement de la difficulté à uriner, et avait été affectée plusieurs fois de rétention d'urine complète. Ce malade venait de la province; en route, il était resté une demi-journée sans pouvoir rendre une goutte d'urine. Il y avait cinq jours de cela. Dans ce moment, il urinait par un jet filiforme et souvent interrompu. Il avait soixante-six ans, un tempérament sanguin et beaucoup d'embonpoint. Il n'était sujet à aucun écoulement; mais il avait eu une blennorrhagie dans sa jeunesse, et une autre à cinquante-huit ans.

J'explorai l'urèthre : je constatai l'existence d'un fort rétrécissement à cinq pouces et demi du méat. Une petite bougie de cire et une sonde exploratrice moyenne s'y trouvèrent arrêtées. Celle-ci ramena l'empreinte 348, et causa l'écoulement d'un peu de sérosité sanguinolente. Le canal était irrité : je prescrivis des bains, du repos, et, pour boisson, de l'eau de chiendent édulcorée avec du sirop d'orgeat.

Le 16, je pris une nouvelle empreinte; elle était semblable à la précédente, mais un peu plus prononcée : il y avait moins d'irritation. A l'aide d'un conducteur, je présentai une bougie au rétrécissement; elle le franchit. Je la laissai séjourner dix minutes, et lui en substituai une n° 2 avec assez de facilité. Celle-ci resta en place un quart d'heure. Le lendemain, une bougie n° 2 put entrer de prime abord. J'en mis ensuite une n° 3; elle ne fit point souffrir. Le malade me parut en état de supporter la cautérisation; je la pratiquai. Il n'y eut aucun incident à la suite.

Le 20, une bougie de cire n° 4 pénétra facilement jusqu'à la vessie; je la laissai en place pendant quelques minutes, et ne fis pas autre chose. Le canal était légèrement douloureux.

Le 21, après l'introduction de la même bougie, la sonde exploratrice fut portée sur l'obstacle, et y prit l'empreinte 349. Le malade avait quelque répugnance pour la cautérisation; ce résultat et la facilité avec laquelle il commençait à uriner l'encouragèrent : il m'engagea à le *brûler* encore. C'est ce que je fis; mais ce fut pour la dernière fois. Il m'a suffi ensuite de faire usage des bougies de cire pour amener le canal à sa largeur naturelle.

Le 1ᵉʳ juillet, nous étions arrivés à ce point; la sonde exploratrice (fig. 350) entrait librement dans la vessie; il n'y avait pas d'écoulement. Le malade partit quelques jours après. Sa santé était parfaite; elle ne s'est pas dérangée depuis.

Ce traitement paraîtra aussi heureux que court, surtout si l'on fait attention à l'âge du malade et au degré de la maladie.

QUATRE-VINGT-CINQUIÈME OBSERVATION.

Trente-cinq ans; trois blennorrhagies; nulle injection; dysurie; traitemens par les bougies et les sondes; essais infructueux et douloureux de dilatation; un rétrécissement; trois cautérisations; guérison.

Voici une observation qui peut servir à faire le parallèle des deux méthodes employées contre les rétrécissemens de l'urèthre. Le sujet est un médecin distingué. Je vais le laisser parler; le lecteur appréciera les motifs des suppressions que j'ai faites dans sa relation.

» Je suis âgé de trente-six ans, docteur en médecine, établi à.... en Belgique. Je contractai une première uréthrite à l'âge de dix-huit ans (décembre 1808). Elle fut assez violente; néanmoins elle céda aux remèdes émolliens, en sept semaines. Ayant fait ensuite un voyage de six lieues à pied, je vis l'écoulement reparaître. Il était épais, jaunâtre, presque sans douleur. Je n'employai aucun moyen pour l'arrêter. Quinze jours après, il me vint un engorgement imflammatoire au testicule droit.

» A l'âge de vingt ans (mars 1810), je fus atteint d'une seconde uréthrite; elle était légère, et disparut en six semaines. Je n'éprouvai aucune gêne dans le cours des urines; mais il y avait un peu de sensibilité vers la fosse naviculaire, surtout quand mes urines étaient âcres et concentrées.

» A vingt deux ans (avril 1812), je contractai une troisième et dernière uréthrite ; c'était la première année que je suivais les cours de médecine à Paris. Cette affection contrariait singulièrement mes projets ; je résolus de la guérir le plus tôt possible ; et, à cet effet, j'observai un régime adoucissant sévère. Après vingt-huit jours, je n'avais plus qu'un écoulement de flocons épais ; il laissait sur le linge des taches jaunâtres, entourées d'une aréole brune. Cet écoulement, combattu par le régime seul, continua sur le même pied pendant plus de deux mois. A cette époque, je fis un excès dans le vin ; il fut immédiatement suivi d'une rétention d'urine presque complète. Mais cet accident céda bientôt à quelques verres d'eau sucrée, et ne m'empêcha pas de partir le lendemain pour mon pays. Là , je repris mon train de vie ordinaire , et je fus, contre mon attente, débarrassé , en moins de quinze jours , de mon écoulement et de la difficulté d'uriner.

» Depuis lors jusqu'à 1816, je séjournai à Paris, à différentes reprises, pour le complément de mes études. Pendant ce temps, je m'aperçus bien d'une gêne légère dans le cours des urines ; mais cela était si peu de chose, que je n'en conçus aucune crainte pour l'avenir. Cette gêne était toujours plus prononcée quand j'habitais Paris que lorsque j'étais chez moi : j'espérais qu'une fois établi dans mon pays, je la verrais disparaître d'elle même.

» Il en fut autrement; au bout de quatre années, le jet de l'urine avait tellement diminué, qu'il était gros au plus comme une tête d'épingle. L'émission de ce liquide était fréquente et douloureuse, surtout à la fin ; je sentais parfois des démangeaisons au gland, ce qui me fit craindre l'existence d'un calcul. Je me rendis à Paris (avril 1820); je consultai le professeur ***.......

» Il me plaça, pendant sept à huit jours, des bougies de cire du plus petit calibre, et les renouvela chaque matin. Mais, une irritation s'étant manifestée, il suspendit leur emploi durant quatre ou cinq jours, et les remplaça ensuite par une sonde n° 4 ou 5. Je retirai la sonde au bout de trente-six heures. Elle était déjà incrustée dans l'étendue d'un demi-pouce.

» M. *** voulut alors introduire une sonde d'argent; mais ce ne fut qu'après des tentatives répétées et douloureuses qu'il réussit à franchir l'obstacle; et probablement il le força, car je perdis quelques gouttes de sang. Il ne trouva pas de calcul, et me passa une sonde de gomme élastique n° 10. Je fus obligé de la retirer trente-six heures après; elle m'avait donné la fièvre. Néanmoins l'irritation se calma, et les urines coulèrent librement.

» Je fus pendant un mois sans rien faire. Après ce temps, M.*** me mit des bougies n° 10 ou 11, et m'engagea à m'en aller. Je partis quelques semaines après.

» J'urinais par un jet très-gros; mais, au bout de six mois, ce jet avait déjà diminué un peu; puis il faiblit insensiblement: de sorte qu'après six années (mai 1826), il était réduit au tiers et peut-être au quart de son volume naturel. Cet état me tourmentait vivement quant au présent, et me faisait voir l'avenir sous les couleurs les plus sombres; je résolus de revenir à Paris implorer une seconde fois le secours de notre illustre professeur. Mais les circonstances n'étaient plus les mêmes.......

» On me plaça d'abord une bougie, qui, en six heures, détermina un violent accès de fièvre. Le traitement fut interrompu pendant cinq jours. On remit ensuite, durant neuf à dix jours, des bougies que je gardais huit à quinze heures chacune. Je fus pris d'un nouvel accès de fièvre, avec douleur, tension au périnée et le long de l'urèthre, difficulté extrême d'uriner. Les bains, les sangsues, le repos, calmèrent l'irritation...... Je quittai.......

» Un ami et collègue me parla de la nouvelle méthode par cautérisation, et me conduisit au cours public que vous faisiez....... Je n'eus pas de peine à saisir tous les avantages de cette méthode....... Les explications que vous me donnâtes relevèrent mon courage abattu, et me firent entrevoir une guérison sûre, prompte et durable. Un succès plein et entier a confirmé mes espérances.

» Je fus cautérisé, pour la première fois, le 6 juillet.

L'opération ne causa aucune douleur autre que la sensation d'un corps étranger, produite, sans doute, par le contact de la cuillère avec les parois du rétrécissement. Un écoulement puriforme suivit de près, et persista pendant quatre à cinq jours; l'escarre tomba le troisième au matin. Aucun incident ne survint; mais des circonstances particulières me firent remettre la seconde application jusqu'au 12. Elle eut lieu, comme la précédente, sans douleur, et fut suivie aussi d'un écoulement assez abondant.

» Le 15, le jet des urines avait considérablement grossi. Nous essayâmes alors de dilater le canal par des bougies; mais je supportai mal ce moyen; l'urèthre s'irrita. Le 20, il y eut une troisième et dernière cautérisation.

» Nous avons achevé la dilatation par des bougies, dont la grosseur a été portée graduellement jusqu'à trois lignes et demie. Pendant tout le temps de leur emploi, il a existé un peu d'irritation dans le canal, et le jet de l'urine a été moindre qu'après la dernière cautérisation. Mais cet incident a disparu insensiblement, lorsque les bougies ont été introduites moins souvent : de manière que, depuis trois semaines (30 août 1826), j'urine gros comme le petit doigt, et que je me mets moi-même, avec la plus grande facilité et sans aucune douleur, une bougie de trois lignes de diamètre........ »

Je ne ferai aucune réflexion sur cette observation;

mais je dois, pour la mettre en harmonie avec celles qui précèdent, ajouter quelques mots. J'ai appliqué le nitrate d'argent à cinq pouces, d'après les empreintes 351, 353 et 354. L'empreinte 352 a été obtenue au même point, le 10 juillet, trois jours après la première cautérisation. En la comparant avec l'empreinte 353, ramenée le 12, on peut apprécier la différence légère qu'un repos de deux jours a déterminée dans la disposition physique de l'urèthre. La figure 355 représente une sonde exploratrice qui a pénétré dans la vessie, trois jours après la dernière cautérisation.

QUATRE-VINGT-SIXIÈME OBSERVATION.

Trente-deux ans ; cinq blennorrhagies ; blennorrhée opiniâtre ; dysurie habituelle ; plusieurs rétentions d'urine ; quatre rétrécissemens ; quatre cautérisations ; rétablissement du cours naturel de l'urine ; résistance de la blennorrhée ; vain emploi de moyens pharmaceutiques ; séjour d'une sonde pendant huit jours ; disparition, puis reproduction de l'écoulement ; nouveau séjour d'une sonde durant quinze jours ; guérison.

M. le docteur Van-Breckem me présenta, le 17 juillet 1826, un malade affecté d'un écoulement opiniâtre, et d'une extrême difficulté d'uriner. C'était un courrier du cabinet d'Angleterre, âgé de trente-deux ans, sanguin, nerveux et fort. Il avait été atteint plusieurs fois de rétention d'urine complète. Il avait eu cinq blennorrhagies; la dernière s'était prolongée et transformée en une blennorrhée. Cette affection avait été combattue par trois chirurgiens justement célèbres, MM. A. Cooper en Angleterre, Scarpa en Italie, et Dubois en France. N'est-ce pas dire que tout ce que l'art possède de mieux dans les moyens ordinaires avait été mis en usage ? Le traitement subi en dernier lieu avait consisté spécialement dans l'emploi des bougies; mais, pendant cinq semaines qu'il avait duré, à peine les bougies avaient-elles servi dix jours : leur séjour dans l'urèthre provoquait des accès de fièvre et des symptômes inflammatoires.

Je reconnus l'existence de plusieurs rétrécissemens. Un premier, de trois lignes d'étendue, siégeait à trois pouces trois quarts. Il me donna l'empreinte 356, et fut cautérisé, le 20, sans douleur.

Le 21, il y eut un surcroît de difficulté dans le cours des urines; mais le malade y remédia promptement, en portant une bougie dans l'urèthre.

Le 23, la sonde exploratrice pénétra jusqu'à quatre pouces et demi, et revint avec l'empreinte 357; je cautérisai sur ce point. L'opération fut suivie d'un peu d'irritation dans le canal

Le 26 et les deux jours suivans, je me bornai à passer une bougie de cire.

Le 29, j'obtins l'empreinte 358 à cinq pouces, et

j'appliquai le caustique sur ce troisième rétrécissement, qui pouvait être considéré comme une suite
du second. Trois jours après, je commençai la dilata-
tation. Elle marcha bien; cependant, du 5 août au
9, le malade eut deux accès de fièvre. Il les attribua
à un écart de régime.

Le 10, je voulus m'assurer de l'état de l'urèthre;
j'y portai une sonde exploratrice (fig. 359): elle
pénétra dans la vessie. Je continuai à faire usage
des bougies de cire, d'abord, tous les jours, puis à
des intervalles plus grands. Les urines coulaient
très-largement; mais le malade pensait que le canal n'était pas entièrement libre, et la blennorrhée persistait.

Enfin, le 29, voyant qu'elle ne cédait pas, je portai une forte sonde exploratrice dans l'urèthre.
Cet instrument marcha facilement jusqu'à six pouces; là, il rencontra une légère résistance, et produisit une sensation douloureuse. Je l'y laissai quelques minutes, et le ramenai avec la forme 360. Le
rétrécissement que cette empreinte indiquait était
extrêmement faible. Toutefois, je me déterminai à
promener légèrement le caustique sur lui. Cette
opération ne donna lieu à aucun incident, et rendit
le canal plus large. Une sonde exploratrice très-forte
(fig. 361) put y passer librement; mais l'écoulement restait à peu près le même.

Dans cet état de choses, j'essayai diverses préparations pharmaceutiques : elles n'eurent aucun effet avantageux. Puis, je pris le parti de placer une sonde à demeure. Cet instrument fut porté huit jours ; après ce temps, le malade, fatigué par des érections continuelles, me supplia de le retirer.

L'écoulement avait disparu ; il ne tarda pas à reparaître, et, six jours plus tard, nous nous trouvions au même point qu'avant l'introduction de la sonde. Je la plaçai de nouveau. Cette fois, le malade put la garder quinze jours, grâce à la diète, au repos absolu, à des bains, et à une boisson mucilagineuse abondante. Il eut à se féliciter de cette persévérance : il fut débarrassé de sa maladie.

Quatre rétrécissemens ont été détruits avec facilité ; la blennorrhée leur a survécu. Je pense que cette affection tenait à la dilatation, avec ou sans ulcération, de la partie de l'urèthre placée entre la vessie et les rétrécissemens. Mon opinion est basée sur le résultat heureux du traitement par la sonde.

QUATRE-VINGT-SEPTIÈME OBSERVATION.

Quarante-cinq ans ; quatre blennorrhagies ; blennorrhée ; dysurie habituelle ; rétention d'urine complète ; un rétrécissement ; introduction d'une bougie à l'aide d'un conducteur ; retour à l'état habituel de santé.

Le 17 mai 1826, je fus appelé à l'hôtel du Platd'Étain, dans la rue Saint-Martin, près d'un voyageur atteint d'une rétention d'urine complète, depuis quinze heures. Il était âgé de quarante-cinq ans, sanguin et fort; il avait eu quatre blennorrhagies, était sujet à une blennorrhée habituelle, et éprouvait de la difficulté à uriner depuis plusieurs années. Il avait même été obligé de se faire sonder une fois, en province. Tout annonçait un rétrécissement de l'urèthre. Je parvins, non sans peine, à persuader au malade qu'il était urgent de porter des instrumens dans ce canal. La douleur et la perte de sang qu'il avait éprouvées dans le premier cathétérisme, lui inspiraient une grande répugnance pour toute opération. C'est même ce qui l'avait empêché de demander plus tôt du secours.

Une bougie de cire du plus petit calibre se trouva arrêtée à quatre pouces et demi; une sonde exploratrice y prit l'empreinte 341. Eclairé par cet examen sur le siége et la forme du rétrécissement, je m'aidai d'un conducteur, et présentai au passage une bougie de gomme élastique n° 1. Elle franchit l'obstacle et pénétra facilement jusqu'à la vessie. Je l'y laissai deux minutes. Après ce temps, le malade ayant été pris d'un besoin extrême d'uriner, je la retirai : l'urine la suivit; l'excrétion se fit par un jet filiforme, et donna à peu près un verre de liquide. La bougie fut remise en place ; elle y resta dix minutes ; puis, le malade rendit une quantité d'urine double de la précédente, et se sentit soulagé. J'introduisis de nouveau la bougie ; je la fixai, et engageai le malade à essayer d'uriner sans l'extraire. Il réussit dans ses tentatives, garda la bougie jusqu'au lendemain, vit ensuite qu'il pouvait s'en passer, et partit. Il se proposait de revenir pour combattre son rétrécissement ; je ne l'ai pas revu.

Quelle différence entre un cathétérisme exécuté avec la sonde d'argent, à tâtons, et, pour ainsi dire, en aveugle, et l'introduction d'une bougie portée par un conducteur, guidée par une empreinte !

QUATRE-VINGT-HUITIÈME OBSERVATION.

Vingt-neuf ans ; une blennorrhagie ; douleurs au gland et aux lombes ; urèthre libre ; emploi de moyens pharmaceutiques ; disparition de la douleur lombaire sous l'influence de pilules balsamiques ; application légère du nitrate d'argent sur la fosse naviculaire ; affaiblissement momentané de la douleur du gland.

Un homme, attaché à l'un de nos plus beaux établissemens de bains, avait eu une blennorrhagie et un bubon, à deux années d'intervalle. La première de ces affections datait de six années, et avait été suivie du développement d'une douleur au gland. Cette douleur n'avait pas cessé depuis ; le malade la ressentait vivement. Il n'était sujet à aucun écoulement, à aucun embarras dans le cours de l'urine ; il n'avait jamais observé de dépôt extraordinaire dans ce fluide, jamais rendu de gravier ; mais il éprouvait un sentiment d'engourdissement dans les lombes. Il était sanguin et âgé de vingt-neuf ans.

Ce malade me fut adressé par M. Beaufils, le 18 août 1826. Je portai une sonde exploratrice dans l'urèthre ; elle le parcourut sans augmenter la douleur, entra dans la vessie, et sortit avec la forme 366. Il n'existait pas de rétrécissement. Un stylet uréthro-cystique et une sonde d'argent marchèrent de même, et ne rencontrèrent aucun corps étranger. La pression dans la région des reins était indolente.

On avait fait usage déjà de beaucoup de médicamens ; il n'y avait guère que les préparations balsamiques auxquelles on n'avait pas eu recours. Je prescrivis le baume de Copahu en pilules. Les douleurs lombaires se dissipèrent ; mais celle du gland resta la même. Le malade était persuadé que le nitrate d'argent pourrait le guérir. Je cédai à ses sollicitations : j'appliquai ce sel sur la fosse naviculaire, dans le but de modifier la vitalité de cette partie. L'opération ne fut suivie d'aucun accident, et la douleur s'assoupit un peu ; mais elle ne tarda pas à se réveiller et à reprendre son caractère aigu. Je la considérai alors comme sympathique, et je dirigeai le traitement d'après cette idée , sans obtenir un résultat plus satisfaisant.

C'est la seconde observation de ce genre que je rapporte. Dans les deux cas, le nitrate d'argent a amené un calme momentané. Cet effet est tout aussi inexplicable que la manière dont la douleur était produite ; mais il suffit pour justifier les faibles espérances que j'avais conçues.

QUATRE-VINGT-NEUVIÈME OBSERVATION.

Quarante ans ; une douzaine de blennorrhagies ; blennorrhée ; difficulté d'uriner ; catarrhe de vessie ; six cautérisations ; guérison.

Un capitaine d'un régiment d'infanterie, en garnison à Cadix, était affecté d'un écoulement habituel et d'une difficulté pour uriner, qui datait de six années. Il avait eu une douzaine de blennorhagies et les avait traitées très-diversement. Il était d'une taille élevée, nerveux, bilieux, âgé de quarante ans. Ses urines étaient glaireuses, et exhalaient souvent une odeur fétide.

Il vint me trouver, le 9 septembre 1826; je l'examinai immédiatement, et reconnus l'existence de plusieurs rétrécissemens. Un premier, situé à trois pouces et un quart, me donna l'empreinte 367 ; j'y portai le caustique cinq jours après, le 14.

Le 17, j'eus l'empreinte 368, à quatre pouces et demi. L'exploration avait donné lieu à l'écoulement d'un peu de sérosité sanguinolente; j'attendis une demi-heure pour cautériser.

Le 20, une petite bougie de cire entra dans la vessie ; c'était la première fois qu'on arrivait à cet organe. J'obtins ensuite l'empreinte 369, à quatre pouces et demi. Il s'écoula un peu de sang; je remis la cautérisation au lendemain. Cette opération fut faite avec le porte-caustique.

Le 24, la sonde exploratrice avança jusqu'à cinq pouces, et y prit l'empreinte 370. Ce troisième rétrécissement n'avait que deux lignes de longueur. Je le cautérisai immédiatement; il survint un peu d'irritation à l'urèthre. Le 27, le 28 et le 29, je me bornai à passer des bougies de cire.

Le 30, l'empreinte 371, rapportée de cinq pouces, me fit appliquer de nouveau le caustique sur ce point. Je revins ensuite à l'emploi des bougies de cire.

Le 10 octobre, une sonde exploratrice (fig. 372) et une bougie de cire de trois lignes de diamètre arrivèrent facilement au but. MM. les docteurs Chevillotte et Julien constatèrent avec moi que celle-ci n'offrait aucun indice de constriction. Cependant, quatre jours après, une bougie n° 15 se trouva légèrement étranglée à six pouces; j'y portai une forte sonde exploratrice. Elle me donna l'empreinte 373;

je cautérisai. Ce fut pour la dernière fois ; les bougies les plus fortes et la sonde exploratrice (fig. 374) ne trouvèrent plus d'obstacle.

Les urines sortirent librement ; elles cessèrent de charrier des glaires, d'être fétides ; l'écoulement disparut, et le malade alla rejoindre son corps.

Il m'a écrit le mois dernier (avril 1828), pour m'annoncer qu'il continue à être content de sa santé, et pour me recommander un de ses chefs , qu'il supposait avec raison être attaqué d'une maladie semblable à la sienne et curable comme elle.

Ainsi le caustique a détruit quatre rétrécissemens, rétabli le cours des urines, arrêté un écoulement opiniâtre et dissipé un catarrhe de vessie. Je dois ajouter que, d'après la relation de l'officier qui m'a porté la lettre de ce capitaine, son caractère, devenu un peu sombre pendant la maladie, a repris sa gaîté naturelle.

QUATRE-VINGT-DIXIÈME OBSERVATION.

Trente ans ; une blennorrhagie ; dysurie légère ; douleur périnéale ; deux rétrécissemens ; deux cautérisations ; rétablissement du cours de l'urine ; persistance de la douleur.

Un médecin , établi dans le département de l'Eure, vint me demander des soins, le 13 septembre 1826.

Il éprouvait une sensation douloureuse au périnée et quelque gêne dans le cours des urines. Il était sanguin et âgé de trente ans ; il avait eu une blennorrhagie.

Je reconnus l'existence d'un faible rétrécissement à l'entrée, et d'un autre plus fort à cinq pouces et demi. Je pris sur celui-ci l'empreinte 375, et j'y portai le nitrate d'argent deux jours après, le 15. Je -fis ensuite usage de bougies de cire ; le méat urinaire ne put recevoir que celles d'un médiocre diamètre. Le malade voulut que je fisse agir le caustique sur ce point : j'y obtins l'empreinte 376, et je cautérisai le 23.

Nous nous bornâmes ensuite à la dilatation ; elle marcha rapidement à cinq pouces et demi, plus lentement à l'entrée. Nous réussîmes à donner au canal sa largeur naturelle, et à rendre le cours de l'urine parfaitement libre; mais la douleur périnéale resta la même.

Cette douleur était-elle sympathique, ou bien tenait-elle à une irritation locale? Le malade penchait pour cette dernière hypothèse, et attendait beaucoup du temps et du régime.

QUATRE-VINGT-ONZIÈME OBSERVATION.

Trente-huit ans ; sept à huit blennorrhagies ; blennor-

rhée; dysurie habituelle; rétention d'urine complète ;
trois rétrécissemens; trois cautérisations; guérison.

Le 28 septembre 1826, je fus appelé par M. le
docteur Brugière près d'un de nos peintres d'histoire. Il venait d'éprouver une rétention d'urine
complète, et urinait encore avec la plus grande difficulté. Il était âgé de trente-huit ans. Il avait eu
sept à huit blennorrhagies, était sujet à une blennorrhée continue, et éprouvait de la gêne dans le
cours des urines depuis près de deux années.

Je portai une petite bougie dans l'urèthre; elle se
trouva arrêtée à quatre pouces et un quart. Je voulus
prendre une empreinte : une sonde exploratrice
moyenne ne put point passer au méat; il fallut en
prendre une très-petite. Celle-ci m'annonça un fort
rétrécissement. Je m'aidai d'un conducteur, et parvins à faire pénétrer une bougie de gomme élastique
n° 1 jusqu'à la vessie. Je la retirai quelques instans
après, pendant des efforts d'excrétion ; le malade
urina assez bien; puis, je remis l'instrument, et le
laissai en place.

Les urines passèrent bientôt autour de lui; et, en
peu de jours, le malade recouvra, sous l'influence
d'un traitement antiphlogistique, son état de santé
habituelle.

Mais ce ne fut pas pour long-temps; un mois
après, le 27 octobre, il vint me trouver. Il urinait

encore avec beaucoup de peine, et désirait subir un traitement curatif. Je pris l'empreinte 378 à quatre pouces et un quart; elle ressemblait à la première, mais elle était plus forte. Je cautérisai le lendemain.

Le 31, la sonde exploratrice avança trois quarts de pouce plus loin, et me donna l'empreinte 379, qui expliquait mieux que la précédente l'embarras extrême du cours de l'urine. Je cautérisai.

Le 3 novembre, la sonde exploratrice pénétra jusqu'à cinq pouces trois quarts, et me donna l'empreinte 380. Il s'écoula un peu de sang; je ne cautérisai que lendemain.

Le 7, la sonde exploratrice (fig. 381) entra dans la vessie; je commençai la dilatation. Elle marcha bien dans les parties cautérisées; mais l'étroitesse du méat urinaire ne permit de la porter qu'à deux lignes trois quarts. Cependant le cours des urines se rétablit, l'écoulement disparut, et le malade put reprendre ses travaux.

Ce traitement a eu un autre effet, que j'ai observé assez souvent, et que j'ai déjà fait remarquer. Il a changé la nature des idées habituelles du malade : elles étaient tristes, elles ont cessé de l'être.

QUATRE-VINGT-DOUZIÈME OBSERVATION.

Trente-huit ans; trois blennorrhagies; dysurie habituelle; rétention d'urine complète; dyspermasie; deux rétrécissemens; quatre cautérisations; guérison en un mois.

Un employé aux droits réunis, dans le département de Seine-et-Marne, vint, le 31 juillet 1826, me prier de le traiter. Il urinait habituellement avec une extrême difficulté, et avait eu déja plusieurs rétentions d'urine complètes. Il avait, en outre, une dyspermasie très-marquée : l'éjaculation se faisait après que l'érection avait cessé, et encore alors le sperme ne sortait qu'en partie. Il avait eu trois blennorrhagies. Il était petit, sanguin, fort, et âgé de trente-huit ans.

J'examinai l'urèthre, et reconnus l'existence de deux rétrécissemens. L'un, à deux pouces, me donna l'empreinte 382, et l'autre, à quatre pouces et demi, l'empreinte 384. Il fut décidé que nous procéderions à la cautérisation.

Le malade obtint un congé, et revint me trouver le 13 du mois suivant. Je repris une empreinte à deux pouces; elle fut semblable à la première. J'opérai avec le porte-caustique.

Le 16, la sonde exploratrice pénétra un demi-pouce plus loin, et me donna l'empreinte 383. Cette exploration avait été un peu douloureuse; je remis la cautérisation au lendemain. Elle ne fit pas souffrir.

Le 20, la sonde exploratrice franchit le premier rétrécissement avec facilité, et prit au second l'empreinte 384, semblable à celle obtenue déjà sur ce point, mais un peu plus petite. Je cautérisai.*

Dans la nuit du 21 au 22, une évacuation spontanée de sperme provoqua une vive irritation.

Le 23, les urines sortaient déjà beaucoup mieux. Une petite bougie de cire fut portée dans l'urèthre, et conduite dans la vessie ; jusque là, elle s'était toujours arrêtée à quatre pouces et demi. Je ne fis pas autre chose.

Le 24, j'obtins sur ce point l'empreinte 385, et je cautérisai.

Le 27, la sonde exploratrice (*fig.* 386) pénétra jusqu'à la vessie. Je commençai à faire usage de bougies emplastiques.

La dilatation marcha bien ; le 5 septembre, elle était arrivée à son terme. L'excrétion des urines se faisait par un jet large et fort. Il y avait un léger écoulement; il diminua dès qu'on introduisit les bougies moins souvent, et bientôt cessa tout-à-fait.

Le malade partit vers le milieu du mois ; sa guérison était complète.

Remarquez ici l'identité des empreintes prises sur le même point, à plusieurs jours d'intervalle; comparez ces empreintes avec celles observées après la cautérisation, et jugez si la sonde exploratrice est un instrument précieux, si la cautérisation est efficace.

QUATRE-VINGT-TREIZIÈME OBSERVATION.

Trente-huit ans; sept à huit blennorrhagies; blennorrhée; dysurie; trois rétrécissemens; emploi de beaucoup de médicamens sans résultats avantageux.

Un tabletier du faubourg Saint-Denis me consulta, le 29 août 1826, sur un écoulement auquel il était sujet depuis deux années, et sur une difficulté d'uriner qui augmentait graduellement. Il avait eu sept à huit blennorrhagies, et les avait combattues, la plupart, assez peu méthodiquement. Il avait opposé à sa blennorrhée différens traitemens mercuriels, diverses préparations balsamiques, et plusieurs sortes d'injections dans l'urèthre. Il était père de famille et âgé de trente-huit ans; sa femme et ses enfans se portaient bien. Le jet de l'urine était court, bifurqué.

J'explorai l'urèthre, et y reconnus trois rétrécissemens : un premier, à deux pouces (*fig.* 387), faible, un second, à trois pouces (fig. 388), bien plus prononcé, et un troisième, à six pouces, assez fort pour arrêter une petite bougie de cire. Détruire ces rétrécissemens était pour moi le moyen le plus prompt, le plus sûr de faire disparaître la dysurie et la blennorrhée; mais les occupations du malade ne lui permettaient pas de suivre un traitement régulier. Je me bornai à conseiller des soins de régime, et le séjour d'une bougie douce de gomme élastique, pendant un quart d'heure chaque matin.

Ce fait se réunit aux précédens pour montrer la nature non contagieuse des écoulemens qui dépendent des coarctations de l'urèthre, et pour faire voir l'insuffisance des médicamens qu'on leur oppose.

QUATRE-VINGT-QUATORZIÈME OBSERVATION.

Soixante ans; rétention d'urine complète; engorgement inflammatoire de la prostate; introduction d'une sonde; emploi de moyens antiphlogistiques; retour à l'état habituel de santé.

Je fus appelé, le 7 août 1826, dans le faubourg Saint-Antoine, près d'un fabricant de papiers peints. Il était atteint d'une rétention d'urine complète. Il avait soixante ans, beaucoup de force et d'embonpoint.

Une petite bougie de cire parcourut l'urèthre avec facilité, et se trouva arrêtée au col de la vessie. Une sonde exploratrice, portée sur cette partie, y reçut l'empreinte 389. Cet examen et le toucher immédiat me firent reconnaître l'existence d'un engorgement de la prostate.

Je pris une sonde de gomme élastique; je l'armai d'un mandrin et l'introduisis dans la vessie. Le malade la garda pendant quarante-huit heures. Après ce temps, il la retira et put s'en passer : j'avais eu recours à une forte application de sangsues au périnée, à des bains de siége, des lavemens émolliens, des boissons mucilagineuses, à la diète et au repos.

Deux semaines plus tard, il survint une nouvelle difficulté d'uriner; mais cette fois, l'emploi des moyens antiphlogistiques suffit pour rétablir l'excrétion interrompue. Je ne fus pas obligé de porter une sonde dans la vessie. Le malade suivit ensuite un régime adoucissant, et se trouva, en peu de jours, dans son état habituel de santé.

Vous remarquerez que le sujet de cette observation est un vieillard; il est rare que chez les jeunes gens, la rétention d'urine soit causée par l'engorgement de la prostate.

QUATRE-VINGT-QUINZIÈME OBSERVATION.

Vingt-six ans; plusieurs blennorrhagies : une rétention d'urine complète; deux rétrécissemens; introduction d'une bougie; rétablissement du cours habituel de l'urine.

Le 25 septembre 1826, M. le docteur Beaufils m'adressa un doreur sur métaux, atteint, depuis douze heures, d'une rétention d'urine complète. Il était âgé de vingt-six ans, et avait eu plusieurs blennorrhagies.

L'exploration de l'urèthre me fit reconnaître l'existence de deux rétrécissemens, le premier (fig. 390) à deux pouces, le second (fig. 391) à cinq pouces.

Je pris un conducteur, et, par son aide, je présentai une petite bougie au premier obstacle. Elle le franchit, s'engagea seule dans la seconde coarctation, et parvint à la vessie. Elle y était depuis deux minutes au plus quand le malade éprouva un besoin pressant d'uriner; je la retirai : les urines la suivirent et sortirent en formant le jet. L'excrétion fut assez abondante, et calma aussitôt les souffrances du malade. Néanmoins, je crus prudent de remettre la bougie en place et de l'y laisser. Je prescrivis le repos, la diète, des bains et une boisson mucilagineuse.

Le lendemain, le malade se trouvait dans l'état habituel.

On voit ici un fait que j'ai observé plusieurs fois, et qui, au premier abord, peut paraître singulier; savoir, qu'un rétrécissement se laisse traverser par une sonde d'un diamètre plus fort que celui de l'empreinte qu'elle a donnée. Ce fait s'explique : l'emplâtre cède à la coarctation dans les points où il est seul, et de là une empreinte; au contraire, partout où il est soutenu par la gomme élastique, il résiste au rétrécissement, ou même le force. La même chose arrive pour les bougies et les sondes incompressibles; elles écartent les obstacles, et, passant au-delà, peuvent faire croire qu'ils n'existent point.

QUATRE-VINGT-SEIZIÈME OBSERVATION.

Vingt-quatre ans; plusieurs blennorrhagies; blennorrhée; dysurie; quatre rétrécissemens; cinq cautérisations; rétablissement du cours de l'urine; persistance de la blennorrhée; disparition spontanée de cette affection, puis son retour sans cause connue; traitement antisy-philitique.

Un libraire de Paris se présenta chez moi, le 28 septembre 1826; il était avec son médecin ordinaire, M. le docteur Chevillotte. Il avait de la difficulté à uriner, et se plaignait d'une douleur vive sur le trajet de l'urèthre. Il était fortement constitué, âgé de vingt-quatre ans, marié depuis sept, et père de quatre enfans. Il avait eu plusieurs blennorrhagies, et était sujet à une blennorrhée abondante.

Une petite bougie de cire put arriver facilement à la vessie; mais la sonde exploratrice me fit reconnaître l'existence de quatre rétrécissemens. Le stylet uréthro-cystique m'apprit ensuite que chacun d'eux avait à peu près trois lignes d'étendue. Le malade venait d'être soumis à la dilatation par les bougies; je le laissai reposer pendant quelques jours.

Le 4 octobre, j'obtins l'empreinte 392, à trois quarts de pouce du méat. Je portai le caustique sur ce point. Il ne causa ni douleur ni accident. L'escarre se détacha quarante-huit heures après.

Le 7, la sonde exploratrice fit un peu souffrir en en traversant le premier rétrécissement, parvint au second, à un pouce et demi, et ramena l'empreinte 393. Je cautérisai.

Le 10, le malade me dit qu'il avait rendu un peu de sang avec les urines; il allait bien d'ailleurs. J'arrivai au troisième rétrécissement, à trois pouces trois quarts; j'appliquai le caustique d'après l'empreinte 394, obtenue à ce point.

Le 13, il n'avait point paru de sang; mais il existait un suintement séro-sanguin. La sonde exploratrice détermina une sensation douloureuse en passant à un pouce et demi, pénétra jusqu'à cinq pouces, et y reçut l'empreinte 395. Je cautérisai avec le porte-caustique courbe; le droit ne put pas pénétrer.

J'avais attaqué le dernier rétrécissement. Le 16, je commençai à faire usage de bougies de cire; mais, trois jours après, trouvant de la résistance à un pouce et demi, je pris une empreinte (*fig.* 396) à cette profondeur, et j'y appliquai de nouveau le caustique. Je revins ensuite à la dilatation. Celle-ci faisait souffrir; je la conduisis très-lentement, et elle ne fut portée au plus haut degré que vers le milieu du mois de novembre. A cette époque, l'écoulement durait encore. Je lui opposai successivement les antiphlogistiques, les balsamiques, et une sonde laissée à demeure dans la vessie; il diminua un peu, mais voilà tout.

Sur ces entrefaites, le malade partit pour son pays, la Bourgogne, et y fut débarrassé de son écoulement, sous la seule influence du régime et de l'air natal.

Il jouissait déjà depuis quelque temps d'une bonne santé, quand, l'année dernière, il fut atteint de nouveau d'une uréthrite intense. Il désira recourir au caustique; mais je me bornai à l'emploi des antiphlogistiques. Ils pallièrent seulement le mal; il subsista.

Plus tard, MM. Marjolin et Chevillotte ont considéré cette uréthrite comme un symptôme de syphilis, et l'ont traitée d'après cette opinion; je la partageais. Les mercuriaux et les sudorifiques n'ont pas eu un effet aussi avantageux que celui qu'on pouvait en attendre.

Une telle résistance de la blennorhée, la disparition spontanée de cette affection, et la reproduction d'une uréthrite, après un calme aussi prolongé, sont des faits assez rares.

QUATRE-VINGT-DIX-SEPTIÈME OBSERVATION.

Vingt-quatre ans; deux blennorrhagies; blennorrhée et dysurie habituelles; ischurie pour la troisième fois; introduction d'une bougie à l'aide d'un conducteur; rétablissement immédiat du cours de l'urine; trois rétrécissemens, au méat urinaire, à un pouce et demi, et à cinq pouces; trois cautérisations; guérison complète en un mois.

M. le docteur Beaufils conduisit chez moi, le 18 août 1826, un malade qui était atteint d'une rétention d'urine complète depuis quinze heures. C'était un sculpteur, âgé de vingt-quatre ans. Il était marié depuis trois ans et n'avait pas d'enfant. Il avait eu deux blennorrhagies, l'une à dix-sept ans, l'autre à vingt-trois. Malgré le traitement le plus méthodique, celle-ci s'était prolongée, et avait fini par prendre la forme d'une blennorhée. En même temps, le cours des urines s'était embarrassé, et il avait été déjà interrompu deux fois; mais le repos, des bains, des lavemens et une boisson délayante avaient suffi pour le rétablir. Ces mêmes moyens venaient d'être employés sans succès. Bilieux, nerveux, très-impatient, le malade était dans un état de souffrance tel qu'il voulait se détruire.

Je présentai une petite sonde à l'urèthre; elle fut arrêtée à un pouce et demi. Une sonde exploratrice ordinaire ne put franchir le méat; une moyenne arriva à l'obstacle, et y prit l'empreinte 397. D'après cette donnée, je m'aidai d'un conducteur, et j'introduisis une bougie de gomme élastique n° 1 jusqu'à la vessie. J'eus quelque peine à lui faire atteindre ce but; elle rencontrait un obstacle à cinq pouces. Je la retirai une minute après : le malade urina par un jet filiforme bien soutenu, et fut immédiatement soulagé. Les idées de suicide firent aussitôt place à des sentimens de tendresse et de reconnaissance, à une sensation de bonheur vivement partagée par les médecins. Je remis la bougie en place; elle fut gardée jusqu'au lendemain, et en peu de jours le malade se trouva à l'état ordinaire.

Le 1er septembre, je l'explorai de nouveau, et j'obtins les empreintes 399 et 398, la première au méat, la seconde à un pouce et demi de là. J'opérai sur ce dernier point avec la sonde à cautériser.

Le 3, la sonde exploratrice moyenne passa avec effort sur le premier obstacle, franchit le second assez facilement, et en trouva un troisième à cinq pouces. D'après l'empreinte 400, qu'elle en ramena, j'y portai le caustique.

Le 6, une petite bougie de cire pénétra sans peine jusqu'à la vessie. Le 7, le 8, le 9, j'en mis de plus fortes; mais, le 10, voyant que leur passage au méat devenait très-difficile, je me déterminai à agir sur ce point. J'y portai le bistouri caché, et je pratiquai une ouverture de trois lignes et demie; puis je passai le nitrate d'argent sur les parties divisées. Cette cautérisation fut très-douloureuse; l'incision avait été à peine sentie.

Le 14, l'escarre était tombée; une sonde exploratrice (*fig.* 401) arriva à la vessie. Je revins à l'emploi des bougies.

Le 20, la dilatation fut portée à trois lignes et demie. Elle ne put pas aller au-delà; le méat opposait de la résistance. Les urines sortaient bien, l'écoulement avait diminué; il cessa à la fin du mois.

Cette observation est remarquable par le siége du premier rétrécissement, par la grandeur des deux derniers, et par la facilité avec laquelle tous les trois ont cédé.

QUATRE-VINGT-DIX-HUITIÈME OBSERVATION.

Soixante-trois ans; blennorrhée; dysurie; un fort rétrécissement; essai de dilatation intermittente; résultat peu avantageux.

Un homme qui semblait, par son caractère, devoir être à l'abri des rétrécissemens de l'urèthre, en éprouvait les effets depuis plusieurs années : il était sujet à une blennorhée abondante, et urinait très-difficilement. Il était âgé de soixante-trois ans, bilieux, nerveux, débile.

Je l'explorai le 20 septembre 1826, et j'obtins une empreinte (*fig.* 402) à quatre lignes, et une autre (*fig.* 403) à quatre pouces et demi; celle-ci indiquait un fort rétrécissement. Je proposai la cautérisation; elle fut rejetée.

La position sociale du malade rendait la dilatation

continue très-difficile à pratiquer; il fallut se borner à la dilatation intermittente. Encore ne fut-elle mise en usage qu'une ou deux fois par semaine, et chaque fois pendant une demi-heure au plus.

Ce moyen ne réussit pas : après plusieurs semaines consacrées à son application, les urines ne sortaient pas plus librement, et la blennorrhée avait augmenté. Le malade cessa de venir me voir.

La dilatation intermittente, si efficace quand elle succède à la cautérisation, se montre bien faible quand elle agit seule.

QUATRE-VINGT-DIX-NEUVIÈME OBSERVATION.

Vingt-cinq ans; quatre blennorrhagies; divers traitemens; blennorrhée; dysurie; usage de bougies; abcès urineux; introduction d'une sonde; fistule; deux rétrécissemens; deux cautérisations; prompte guérison.

Le 25 novembre 1826, je fus appelé près d'un fabricant de cuirs vernis. Il urinait difficilement, et portait au périnée une tumeur circonscrite et grosse comme un œuf. Il était petit, sanguin, agé de vingt-cinq ans. Il avait eu quatre blennorrhagies; il avait été soumis aux mercuriaux par M. Cullerier, puis traité par MM. Dubois, Lacour et Fabré-Palaprat, pour des maladies de l'urèthre; il était affecté d'un écoulement, et faisait usage des bougies. Je devais craindre un dépôt urineux. L'exploration me confirma dans cette idée; l'urèthre était obstrué à quatre pouces trois quarts, et la tumeur augmentait sensiblement de volume à chaque excrétion.

Je passai une petite sonde dans la vessie. Les jours suivans, j'en mis de plus fortes. Malgré ce soin, malgré le repos, la diète, les saignées locales, les bains, les boissons mucilagineuses et des applications émollientes, le dépôt s'ouvrit au debors. J'insistai sur le même ordre de moyens. En deux semaines, la fistule se trouva fermée.

Je retirai la sonde quelques jours après, et je restai à observer. Je ne fus pas long-temps sans remarquer une diminution sensible dans le jet de l'urine, et, pour éviter le retour de l'accident que je venais de combattre, je me déterminai à détruire le rétrécissement.

Dans ce but, je pris, le 4 janvier 1827, une empreinte (*fig.* 404) à quatre pouces trois quarts, et j'y portai le caustique immédiatement.

Le 7, la sonde exploratrice pénétra jusqu'à cinq pouces et demi, et y reçut l'empreinte 405. Elle était plus que la précédente en rapport avec les faits observés ; elle indiquait un rétrécissement assez fort et précédé d'un reste de fausse route. Je cautérisai sur cet obstacle. Il fut aplani ; quatre jours après, la sonde exploratrice (*fig.* 406) pénétra assez facilement jusqu'à la vessie. Je ne fis plus que dilater.

Au 1ᵉʳ février, le cours des urines était parfaitement libre, et l'écoulement avait disparu.

Le dépôt urineux a eu peu d'étendue et de gravité, sans doute, parce que l'ouverture accidentelle de l'urèthre siégeait devant le principal rétrécissement. Je suis persuadé que cette ouverture était l'effet des bougies ; le jeune homme les introduisait lui-même, et l'on sait qu'en général les malades craignent peu de forcer les résistances. Ajoutez à cela que l'obstacle était situé au commencement de la partie courbe du canal, et que les bougies du commerce sont presque toutes terminées en pointe. On ne saurait trop recommander aux malades d'éviter le danger des instrumens de ce genre, et d'être circonspect dans l'emploi de ceux qu'on leur confie.

CENTIÈME OBSERVATION.

Cinquante ans; plusieurs blennorrhagies; dysurie; pollutions nocturnes; deux rétrécissemens; sept cautérisations; rétablissement du cours de l'urine; cessation des pertes spermatiques.

Le sujet de cette observation est un chirurgien distingué de la marine royale, sanguin, bilieux, fort, et âgé d'une cinquantaine d'années. Je l'ai vu, pour la première fois, le 6 janvier 1827. Il était convalescent d'une maladie du cerveau, éprouvait beaucoup de difficulté à uriner, et se disait épuisé par des

pollutions nocturnes. Je l'examinai devant le médecin qui venait de lui sauver la vie, M. Louyer-
Villermay, et un chirugien de grand mérite, M***.
Le méat urinaire était très-petit, et le gland présentait les signes d'une inflammation chronique. Une
bougie de cire n° 3 se trouva arrêtée à quatre pouces ; une sonde exploratrice y prit l'empreinte 407.
Ce résultat me fit reconnaître l'existence d'un fort
rétrécissement à ce point. La maladie était très-ancienne ; elle avait été précédée de plusieurs blennorrhagies, et combattue, pendant longues années,
par les moyens dilatans : je proposai la cautérisation. M*** la rejeta. Il avait commencé le traitement;
je me retirai.

Je fus appelé de nouveau, le 24, pour prendre
part à une consultation dans laquelle se trouvait
M. Dupuytren. Cet habile praticien explora l'urèthre
avec soin, et fut d'avis de recourir au caustique. M***
persista dans l'opinion contraire.

Cependant le malade voulait absolument être
cautérisé; il fallut céder à ses sollicitations et à celles
de sa famille. Je fis, le 28, une première application
du nitrate d'argent à quatre pouces. M. Villermay
était présent à cette opération; il a également assisté à la plupart de celles que j'ai faites dans la
suite.

Le 31, la sonde exploratrice franchit aisément la
partie brûlée, pénétra jusqu'à quatre pouces trois

quarts, et y prit l'empreinte 408. J'attaquai ce second rétrécissement comme le premier, avec la sonde à cautériser, le seul instrument porte-caustique qui pût passer librement au méat.

Le 3 février, j'obtins l'empreinte 409 à cinq pouces, et je cautérisai immédiatement. Le malade, dont la tête était encore singulièrement faible, se disait menacé de rétention d'urine, quoique les urines eussent coulé en abondance, et que la vessie fût vide.

Le 6, il allait bien ; mais il croyait toujours la rétention d'urine imminente, et voulut garder une bougie dans l'urèthre. Il la retira le lendemain matin, la remit ensuite plusieurs fois dans la journée, et se blessa, selon toute apparence ; car il fit couler du sang, et une empreinte (*fig.* 410) prise ce jour même, à cinq pouces, se montra légèrement bifurquée. Néanmoins, je cautérisai.

Le 10 et les deux jours suivans, je me bornai à passer des bougies de cire.

Le 13, le malade désira que je lui laissasse une bougie à demeure ; mais il la retira encore, et manœuvra avec elle, à différentes reprises.

Le 14, l'empreinte 411 ne me permit plus de conserver des doutes sur l'existence d'une fausse route. J'opérai dans le but d'y remédier, de détruire l'espèce de cloison qui la séparait du canal. Je remplaçai ensuite la bougie par une petite sonde, et je fis défense expresse de la retirer. Malgré la présence de cet instrument, malgré l'excrétion d'une abondante quantité d'urine, le malade se crut encore plus d'une fois atteint d'ischurie, et il fallut beaucoup de raisonnemens pour lui prouver qu'il n'en était rien.

Le 18, je mis une algalie plus forte.

Le 20, le malade reconnut qu'il avait eu des craintes chimériques, et m'engagea lui-même à retirer la sonde; elle commençait à le fatiguer. Les trois jours suivans, je me bornai à passer des bougies de cire.

Le 24, je remarquai un léger étranglement sur l'une d'elles. Je portai une sonde exploratrice dans l'urèthre; elle s'arrêta à cinq pouces. Par l'empreinte (*fig.* 412) qu'elle en rapporta, je jugeai que la fausse route n'existait plus, mais que le rétrécissement n'était pas complétement détruit. Je cautérisai de nouveau, puis j'insistai sur la dilatation intermittente.

Cependant, le 15 du mois suivant, remarquant que les bougies éprouvaient toujours une légère secousse en passant à cinq pouces, j'y portai la sonde exploratrice; elle me donna l'empreinte 413, et je fis une dernière application de nitrate d'argent.

Depuis, toutes les bougies qui ont passé au méat urinaire, ont pu marcher librement dans le canal, et le malade a uriné souvent, mais facilement, par un jet étroit, mais fort. Les pollutions, qui avaient cessé dès la première application du caustique, n'ont pas reparu.

La sensibilité des organes génitaux et l'étroitesse du méat urinaire expliquent la fréquence des excrétions et le peu de volume de la colonne de liquide.

Ce malade a passé une partie de l'été à Passy. Il y a recouvré des forces, de l'embonpoint et la plénitude de ses facultés intellectuelles. Il est allé ensuite reprendre les fonctions de la place importante qu'il occupe dans les colonies.

J'attribue le retard de la guérison à l'état moral du malade, et aux modifications que cet état a nécessitées dans le traitement. Les mêmes raisons me font craindre que la cure ne soit pas durable.

CENT UNIÈME OBSERVATION.

Soixante-douze ans; phimosis accidentel; dysurie; dépôt salin sur le gland; incision du prépuce.

Un homme de soixante-douze ans était affecté d'un phimosis accidentel. A chaque excrétion, l'urine s'arrêtait dans le prépuce, s'y amassait, comme dans un second réservoir, et n'en sortait qu'avec peine. Ce malade avait eu, dans sa jeunesse, des chancres au prépuce; mais son affection ne datait que de quelques années, et l'avait d'abord peu oc-

cupé. S'il réclamait des secours, c'est que le prépuce venait de s'enflammer, soit à cause de sa distension répétée, soit plutôt à cause d'un dépôt de
matières salines qui existait dans son intérieur.

Après m'être assuré de la nature de la maladie,
je portai une sonde cannelée dans la petite ouverture
qui restait au prépuce ; et, conduit par cet instrument, je pratiquai une incision sur la partie inférieure de ce repli. Le gland fut mis à nu, et débarrassé des matières qui l'entouraient. Je fis ensuite
un pansement simple sur la plaie, et, par le soin
d'en maintenir les lèvres écartées, je parvins à les
faire cicatriser isolément, en douze jours. Le cours
de l'urine a été rétabli aussitôt après l'opération, et
ne s'est plus dérangé.

Ce phimosis est de ceux que l'âge amène sans
qu'il soit facile de dire le pourquoi. Quant aux affections qu'il a déterminées, il est aisé de s'en rendre
compte.

CENT DEUXIÈME OBSERVATION.

Soixante ans ; blennorrhagies ; blennorrhée ; dysurie ;
injections forcées dans l'urèthre ; application de bougies ; quatre mois de traitement ; résultat peu satisfaisant ; quatre rétrécissemens ; douze cautérisations ;
guérison ; fistule ouverte sans coarctation, fermée sans
sonde.

Le 13 janvier 1827, M. le docteur Rey me confia,

dans la rue de Bondy, un malade dont il est le médecin, et qu'un anatomiste distingué venait de traiter, pendant quatre mois, pour une affection grave des voies urinaires. C'était une dysurie, compliquée d'une blennorrhée et d'un catarrhe de vessie. On avait eu recours à divers moyens, particulièrement à des injections forcées dans l'urèthre et à l'application prolongée de bougies coniques. On n'avait obtenu que peu d'amélioration, et toutes les tentatives pour arriver à la vessie avaient été vaines. Il paraît même que, pendant le traitement, il s'était développé une tumeur au périnée, et que cette tumeur avait abcédé. Était-ce un dépôt urineux? Je le pense; mais je n'ai pas pu m'en assurer : la fistule, si elle a existé, était fermée quand j'arrivai.

Je procédai à l'examen de l'urèthre sous les yeux de M. Rey : les bougies les plus fines se trouvaient arrêtées à cinq pouces. Nous reconnûmes l'existence de plusieurs rétrécissemens. Le premier, à quatre pouces, me donna l'empreinte 414.

Le 14, je portai le caustique sur ce point. Le malade, très-nerveux, très-irritable, était informé de ce que nous devions faire, et cependant il fut cautérisé sans s'en douter. Interrogé sur ce qu'il éprouvait, il nous répondit : *Un léger picotement.* Notez que c'est un homme qui cultive les lettres, qu'il est habitué à attacher un sens précis aux mots.

Le 18, je cautérisai de nouveau, d'après l'empreinte 415, ramenée du même point.

Le 21, la sonde exploratrice pénétra un demi-pouce plus loin, et y prit l'empreinte 416. Je cautérisai ; cette opération fit un peu souffrir.

Le 25 et les deux jours suivans, le malade se trouvait irrité : je me bornai à une dilatation légère de la partie brûlée.

Le 28, la sonde exploratrice pénétra jusqu'à cinq pouces, et y prit l'empreinte 417. J'opérai avec la sonde à cautériser, sans causer de souffrance.

Le 2 février, j'obtins deux empreintes, l'une (*fig.* 418) à quatre pouces et un quart, l'autre (*fig.* 419) à cinq pouces. J'agis sur le premier point avec le porte-caustique, et sur le second avec la sonde à cautériser.

Le 5, je cautérisai à cinq pouces et un quart, d'après l'empreinte 420.

Le 8, la sonde exploratrice parvint à cinq pouces et demi, et me donna l'empreinte 421. Je portai sur ce point la sonde à cautériser courbe ; mais, au moment où je voulus mettre le caustique à découvert, l'instrument éprouva une secousse, et le malade ressentit de la douleur. Je craignis de le blesser ; je retirai la sonde ; puis, ne voyant aucun indice de lésion, je la réintroduisis, et son application ne fit pas souffrir.

Le 11, une bougie de cire entra dans la vessie ; et, pendant quelques jours, je ne fis que dilater.

Le 16, une bougie emplastique n° 8 se trouva étranglée. J'explorai ; je pris l'empreinte 422 à cinq pouces et demi. Il s'écoula un peu de sang ; je ne cautérisai que le lendemain.

Le 20 et le 21, je fis usage de bougies de cire.

Le 22, voyant que celles du n° 11 fatiguaient, j'explorai encore ; j'obtins l'empreinte 423, et je cautérisai.

Le 25, une nouvelle empreinte (*fig.* 424), me fit faire une nouvelle cautérisation, toujours au même point, à cinq pouces et demi. Les urines, qui charriaient beaucoup de glaires précédemment, n'en présentaient plus, et leur excrétion se faisait sans peine. Je dilatai pendant quelques jours ; puis, le 2 mars, je pris une empreinte 425 , et je cautérisai.

Le 5, le 6 et le 7, je me bornai à passer des bougies de cire.

Le 8, une sonde exploratrice (*fig.* 426) parvint à la vessie, et je ne fis plus que dilater. Le malade urinait déjà largement ; il n'y avait plus de catarrhe. La blennorrhée disparut graduellement, et, en peu de jours, les fonctions de l'appareil urinaire furent ramenées à l'état normal.

Plusieurs mois après, ce malade, qui était très-sujet aux dartres, et qui en voyait moins depuis quelque temps, commença à éprouver un sentiment de cuisson dans l'urèthre ; bientôt, à cette cuisson se joignit un véritable embarras dans le cours des urines, et il se développa une petite tumeur au périnée. Je fus appelé.

Je constatai que le canal était libre dans les parties cautérisées : les instrumens y passaient avec la plus grande facilité ; mais, arrivés à la prostate, tous se trouvaient arrêtés. Je portai un doigt dans le rectum, et, par son aide, j'introduisis une sonde dans la vessie.

La petite tumeur s'ouvrit, donna du pus très-fétide, et bientôt se fondit tout-à-fait. Cependant le malade, fatigué par la sonde, la retira ; les dartres reparurent, et l'ouverture du périnée, qui cette fois était réellement fistuleuse, puisque l'urine y passait, ne tarda pas à se fermer.

Depuis, ce malade n'a pas cessé de jouir d'une bonne santé. Il est retiré à Belleville ; et quoique âgé de plus de soixante ans, il vient souvent à **Paris** à pied, et s'en retourne de même.

Cette observation montre le peu d'efficacité des injections forcées, et la supériorité du traitement par le caustique. On y voit aussi un fait bon à noter, quoiqu'il soit loin d'être seul, la guérison d'une fistule urinaire sans la présence d'une sonde dans l'urèthre.

CENT TROISIÈME OBSERVATION.

Vingt ans ; blennorrhée depuis une année ; un rétrécissement ; une cautérisation ; guérison.

Le 22 mars 1827, un pharmacien de Paris, M. Pei-
gné, m'adressa le frère d'un de ses élèves. C'était un
jeune homme de vingt ans, bien constitué. Il était
affecté d'un écoulement qui durait depuis une année, et auquel il avait opposé successivement les
moyens ordinaires de l'art. Il avait, en outre, remarqué une légère diminution dans la force et le volume du jet de l'urine.

J'examinai l'urèthre : une petite sonde exploratrice parvint à la vessie; mais elle passa avec quelque
peine dans l'intervalle de cinq pouces à six pouces,
et y détermina de la douleur, soit en entrant, soit
en sortant. Une sonde exploratrice ordinaire se trouva
arrêtée à cinq pouces, et y prit l'empreinte 427. Il
s'écoula un peu de sang. Je reconnus ainsi l'existence d'un rétrécissement compliqué d'irritation.
Je l'attaquai le lendemain par le caustique ; il céda
à une seule application.

Le 26, la sonde exploratrice (*fig.* 428) pénétra facilement jusqu'à la vessie : je commençai la dilatation.

Le 2 avril, elle était portée à quatre lignes, et les
urines sortaient largement; mais l'écoulement était
plus abondant que jamais. Il diminua graduellement,
lorsque j'éloignai les introductions des bougies. Ce-

pendant, j'avais cessé leur usage, que cette affection durait encore ; j'eus recours au baume de copahu, et la guérison fut bientôt complète.

Les blennorrhées symptômatiques des rétrécissemens de l'urèthre sont bien plus fréquentes qu'on ne le croit généralement.

CENT QUATRIÈME OBSERVATION.

Vingt-sept ans ; une blennorrhagie ; injections irritantes dans l'urèthre ; blennorrhée ; dysurie ; un rétrécissement ; deux cautérisations ; guérison en trois semaines.

Un clerc de notaire était sujet à une blennorrhée légère, avait les urines glaireuses et éprouvait une gêne croissante dans leur cours. Il était grand, fort, sanguin et âgé de vingt-sept ans. Il avait eu une blennorrhagie. Cette affection ne datait que de deux années ; mais elle s'était prolongée, et, sur la fin, elle avait été attaquée par des injections dans l'urèthre avec une préparation secrète.

Je vis ce malade le 8 février 1827. Une sonde exploratrice, portée dans l'urèthre, s'arrêta à quatre pouces et un quart, et revint avec l'empreinte 433. Le reste du canal était libre. J'appliquai le nitrate d'argent immédiatement.

Le 11, une nouvelle exploration me donna l'empreinte 434, et je cautérisai.

Le 14 et les deux jours suivans, l'urèthre était un peu irrité ; je me bornai à y passer des bougies de cire.

Le 17, la sonde exploratrice (*fig.* 435) entra dans la vessie. Je ne fis plus que dilater.

Le 1er mars, les urines étaient naturelles, leur excrétion se faisait largement, et l'écoulement avait cessé. L'état des choses n'a pas changé depuis.

Le médicament secret a-t-il contribué au développement de la coarctation? C'est probable : il était fort irritant.

CENT CINQUIÈME OBSERVATION.

Trente-deux ans; deux blennorrhagies; dysurie; deux
rétrécissemens; deux cautérisations; guérison en quatorze jours.

Un limonadier n'urinait plus que par un jet fili-
forme et avec les plus grands efforts. Il était sanguin, fort et âgé de trente-deux ans. Il avait eu deux blennorrhagies, et leur avait opposé des moyens anti-
phlogistiques.

Il vint me trouver le 20 février 1827. J'examinai l'urèthre : une petite bougie de cire se trouva arrêtée à quatre pouces, après avoir passé avec quelque peine à trois pouces; une sonde exploratrice moyenne ne put franchir ce dernier point, et y prit l'empreinte 456. Il n'y avait aucun écoulement. Je cautérisai immédiatement.

Le 23, le malade urinait par un jet gros comme une plume de corbeau. La sonde exploratrice causa un peu de douleur sur le premier obstacle, parvint au second, et me donna l'empreinte 437. J'opérai, comme la première fois, avec le porte-caustique.

Le 26, le jet des urines était presque naturel. Je présentai une petite bougie à l'urèthre ; elle le parcourut librement. Une sonde exploratrice (*fig.* 438) passa avec un peu d'effort au siége des deux rétrécissemens, et pénétra dans la vessie. Je commençai la dilatation intermittente.

Le 5 du mois suivant, elle était arrivée à son terme. Une bougie de quatre lignes de diamètre entra sans effort, séjourna sans douleur, et sortit sans empreinte. Un jeune médecin de Rennes, plein de talent et d'instruction, M. le docteur Godefroy, était présent à cette séance. Il recueillit de la bouche même du malade l'assurance qu'il avait à peine souffert, et que, durant ce traitement, il n'avait point interrompu ses occupations.

La jeunesse, le petit nombre de blennorrhagies, l'absence de blennorrhée et le défaut de dilatation antérieure expliquent ici le prompt succès de la cautérisation.

CENT SIXIÈME OBSERVATION.

Quarante-huit ans ; une blennorrhagie ; blennorrhée ; dysurie ; usage de bougies de corde à boyau ; un rétrécissement ; une fausse route ; trois cautérisations ; prompte guérison.

Le 15 février 1827, je fus consulté par un négociant retiré. Il était sujet à un écoulement abondant et à une difficulté d'uriner qui variait en intensité. Il n'avait eu qu'une blennorrhagie, et l'avait traitée par les boissons délayantes et le mercure doux. Il était âgé de quarante-huit ans, sanguin et nerveux. Il faisait usage de bougies. Il les plaçait lui-même, et donnait la préférence à celles de corde à boyau, parce qu'elles dilataient plus vite; mais il lui était arrivé déjà plusieurs fois de faire couler du sang en les introduisant, et le plus souvent il se trouvait arrêté à cinq pouces et un quart.

Je le fus, à mon tour, sur ce même point; une petite bougie de cire ne put le franchir. J'y portai une sonde exploratrice; elle prit l'empreinte 429, et m'annonça que j'avais affaire à un rétrécissement compliqué d'une fausse route. Je m'aidai d'un conducteur, et je parvins à faire passer une petite bougie jusqu'à la vessie. Cette circonstance et la force du rétrécissement me firent penser qu'il était seul. Je laissai la bougie en place.

Le lendemain, je pus, sans peine et en toute sûreté, opérer avec le porte-caustique modifié; je le fis agir sur le côté gauche de l'urèthre, de manière à détruire la cloison qui séparait ce canal et la fausse route.

Le 15, le malade se sentait un peu irrité; mais il urinait bien mieux, et une bougie de cire put arriver à la vessie.

Le 20, je repris une empreinte (*fig.* 430), et je vis avec satisfaction que la fausse route n'existait plus. Je cautérisai de nouveau.

Le 23, une nouvelle exploration me donna l'empreinte 431, et j'appliquai le caustique pour la dernière fois, en présence de M. Coudray, élève distingué des hôpitaux de Paris. L'opération ne détermina aucune douleur. Le 26, le malade urinait largement; il y avait un écoulement séro-sanguin par l'urèthre : je me bornai, pendant trois jours, à passer des bougies de cire.

Le 29, le linge ne présentait plus que des taches jaunâtres. Une sonde exploratrice (*fig.* 432) entra facilement dans la vessie. Je continuai la dilatation sans trop la presser. Le 10 mai, elle était terminée.

L'écoulement avait beaucoup diminué. Quelques pilules de copahu le firent cesser.

Le danger des bougies de corde à boyau, l'utilité de la sonde exploratrice et les avantages du porte-caustique modifié sont mis en évidence dans cette observation. Quelles chances le malade n'aurait-il pas courues, si l'on avait voulu le sonder sans prendre d'empreinte, ou l'opérer avec le porte-caustique ordinaire !

CENT SEPTIÈME OBSERVATION.

Trente - sept ans; plusieurs blennorrhagies; dysurie;
blennorrhée; catarrhe de vessie; trois rétrécissemens,
au méat, à trois quarts de pouce et à trois pouces;
quatre cautérisations; guérison en vingt-cinq jours.

M. Fourcadelle me présenta, le 1er avril 1827, un
malade qui était affecté de dysurie et de blennorrhée
depuis plusieurs années, et qui venait d'être atteint
d'un catarrhe de vessie : les urines charriaient des
glaires. Il était âgé de trente-sept ans; il avait eu des
chancres sur le méat urinaire à vingt-cinq ans, une
blennorrhagie à dix-sept, et plusieurs autres à la
suite. Il était marié depuis six ans, et n'avait pas
d'enfant. L'urine sortait de côté, par un jet fin et en
forme de vrille.

Une petite bougie de cire pénétra jusqu'à la vessie, après avoir été arrêtée un instant à trois pouces.
La sonde exploratrice ne put aller au-delà du méat
urinaire, et y prit l'empreinte 439. Le peu de succès
que j'avais obtenu jusque-là de la cautérisation, pratiquée sur cette partie, me fit proposer l'incision. Mais
cette opération exigeait, après elle, le séjour d'un
corps étranger dans l'urèthre, et les occupations du
malade, chef d'une forte maison de charcuterie, ne
lui permettaient pas de prendre le moindre repos. Je

donnai la préférence au caustique. Je l'appliquai immédiatement; il réussit au-delà de mes espérances.

Le 4, la sonde exploratrice s'enfonça un demi-pouce plus loin, et rapporta l'empreinte 440. Je cautérisai.

Le 7, l'excrétion des urines se faisait librement. La sonde exploratrice (*fig.* 441) pénétra dans la vessie, sortit avec des indices de constriction, et fut suivie de l'écoulement de quelques gouttes de sang. Je commençai à faire usage de bougies de cire. Mais, le 10, voyant qu'elles se trouvaient étranglées à trois pouces de profondeur, j'explorai de nouveau, et j'obtins les empreintes 442 et 443, la première au méat urinaire, et la seconde à trois pouces. Je fis agir le caustique sur ces deux points.

Le 13, le malade se sentait un peu irrité; je me bornai à passer une bougie de cire.

Le 14, la sonde exploratrice (*fig.* 444) arriva facilement à la vessie. Je ne fis plus que dilater.

Le 25, les urines sortaient largement, et ne déposaient point de glaires; l'écoulement avait disparu; tout était dans l'état naturel. Depuis, ce malade n'a pas cessé de se bien porter.

Cette observation est remarquable par le prompt succès que le nitrate d'argent a obtenu sur une partie de l'urèthre où l'action de ce sel est ordinairement bien moins efficace que dans le reste du canal.

CENT HUITIÈME OBSERVATION.

Soixante-trois ans; plusieurs blennorrhagies; dartres; blennorrhée; dysurie; quatre rétrécissemens; six cautérisations; rétablissement du cours de l'urine; persistance de la blennorrhée.

Le 12 avril 1827, le malade dont il est question dans la 102ᵉ observation me conduisit chez un de ses parens, ancien notaire, affecté depuis longues années de dysurie et de blennorrhée. C'était un homme fortement organisé et âgé de soixante-trois ans. Il avait eu plusieurs blennorrhagies, et s'était long-temps servi de bougies et de sondes. A chaque excrétion d'urine, une certaine quantité de liquide s'arrêtait dans l'urèthre, et quelquefois ne sortait que long-temps après que l'action de la vessie avait cessé.

L'exploration de l'urèthre me fit reconnaître l'existence de plusieurs rétrécissemens. Le premier, à deux pouces et demi, me donna l'empreinte 445. Je le cautérisai, le 14, sans produire de douleur. Néanmoins, le 17, le canal était irrité, et laissait échapper de la sérosité sanguinolente : le malade avait négligé de boire. Je me bornai à passer une petite bougie de cire, et à recommander d'user amplement d'une boisson mucilagineuse.

Le 18, la sonde exploratrice arriva à trois pouces trois quarts, et y prit l'empreinte 446. Le malade se trouva encore un peu irrité. Je le laissai reposer quelques jours.

Le 24, la sonde exploratrice franchit facilement le premier obstacle, fit un peu souffrir en passant sur le second, et prit l'empreinte 447 à cinq pouces. Je cautérisai immédiatement.

Le 27 et les jours suivans, je fis usage de bougies de cire.

Le 2 mai, une nouvelle exploration me donna l'empreinte 448, à cinq pouces et un quart, et fit couler quelques gouttes de sang. Je lavai le canal, et je cautérisai.

Le 5, le 6 et le 7, je passai encore des bougies de cire.

Le 8, j'eus l'empreinte 449, à cinq pouces et demi, et j'y portai le caustique.

Le 17, après plusieurs jours de dilatation, une bougie emplastique n° 15 présenta deux légers étranglemens. J'explorai : une première sonde très-forte fut arrêtée à quatre pouces et demi, et revint avec la forme 450. Une seconde (*fig.* 451) se trouva un peu serrée au même point, et pénétra ensuite facilement dans la vessie. Ce résultat me fit penser que la bougie de cire était étranglée à deux points, parce qu'elle avait été introduite en deux temps. J'appliquai le caustique à quatre pouces et demi. Je ne fis plus que dilater.

L'urine sortait largement, et ne séjournait plus

dans le canal; mais l'écoulement persistait; il avait seulement diminué. Je l'ai attaqué depuis par divers moyens, et particulièrement par les balsamiques; je n'ai pas été plus heureux. J'ai fini par l'abandonner à lui-même. J'ai pris ce parti de concert avec l'auteur d'un excellent ouvrage sur la maladie vénérienne, M. le docteur Lagneau.

Cette affection me paraît être de nature herpétique : le malade a été long-temps tourmenté par des dartres, et il n'en voit plus sur la peau. On sait que les fleurs blanches sont souvent entretenues par cette cause.

CENT NEUVIÈME OBSERVATION.

Quarante-cinq ans; dysurie; par fois strangurie; usage prolongé de bougies; un fort rétrécissement.

Un médecin qui s'est fait connaître par des travaux importans, et qui occupe le premier rang dans une de nos grandes villes, vint, le 25 avril 1827, me consulter sur une dysurie qu'il éprouvait depuis plusieurs années. Il urinait habituellement avec peine, souvent avec de grands efforts, et quelquefois seulement après plusieurs heures d'attente. Il faisait fréquemment usage de bougies, et donnait la préférence à celles de corde à boyau. Il était âgé d'environ quarante-cinq ans.

Une petite bougie de cire se trouva arrêtée à cinq pouces et demi. Une sonde exploratrice moyenne fut portée sur ce point, et revint sans empreinte. Introduite de nouveau, elle prit la forme 452, et nous fit reconnaître l'existence d'un fort rétrécissement. Les occupations du malade ne lui permettaient pas d'entreprendre un traitement curatif : je me bornai à lui conseiller des soins de régime et la continuation des moyens dilatans.

Je pense que, si, à la première introduction, la sonde exploratrice n'a pas obtenu d'empreinte, c'est parce qu'elle a été appliquée trop fortement, trop brusquement sur l'obstacle. Il faut, pour explorer les grands rétrécissemens de l'urèthre, que la pression de l'instrument sur eux soit douce, graduée, soutenue.

Les bougies de corde à boyau dilatent promptement ; mais elles demandent beaucoup d'adresse et d'habitude pour leur introduction. En des mains mal habiles, elles deviennent dangereuses.

CENT DIXIÈME OBSERVATION.

Cinquante ans ; deux blennorrhagies ; dysurie ; quatre rétrécissemens ; quatre cautérisations ; guérison en un mois.

Le père du jeune fabricant de cuirs vernis dont j'ai rapporté l'observation, sous le n° 99, me demanda, le 30 mai 1827, de le soumettre au même traitement que son fils. Il était, comme lui, affecté de dysurie, mais sans complication de fistule et sans blennorrhée. Il avait eu deux blennorrhagies, et était âgé de cinquante ans, très-faible, très-nerveux.

Une petite bougie de cire se trouva arrêtée à quatre pouces et demi. Une sonde exploratrice moyenne ne put pas franchir le méat urinaire, et y prit l'empreinte 453. Une petite sonde exploratrice pénétra jusqu'au second obstacle, et revint avec une empreinte déformée; l'emplâtre avait *filé*. Une petite bougie de cire lui succéda, et ramena, collée à son extrémité, la petite quantité de cire qui était restée dans le canal. Le malade urina ensuite comme à son ordinaire.

Deux jours après, le 1er juin, je cautérisai à l'entrée.

Le 4, une petite sonde exploratrice prit facilement l'empreinte 454 à quatre pouces et demi; je cautérisai.

Le 7, la sonde exploratrice (*fig.* 455) arriva à cinq pouces et demi. Je fis agir le caustique sur ce point.

Le 10, une bougie de cire parvint à la vessie.

Le 13 et les jours suivans, je dilatai.

Le 20, j'explorai de nouveau, j'obtins l'empreinte 456, à six pouces, et j'opérai sur ce point avec le porte-caustique modifié. Un médecin espagnol, d'un sens droit, d'un tact sûr et d'une instruction solide, M. le docteur Ascaraté, assistait à cette cautérisation. Elle ne causa aucune douleur, et eut l'effet que j'en attendais. Le 23, la sonde exploratrice (*fig.* 457) entra dans la vessie. Je revins à la dilatation, et je la menai à son terme en peu de jours.

Le 30, la guérison était complète; elle ne s'est pas démentie depuis.

On voit ici un fait que j'ai observé plusieurs fois; savoir, l'allongement et la séparation d'une parcelle de l'emplâtre qui garnit la sonde exploratrice. Cet incident est sans gravité : à ma connaissance, il n'a jamais été suivi de plus d'inconvéniens que dans ce cas. Il a toujours suffi de porter une bougie de cire sur l'emplâtre, pour que celui-ci y adhérât et sortît avec elle; quand on a abandonné ce corps, il a été chassé par les urines, dès la première excrétion.

CENT ONZIÈME OBSERVATION.

Quarante et un ans; une blennorrhagie; dysurie; deux rétrécissemens; dilatation continue; rétention d'urine complète; quatre cautérisations; guérison.

Un fabricant de plaqué éprouvait, tous les quarts d'heure, un besoin d'uriner, et ne parvenait à y satisfaire qu'avec une excessive peine. Il n'était sujet à aucun écoulement; mais il avait eu une blennorrhagie cinq années avant, et cette affection avait duré quatre mois. Il était âgé de quarante et un ans, marié depuis quatre, et père de famille.

Je l'examinai le 30 mars 1827. Une petite bougie de cire arriva à cinq pouces trois quarts, et s'y arrêta. Une sonde exploratrice ne put aller au-delà de cinq pouces, et elle y prit l'empreinte 458. Cette empreinte révélait un fort rétrécissement; j'avais affaire à un malade très-nerveux et très-irritable; je crus qu'il serait prudent de commencer par dilater. Je plaçai une bougie soyeuse de gomme élastique. Arrêtée d'abord à cinq pouces trois quarts, elle parvint, dès le lendemain, jusqu'à sept pouces, et, le jour suivant, elle entra dans la vessie.

Le 3 avril, je remplaçai cette bougie par une plus forte. Celle-ci fut gardée trois jours; puis, les urines ayant commencé à sortir largement, je la retirai.

Quarante huit heures après, le 8, dans la matinée, le malade se trouva tout à coup dans l'impossibilité d'uriner, et me pria de le secourir.

Je présentai une petite bougie à l'urèthre; elle entra dans la vessie. Je la retirai après l'y avoir laissée quelques minutes, et les urines la suivirent. Je pris une nouvelle empreinte à cinq pouces; elle fut en tout semblable à la première, quoiqu'un peu plus forte. J'opérai immédiatement avec le nitrate d'argent. M. le docteur Godefroy assistait à cette cautérisation; elle ne causa pas de douleur, et ne détermina aucun accident.

Le 11, j'eus l'empreinte 459, à cinq pouces trois quarts, et je cautérisai.

Le 14, je passai une bougie de cire.

Le 15, l'empreinte 460, obtenue à cinq pouces trois quarts, me détermina à cautériser.

Le 18 et les deux jours suivans, je me bornai à passer des bougies de cire.

Le 21, je pris l'empreinte 461, à cinq pouces trois quarts, et je portai le caustique sur ce point, pour la troisième fois. Je ne fis plus que dilater.

Le 28, la sonde exploratrice (*fig.* 462) entra librement dans la vessie, et, huit jours après, le malade avait recouvré la santé. Il continue à se bien porter.

Cette observation montre le parti que l'on peut tirer des bougies soyeuses pour disposer l'urèthre à la cautérisation, et apprend qu'il faut peu compter sur la durée des résultats heureux de la dilatation.

CENT DOUZIÈME OBSERVATION.

Trente-deux ans; quatre blennorrhagies; injections fortement astringentes; dysurie; dyspermasie; catarrhe de vessie; trois rétrécissemens; trois cautérisations; guérison.

Le 27 mai 1827, un excellent élève de la Faculté de médecine de Paris, M. Lafaure, réclama mes soins pour un de ses amis; c'était un négociant du midi de la France. Il avait de la difficulté pour uriner, ne pouvait se livrer au coït sans être atteint d'un écoulement, et n'éprouvait que très-rarement la sensation qui porte à cet acte. Il était bilieux, fort, et âgé de trente-deux ans. Il avait eu quatre blennorrhagies , et avait combattu la dernière par des injections d'eau de Rabel et de sulfate de zinc à forte dose. Il y avait trois ans de cela. Dès ce moment , le jet de l'urine avait diminué en volume et en étendue, et, depuis quelques mois , il existait à peine. L'excrétion du sperme était douloureuse et ne se faisait que partiellement ; elle provoquait parfois la perte de quelques gouttes de sang. Les urines charriaient des glaires.

L'exploration de l'urèthre amena une légère syncope, et me fit reconnaître à cinq pouces et demi un fort rétrécissement (*fig.* 463). Je soupçonnai qu'il en existait deux autres entre six et sept pouces.

Je portai le caustique sur le premier obstacle, deux jours après, le 29. Cette opération ne causa point de douleur, quoique l'introduction préparatoire d'une petite bougie eût été, ce jour même, suivie d'un sentiment de défaillance.

Le 1er juin, l'effet de la cautérisation était déjà très-marqué : l'urine sortait par un jet bien plus fort. Je passai une bougie de cire n° 5, et, le lendemain, une n° 6.

Le 3, la sonde exploratrice parvint à six pouces et un quart, et me donna l'empreinte 464. Je cautérisai.

Le 6 et les trois jours suivans, je dilatai.

Le 10, une bougie de cire n° 8 se trouva légèrement étranglée, vers six pouces trois quarts.

Le 11, j'obtins l'empreinte 465 à ce point. Il s'écoula un peu de sang. Je remis la cautérisation au lendemain.

Le 14 et les cinq jours qui suivirent, je dilatai sans rencontrer de résistance, et j'arrivai aux bougies de quatre lignes de diamètre. Le 20, la sonde exploratrice (*fig.* 466) parvint librement jusqu'à la vessie. Le jet des urines était gros et fort. J'insistai sur la dilatation, pendant une dizaine de jours. Ce temps écoulé, le malade se trouvait dans un état parfait de santé : les fonctions des organes génito-urinaires étaient revenues à l'état normal.

On peut apprécier, ici , l'influence que les rétrécissemens de l'urèthre exercent sur l'excrétion de l'urine et du sperme, sur la sécrétion du mucus de l'urèthre et sur celle du mucus de la vessie, sur le besoin d'uriner et sur les désirs vénériens.

CENT TREIZIÈME OBSERVATION.

Quarante-deux ans ; cinq ou six blennorrhagies ; excrétions d'urine fréquentes et en nappe ; parfois incontinence d'urine pendant le sommeil ; deux rétrécissemens ; trois cautérisations ; rétablissement du cours de l'urine par un gros jet ; frictions sur les lombes avec de la teinture de cantharides ; retour à l'état naturel.

Un négociant de Saint-Pétersbourg me fut adressé, le 11 mai 1827, par un habile praticien de Paris, M. le docteur Olmade. Il était âgé de quarante-deux ans, nerveux et lymphatique. Il avait eu cinq ou six blennorrhagies. Il urinait souvent et en nappe, et se plaignait surtout d'avoir fréquemment dans la nuit une excrétion involontaire d'urine.

J'explorai l'urèthre, et je reconnus l'existence de trois rétrécissemens. Le premier siégeait à trois quarts de pouce du méat; le troisième, à cinq pouces trois quarts, et le second à cinq pouces et un quart. Celui-ci était le plus fort; il avait trois lignes d'étendue, et me donna l'empreinte 467. Je le cautérisai le lendemain. La séparation de l'escarre fut suivie de l'écoulement de quelques gouttes de sang.

Le 15 et le 16, je me bornai à passer des bougies de cire.

Le 17, une sonde exploratrice moyenne parvint au dernier rétrécissement, à cinq pouces trois quarts, et prit l'empreinte 468. Une sonde exploratrice plus forte s'arrêta au premier obstacle, à trois quarts de pouce. et reçut l'empreinte 469. Je cautérisai légèrement sur ces deux points; puis, je dilatai pendant une quinzaine de jours. L'urine sortit par un gros jet, et le besoin de la rendre se fit sentir moins souvent. La sonde exploratrice (*fig.* 470) parcourut l'urèthre librement.

Cependant le malade se trouva encore une fois mouillé dans son lit: il avait perdu de l'urine pendant le sommeil. J'attribuai cet effet à la faiblesse du col de la vessie, et je fis faire sur les lombes des frictions avec de la teinture de cantharides. Cette médication semblait avoir atteint son but, et il y avait déjà quelques semaines que le malade était maître de ses urines, la nuit comme le jour, quand il partit pour la Russie.

L'incontinence d'urine, si fréquente chez les femmes, est rare chez les hommes adultes. Le plus souvent, quand elle se manifeste chez eux, elle est partielle, et dépend de l'arrêt d'une certaine quantité du liquide dans l'urèthre.

CENT QUATORZIÈME OBSERVATION.

Cinquante-deux ans; sept à huit blennorrhagies; usage prolongé de bougies; blennorrhée; rétention d'urine complète; essai de cathétérisme; hémorrhagie; fausse route; un rétrécissement d'un pouce d'étendue; huit cautérisations; guérison.

Le 9 mai 1827, un lieutenant-colonel en retraite vint me trouver. Il y avait six heures qu'il était atteint d'une rétention d'urine complète. Il avait été prendre un bain, et y avait rendu quelques gouttes d'urine; puis, il avait voulu s'introduire une bougie de gomme élastique, avait rencontré un obstacle, l'avait forcé, et avait fait couler beaucoup de sang.

Déjà, depuis quinze ou vingt ans, il urinait difficilement, et depuis long-temps il faisait usage de bougies. Il était d'origine italienne, âgé de cinquante-deux ans, bilieux et fort. Il avait eu sept à huit blennorrhagies, et était sujet à une blennorrhée qui disparaissait sous l'influence d'un régime sévère, et revenait dès qu'il se livrait au coït ou buvait des liqueurs alkooliques.

J'explorai l'urèthre : une petite bougie de cire, dont la pointe était arrondie, se trouva arrêtée à quatre pouces et un quart. Une sonde exploratrice, portée sur ce point, y prit une empreinte (*fig.* 471) bifurquée, et me prouva l'existence d'une fausse route.

Je m'armai d'un conducteur, et, par son aide, j'essayai de faire pénétrer une bougie n° 1 jusqu'à la vessie. Je ne pus atteindre ce but. La bougie s'engagea dans le rétrécissement; mais s'arrêta deux pouces plus loin. Néanmoins, deux ou trois minutes après, quand je la retirai, le malade put uriner un peu, et se sentit soulagé. Je remplaçai cette bougie par une de gomme élastique et de forme conique. Je prescrivis la diète, des bains et une boisson mucilagineuse. Les urines commencèrent à couler assez bien; toutefois, après quarante-huit heures, la bougie n'était pas plus avancée que le premier jour. Je la retirai.

Le 14, je pris une nouvelle empreinte (*fig.* 472) à quatre pouces et un quart. Il sortit quelques gouttes de sang. Je ne cautérisai que le lendemain. Le 18, l'empreinte 473, obtenue au même point, me fit cautériser de nouveau.

Les vingt jours suivans, le malade ne put s'occuper de sa maladie ; il courut beaucoup dans Paris,
et cependant n'éprouva aucun accident.

Le 8 juin, je pris l'empreinte 474 à quatre pouces et un quart; elle indiquait encore un reste de
fausse route. Je cautérisai.

Le 11 et le 12, le malade, toujours entraîné par
ses affaires, négligea de venir me voir.

Le 13, la sonde exploratrice parvint à quatre
pouces et demi, et y prit l'empreinte 475. La cautérisation détermina un sentiment de cuisson, peut-
être à cause de l'action mécanique de l'instrument
sur la partie cautérisée précédemment.

Le 16, j'arrivai à quatre pouces trois quarts, et.
d'après l'empreinte 476, obtenue sur ce point, je
cautérisai.

Le 17, je pris l'empreinte 477 à cinq pouces;
elle indiquait encore une fausse route. Je cautérisai avec le porte-caustique modifié.

Le 22, je reçus l'empreinte 478 à cinq pouces et
un quart; elle portait des traces de fausse route. Je
m'attachai à convertir les deux voies en une, en
brûlant énergiquement la cloison qui les séparait.

Le 26, la sonde exploratrice (*fig.* 479) parcourut l'urèthre librement, et parvint à la vessie. Il en
fut de même d'une bougie de cire n° 12. Je ne fis
plus que dilater.

Le 10 juillet, le malade était en état de santé; il

urinait par un gros jet, et n'avait aucun écoulement. Je l'ai vu encore pendant deux mois : il continuait à aller très-bien.

Remarquez l'étendue du rétrécissement, et celle de la fausse route. Quel danger le malade n'aurait-il pas couru, si on eût voulu agir sur lui sans une sonde exploratrice , et surtout faire des efforts pour introduire immédiatement une sonde dans la vessie? L'interruption du traitement explique sa longueur.

CENT QUINZIÈME OBSERVATION.

Trente-quatre ans; trois uréthrites en deux années; la première dure treize mois, la dernière s'établit sans contagion , et résiste aux moyens ordinaires; un rétrécissement; une cautérisation; guérison en vingt jours.

Une employé de la préfecture de la Seine avait eu trois blennorrhagies en deux années. La première avait duré treize mois, et un de nos meilleurs praticiens, M. Nauche, avait été obligé, pour la faire céder, de recourir aux injections d'acétate de plomb dans l'urèthre. La seconde s'était établie un mois après la première, et avait résisté, pendant quatre mois, au traitement le plus méthodique, dirigé par le même chirurgien. La troisième avait paru à la suite de rapports avec une femme que tout annonçait être saine.

Cette affection datait de deux mois. Je l'avais attaquée d'abord par les antiphlogistiques et le régime, puis par le calomel. Elle ne diminuait pas ; je soupçonnai qu'elle pourrait dépendre d'un rétrécissement de l'urèthre. Le malade était âgé de trente-quatre ans, bilieux et nerveux. Il ne souffrait point, et il avait remarqué que le jet de l'urine avait bien moins de force et d'étendue que dans l'état naturel.

J'explorai le canal deux fois, à trois jours d'intervalle ; les deux fois, le résultat fut le même : j'obtins, à quatre pouces trois quarts, l'empreinte 480. Il existait à ce point un rétrécissement de quatre lignes de longueur. Je le cautérisai le 20 juillet 1827.

Le 23 et le 24, je passai une bougie de cire.

Le 25, la sonde exploratrice (*fig.* 481) parvint librement à la vessie. J'insistai sur l'emploi des bougies emplastiques.

Le 1er août, l'urine sortait largement et l'écoulement avait beaucoup diminué. Le 10, il était nul. Il n'a pas reparu depuis.

Vous avez ici un nouvel exemple du rapport qui existe entre les inflammations de l'urèthre et ses rétrécissemens, une nouvelle preuve de l'utilité du caustique pour combattre les unes et les autres.

CENT SEIZIÈME OBSERVATION.

Trente-deux ans; trois blennorrhagies; blennorrhée intermittente; dysurie; trois rétrécissemens; trois cautérisations; guérison.

Le 5 juillet 1827, M. le docteur Combes me présenta un malade affecté de blennorrhée et de dysurie. C'était un affineur, âgé de trente-deux ans, sanguin et fort. Il avait eu trois blennorrhagies. La première datait de douze ans, et la seconde avait été compliquée d'un bubon.

Depuis cinq ou six ans, il était sujet à avoir chaque année un écoulement qui s'établissait sans cause spéciale, et se prolongeait beaucoup. Le dernier, traité par M. Combes, avec la liqueur de Van-Swieten et le plus méthodiquement possible, n'avait cédé qu'après quatre mois.

Une très-petite bougie de cire arriva à la vessie, et sortit avec un léger étranglement; une sonde exploratrice ordinaire fut arrêtée à quatre pouces et un quart, et prit l'empreinte 482; une petite sonde exploratrice franchit ce premier rétrécissement, fit un saut, et s'arrêta à cinq pouces et demi. Je conclus de cet examen qu'il existait trois rétrécissemens, et il fut résolu avec M. Combes que nous les attaquerions par le caustique. Ce médecin, dont la modestie et le zèle pour la science égalent les talens, a bien voulu suivre le traitement jusqu'à la fin.

Le 5, je portai le caustique sur le premier rétrécissement, à quatre pouces et un quart.

Le 7, l'escarre se détacha, et l'urine sortit d'abord plus librement; mais, le 8, son excrétion était aussi difficile qu'avant. La sonde exploratrice arriva à quatre pouces trois quarts, et me donna l'empreinte 483. Je cautérisai. Il n'y eut aucun incident à la suite de l'opération.

Le 11, les urines sortaient déjà largement. La sonde exploratrice arriva à cinq pouces et demi, et y prit une empreinte (*fig.* 484) bien plus forte que les précédentes. Cette exploration fit couler un peu de sérosité sanguinolente. Je remis la cautérisation au lendemain.

Le 15, le 16 et le 17, je passai des bougies de cire n° 8, 10, et 12.

Le 18, la sonde exploratrice (*fig.* 485) parvint à la vessie, et les urines sortirent largement. Je dilatai encore pendant quelques jours, puis, je mis un intervalle de plus en plus grand dans les introductions des bougies. L'écoulement disparut peu à peu.

Le cours de l'urine, devenu plus libre, immédiatement après la séparation de la première escarre, a été plus difficile ensuite. Cet effet tiendrait-il à l'irritation que le travail inflammatoire, nécessaire à cette séparation, aurait provoquée sur le second rétrécissement? La comparaison des empreintes 482 et 485 me porte à le croire.

CENT DIX-SEPTIÈME OBSERVATION.

Cinquante ans; six ou sept blennorrhagies; blennorrhée; dysurie habituelle; rétention d'urine complète; plusieurs rétrécissemens; vain essai pour introduire une bougie, à l'aide d'un conducteur; emploi d'une bougie soyeuse; introduction et séjour d'une sonde; rétablissement du cours de l'urine; prompt retour du canal sur lui-même; trois rétrécissemens; sept cautérisations; guérison.

Un ancien canonnier à cheval, grand, fort et âgé de cinquante ans, urinait très-difficilement depuis plusieurs années, mais ne s'occupait pas de sa maladie. Il était sujet à un écoulement habituel, et avait eu six ou sept blennorrhagies. Atteint enfin d'une rétention d'urine complète, il m'envoya chercher, le 15 juillet 1827. J'allai le voir à Belleville, dans un établissement de boyauderie qu'il dirige. Je le trouvai souffrant au-delà de toute expression; il faisait les efforts les plus violens, sans pouvoir rendre une seule goutte d'urine.

J'explorai l'urèthre, et je reconnus l'existence d'un rétrécissement médiocre à deux pouces et un quart, et d'un autre très-fort, un pouce plus loin. Je cherchai, avec l'aide d'un conducteur, à faire pénétrer une bougie dans la vessie. Je n'y réussis pas; l'instrument s'engageait dans le premier rétrécissement et s'arrêtait à un demi-pouce de là. Je devais croire qu'il existait au moins un troisième rétrécissement. Je ne multipliai pas mes tentatives, quoiqu'elles eussent eu un résultat avantageux, l'excrétion de deux ou trois cuillerées d'urine. Je plaçai et j'assujétis une bougie conique dans l'urèthre; puis, je fis faire une forte application de sangsues, prendre des bains, garder la diète et boire abondamment.

Les urines continuèrent à sortir goutte à goutte. Néanmoins, quatre jours après, la bougie avait fait peu de progrès, et le malade urinait encore avec la plus grande difficulté. Je présentai une sonde de gomme élastique à l'urèthre, et je parvins sans beaucoup de peine à la faire entrer dans la vessie. Le lendemain, je remplaçai cette algalie par une plus forte; celle-ci le fut, à son tour, par une d'un numéro au-dessus. Quinze jours plus tard, j'étais arrivé à une sonde de trois lignes de diamètre. Je fis usage de celle-ci pendant une semaine. Elle fatiguait singulièrement le malade; il urinait largement autour d'elle; je la retirai.

Il y avait à peine huit jours que l'urèthre était abandonné à lui-même, et déjà le jet de l'urine était diminué de moitié; le malade vint me trouver. Nous étions au 25 août. Un nouvel examen du canal m'annonça l'existence de trois rétrécissemens;

je me décidai à recourir au caustique. Je l'appliquai immédiatement à deux pouces et un quart, d'après l'empreinte 486, prise sur ce point. Cette opération, pratiquée devant M. le docteur Boucher, ne détermina aucune douleur.

Le 28, j'eus, à deux pouces et demi, une empreinte (*fig.* 487) plus petite que la précédente. Le canal était irrité, et le gland manifestement gonflé. Je me bornai aux soins de régime.

Le 30, la sonde exploratrice (*fig.* 488) parvint à trois pouces et un quart, et fit couler un peu de sang.

Le 1er septembre, je cautérisai.

Le 4, l'empreinte 489, obtenue au même point, me fit cautériser de nouveau.

Le 7, je passai des bougies de cire.

Le 8, la sonde exploratrice avança jusqu'à trois pouces trois quarts, et y prit l'empreinte 490. Je cautérisai.

Le 11 et le 14, j'obtins les empreintes 491 et 492, à quatre pouces. J'y portai le caustique.

Le 17, les urines sortaient bien plus largement. Je reçus l'empreinte 493, encore à quatre pouces, et je cautérisai pour la dernière fois.

Le 20, la sonde exploratrice (*fig.* 494) parcourut l'urèthre librement. Je fis ensuite usage de bougies emplastiques pendant trois semaines, d'abord tous les jours, puis à des intervalles plus grands.

Le 10 septembre, le cours de l'urine était libre, et l'écoulement avait entièrement cessé. Il n'y a pas eu de changement depuis.

Malgré le conducteur, une bougie fine n'a pas pu pénétrer jusqu'à la vessie : on conçoit que cela doit arriver souvent, quand il existe un rétrécissement au-delà de celui où parvient le conducteur. La bougie soyeuse n'a pas fait de progrès pendant un séjour prolongé; mais elle a entretenu l'écoulement des urines et facilité l'introduction de la sonde : c'est un moyen dont j'ai bien des fois constaté l'utilité. La dilatation continue a nécessité un repos absolu, et n'a eu qu'un effet temporaire; la cautérisation a été suivie d'une guérison qui paraît radicale, et n'a pas empêché le malade de vaquer à ses affaires : quelle différence entre les deux traitemens !

CENT DIX-HUITIÈME OBSERVATION.

Cinquante ans; trois blennorrhagies; blennorrhée; dysurie; parfois strangurie; vain essai de cathétérisme; introduction d'une sonde dans la vessie; rétablissement momentané du cours de l'urine; augmentation de l'écoulement; quatre rétrécissemens; sept cautérisations; guérison.

Le chef d'une exploitation de plâtre, à la petite Villette, vint, le 18 août 1827, me demander des soins. Il avait eu trois blennorrhagies. Il urinait souvent et très-difficilement. Sa maladie datait de six années. Atteint de strangurie en 1825, il s'était adressé successivement à quatre praticiens de Paris, pour se faire sonder. Trois avaient échoué, et parmi eux se trouvaient deux hommes fort habiles dans le cathétérisme, l'un professeur de la Faculté de médecine, et l'autre chirurgien d'un grand hôpital. Le quatrième était enfin arrivé à la vessie, mais après avoir causé beaucoup de souffrances, et fait couler une grande quantité de sang. Depuis cette époque, le malade était affecté d'un écoulement très-abondant. Précédemment, il voyait déjà un léger suintement par l'urèthre, et, dans sa jeunesse, il avait eu trois blennorrhagies. Il était âgé de cinquante ans, d'une constitution forte et d'un tempérament sanguin très-prononcé.

L'exploration de l'urèthre me fit reconnaître l'existence de plusieurs rétrécissemens; et, dès le surlendemain, je cautérisai le premier, à un pouce et demi, d'après l'empreinte 495, prise sur lui.

Le 23, je fis une seconde application de ce sel, à deux pouces et un quart, sur les données fournies par l'empreinte 496.

Le 26, une petite bougie de gomme élastique parvint à sept pouces. Jusque-là, elle avait été arrêtée à quatre pouces et demi. J'obtins l'empreinte 497 à ce dernier point, et je voulus agir avec la sonde à cautériser ; mais j'éprouvai de la difficulté à l'engager dans le rétrécissement. Il s'écoula du sang ; je remis l'opération au lendemain.

Le 30, la sonde exploratrice pénétra un quart de pouce plus loin, et me donna une empreinte (*fig.* 498), qui expliquait pourquoi le cours des urines était aussi embarrassé qu'avant le traitement. Il s'écoula encore un peu de sang. Néanmoins, je cautérisai, après avoir passé une petite bougie dans le rétrécissement.

Le 2 septembre, une bougie de ciré entra dans la vessie, et la sonde exploratrice (*fig.* 499) parvint jusqu'à cinq pouces ; je cautérisai.

Le 5, le 6 et le 7, je fis usage de bougies de cire.

Le 8, l'empreinte 500, prise au même point, me détermina à y appliquer de nouveau le caustique.

Le 11, je passai une bougie n° 7.

Le 12, j'en introduisis une n° 8, puis une n° 9. Celle-ci sortit un peu étranglée. Je pris l'empreinte 501, toujours à cinq pouces, et j'y portai le caustique. M. le docteur Lemaigre était présent à cette séance.

Le 15 et les quatre jours suivans, je me bornai à dilater.

Le 20, la sonde exploratrice (*fig.* 502) parcourut l'urèthre en toute liberté. L'excrétion de l'urine se faisait largement.

Je me servis de bougies de cire pendant une dizaine de jours; puis, je les employai moins souvent, et l'écoulement, qui avait commencé à diminuer, finit par cesser tout-à-fait. Il n'a pas reparu. Le cours des urines se maintient toujours à l'état naturel.

Cette observation est remarquable par les difficultés que le cathétérisme à présentées, par l'abondance de l'écoulement, par le nombre, la force et le siége des rétrécissemens. Je ne parle pas de la dysurie, ni du succès aussi prompt que complet que la cautérisation a obtenu.

CENT DIX-NEUVIÈME OBSERVATION.

Quarante ans; quatre blennorrhagies; blennorrhée opiniâtre; légère dysurie; un rétrécissement; une cautérisation; rétablissement du calibre naturel de l'urèthre; persistance de l'écoulement; séjour d'une sonde pendant huit jours; légère diminution de la blennorrhée.

Le 6 août 1827, M. le docteur Jolly m'adressa un officier supérieur de la garde royale, affecté d'une blennorrhée qui datait de quinze mois. Cette maladie avait été traitée le plus méthodiquement possible par M. Cullerier et par M. Jolly lui-même. Pouvais-je espérer d'être plus heureux que de tels praticiens? Je n'avais guère de chances de succès que dans le cas où l'affection dépendrait d'un rétrécissement de l'urèthre ; mais cette hypothèse était probable : le malade avait eu trois ou quatre blennorrhagies, et urinait moins largement que dans l'état normal.

Je procédai à l'examen de l'urèthre : une petite bougie de cire atteignit facilement à la vessie ; mais une sonde exploratrice moyenne se trouva arrêtée à six pouces, et me donna l'empreinte 503. Une petite sonde exploratrice franchit l'obstacle avec un léger effort, et fit souffrir dans son passage de six à sept pouces. Un stylet uréthro-cystique me fournit des données analogues. Il ne m'était plus permis de douter de l'existence d'un rétrécissement, et les faits que j'avais observés jusque-là me faisaient espérer qu'en le détruisant par le caustique, j'obtiendrais la cessation de l'écoulement. Je cautérisai le 8.

Le 11, la sonde exploratrice (*fig.* 504) pénétra facilement jusqu'à la vessie ; je commençai à faire usage de bougies de cire. Huit jours après, le cours des urines était parfaitement libre ; mais l'écoulement était plus fort que jamais. Quinze jours plus tard, il avait à peine diminué, et cependant j'avais eu recours à une préparation de baume de copahu administrée à l'intérieur.

Les bougies les plus fortes entraient facilement, causaient un peu de douleur en passant de six à sept pouces, et sortaient sans empreinte. Je me rappelai le fait dont j'ai parlé dans la quatre-vingt-sixième observation, et je pris le parti de placer une sonde à demeure. Elle fut gardée dix jours. Après ce temps, le malade, fatigué par la présence de l'instrument et ennuyé du repos qu'il lui imposait, s'en fit débarrasser. L'écoulement n'avait pas cédé ; il était seulement devenu plus faible.

Une nouvelle exploration de l'urèthre me porta à juger que la source de la blennorrhée était dans la partie de ce canal placée au-delà du rétrécissement. Je me proposais d'y promener légèrement le caustique, quand le malade fut obligé de suivre son corps dans une autre garnison. Je ne l'ai pas vu depuis ; j'ignore ce qu'il a fait, et comment il va.

Je pense qu'en modifiant, à l'aide du nitrate d'argent, la vitalité de la partie affectée, et revenant ensuite à l'application prolongée d'une sonde de gomme élastique, on aurait mis fin à l'écoulement. J'avais affaire à un homme d'une quarantaine d'années, sanguin, bilieux et fortement constitué.

CENT VINGTIÈME OBSERVATION.

Quarante-cinq ans ; une blennorrhagie à vingt ans ; injections fortement astringentes ; dysurie ; usage prolongé d'une bougie ; cinq rétrécissemens ; onze cautérisations ; tentatives du malade pour introduire une bougie dans la vessie ; déchirure de l'urèthre ; infiltration d'urine; gangrène du scrotum et de tout le tissu cellulaire sous-cutané du côté droit du tronc; six incisions successives; lotions et pansemens avec le chlorure d'oxide de sodium; guérison.

Un brasseur, ancien employé à la poste, éprouvait une extrême difficulté pour uriner. Il était grand, fort, sanguin et âgé de quarante-cinq ans; son affection datait de l'époque de la conscription, et l'avait exempté du service militaire. Elle n'avait été précédée que d'une seule blennorrhagie, et celle-ci n'avait duré qu'un mois; mais il avait été fait plusieurs injections irritantes dans l'urèthre, et l'on s'était servi de bougies enduites de préparations mercurielles. Il y avait en même temps une blennorrhée abondante, un catarrhe de vessie et une dyspermasie : le linge présentait des taches d'un jaune verdâtre; les urines étaient glaireuses et fétides, et le sperme ne sortait qu'après que l'érection avait cessé. Ajoutez à cela qu'il existait de petits ulcères sur le prépuce, que le malade était sujet à la goutte, et qu'il rendait fréquemment des graviers avec les urines.

Depuis longues années, il faisait usage de bougies de gomme élastique, et souvent il était obligé d'en introduire une pour uriner; elle n'arrivait jamais à la vessie.

J'examinai ce malade le 3 août 1827. Une bougie

mince de cire fut arrêtée à quatre pouces et un quart ; une petite sonde exploratrice, à un pouce et demi, et une moyenne à un demi-pouce. Je promenai légèrement le nitrate d'argent sur les ulcères du prépuce, et, le surlendemain, j'appliquai ce sel à un demi-pouce du méat, d'après l'empreinte 505, prise sur ce point.

Le 8, les ulcères du prépuce étaient guéris. J'obtins l'empreinte 506 à deux pouces, et j'y portai le caustique. Il survint un accès de goutte à la suite de cette opération ; je ne vis plus le malade que le 13. Il allait bien sous le rapport des voies urinaires. Je pris une nouvelle empreinte (*fig.* 507) à deux pouces, et je cautérisai.

Le 16 et le 19, je fis deux applications semblables à trois pouces, d'après les empreintes 508 et 509.

Le 22, la sonde exploratrice (*fig.* 510) atteignit à trois pouces trois quarts ; je cautérisai.

Le 25, j'opérai sur ce même point, et à quatre pouces, d'après les empreintes 511 et 512.

Le 28, une bougie de gomme élastique parvint à la vessie ; j'eus l'empreinte 513 à cinq pouces, et je cautérisai.

Le 2 et le 5 septembre, les empreintes 514 et 515 me firent agir à cinq pouces et un quart.

Le 8, le malade, pressé par les affaires, négligea de venir me voir.

Le 9, il chercha à s'introduire une bougie de gomme élastique ; ses tentatives eurent pour résultat la déchirure de l'urèthre, et l'infiltration de l'urine dans le scrotum.

Le 10, je trouvai cette partie distendue et rouge. Je m'empressai de passer une sonde dans la vessie, et d'inciser largement sur le côté le plus développé de la tumeur, à droite. Déjà la gangrène était dans son intérieur.

Dix heures après, le soir, les lèvres de la plaie étaient gangrénées, et la tumeur, revenue sur elle-même, à droite, avait acquis un nouveau volume à gauche. J'incisai sur ce côté. Il était gangréné aussi dans son intérieur ; mais la peau était saine. Je m'assurai que les urines s'écoulaient par la sonde, et je pansai l'une et l'autre plaies avec du chlorure d'oxide de sodium. Malgré cela,.la gangrène fit des progrès ; le lendemain matin, elle occupait plus de place dans les parties divisées, et le gonflement s'était propagé à l'aîne droite. Je fis une troisième ouverture sur cette région, et j'y rencontrai encore la gangrène. J'insistai sur l'application du chlorure : je l'injectai dans les plaies, et je les couvris avec de la charpie imbibée de ce fluide. Je répétai le pansement dans le milieu de la journée , et le soir.

Le 12 au matin, je dus donner un quatrième coup de bistouri, à la partie supérieure et externe de la cuisse droite ; le gonflement, indice de la gangrène sous-cutanée, était arrivé à cette partie.

Le 13 et le 14, je pratiquai encore deux incisions, l'une sur le flanc droit, et l'autre au bas de l'épaule correspondante. La peau était saine, mais décollée et soulevée, dans une étendue de plus de deux pieds carrés, par une sanie fétide et semblable à de la lie de vin. Le tissu cellulaire sous-cutané était gangréné dans tout le côté droit du tronc, depuis la ligne blanche jusqu'à l'aisselle et la partie la plus reculée du dos. Il sortait par lambeaux de dix à quinze pouces de long. Une injection faite par l'une des six ouvertures s'échappait par les autres; toutes communiquaient ensemble.

Un de mes élèves, dont je ne saurais assez louer le zèle, M. Paguéguy, les a pansées jusqu'à trois, quatre fois par jour, et toujours avec du chlorure. La détersion était complète le 18, et la cicatrisation s'est faite beaucoup plus promptement que je ne l'espérais. La guérison s'est opérée dans un ordre exactement inverse de celui suivant lequel les incisions avaient été pratiquées. La plaie du côté droit du scrotum, la première établie, celle autour de laquelle la gangrène avait exercé le plus de ravages, est la seule qui ait tardé à se fermer ; elle était fistuleuse.

Le malade, que la gangrène et la suppuration avaient amené à une faiblesse et à un amaigrissement extrêmes, a repris en peu de temps des forces et de l'embonpoint. Je l'ai tenu à un régime sévère, et lui ai fait porter la sonde pendant long-temps. Encore aujourd'hui, il l'introduit assez souvent. Le canal conserve de la tendance à revenir sur lui-même ; et peut-être qu'il faudra le soumettre au caustique dans les parties où les rétrécissemens n'ont été que dilatés. Il n'y a plus de gravelle.

Remarquez la rapidité avec laquelle la gangrène a marché, l'extension qu'elle a prise, le nombre des incisions qu'elle a nécessitées, et le peu de temps que les plaies on mis à se cicatriser.

CENT VINGT-ET-UNIÈME OBSERVATION.

Quarante-cinq ans ; une blennorrhagie ; écoulemens sans contagion ; un rétrécissement à quatre pouces et demi ; une cautérisation ; guérison en dix-sept jours.

Un commissionnaire, petit, fort, sanguin et âgé de quarante-cinq ans, vint me consulter le 12 août 1827. Il avait un écoulement. Cette affection datait de huit jours ; elle s'était développée à la suite d'un léger excès de table. Six mois avant, un autre écoulement, provoqué par un coït avec une femme saine, avait duré soixante-dix jours. Cette circonstance et une légère gêne dans le cours des urines me firent penser qu'il pourrait exister un ré-trécissement dans l'urèthre. Le fait d'une blennor-rhagie dont le malade avait été atteint dans sa jeu-nesse venait à l'appui de cette opinion.

L'exploration me prouva qu'elle était exacte. La sonde exploratrice s'arrêta à quatre pouces et demi, et me donna l'empreinte 536. Persuadé, dès lors, que l'écoulement dépendait de ce rétrécissement, je ne balançai pas à le cautériser.

Le 15, la sonde exploratrice entra dans la vessie, et je commençai la dilatation. Elle marcha rapidement.

Le 21, elle était arrivée à son terme. Huit jours après, l'écoulement cessa, et depuis il n'a point reparu.

Ce traitement a eu un prompt succès. Un candidat en médecine, M. Fauvel, a assisté aux opérations qu'il a nécessitées, et s'est convaincu qu'elles ne causaient point de douleur.

CENT VINGT-DEUXIÈME OBSERVATION.

Quarante-deux ans; deux blennorrhagies; plusieurs rétentions d'urine complètes; usage prolongé et répété de sondes; fistules; deux rétrécissemens; une cautérisation sans accident; interruption du traitement.

Un cocher de cabriolet, âgé de quarante-deux ans, grand et fort, urinait difficilement depuis dix ans. Il avait été obligé de se faire introduire la sonde un grand nombre de fois, et avait porté cet instrument, à plusieurs reprises, jusqu'à cinquante, soixante jours de suite. Il avait été traité, pour une fistule urinaire, une fois par M. Richerand, et une autre fois par M. Cullerier neveu. Ensuite la fistule s'était ouverte et fermée toute seule. Ce malade avait eu deux blennorrhagies : l'une à dix-huit ans, et l'autre à vingt.

Je l'ai vu le 14 septembre 1827. Huit mois avant, il était resté trente-huit jours à l'Hôtel-Dieu. M. Dupuytren l'avait soumis à l'usage d'une sonde à demeure, et avait commencé par lui faire garder une bougie pendant quelques jours. Le cours de l'urine avait été rétabli ; mais il n'avait pas tardé à s'embarrasser de nouveau. Depuis un mois, l'excrétion ne se faisait plus que par gouttes, et se répétait presque tous les quarts d'heure. Tout annonçait l'existence de grands obstacles dans l'urèthre.

Je portai une sonde exploratrice dans le canal; elle se trouva arrêtée à cinq pouces et un quart, et y prit l'empreinte 516. Une petite sonde exploratrice avança un demi-pouce plus loin, et reçut l'empreinte 517. Une bougie de gomme élastique parvint à la vessie. Celle-ci procura immédiatement l'issue des urines. Je la fixai, et je recommandai les soins du régime.

Deux jours après, le 16, l'état du malade permettait la cautérisation ; je la pratiquai légèrement sur le premier rétrécissement. M. le docteur Lemaigre était présent à l'opération. Il remarqua avec moi que l'empreinte prise sur ce point offrait un petit filet, en bas et à gauche de la tige centrale.

Était-ce une fausse route ou bien un reste de l'ancienne fistule? La première hypothèse me paraît plus probable que la seconde. Mon opinion se fonde sur le siége de l'ouverture accidentelle. Celle-ci se trouvait au-devant du principal rétrécissement (1). Quoi qu'il en soit, la cautérisation ne donna lieu à aucun accident, et l'excrétion de l'urine se fit sans qu'on fût obligé de recourir aux bougies. Mais le malade passa plusieurs jours sans revenir chez moi; je craignis qu'il ne mît de la négligence dans son traitement; je l'engageai à rentrer à l'Hôtel-Dieu.

On voit ici l'insuffisance de la dilatation pour détruire les rétrécissemens de l'urèthre.

CENT VINGT-TROISIÈME OBSERVATION.

Soixante ans; trois blennorrhagies; catarrhe de la vessie; irrigations dans ce viscère avec succès; récidive du catarrhe; blennorrhée; dysurie; deux rétrécissemens; six cautérisations; rétablissement du cours de l'urine; guérison du catarrhe; diminution très-notable de l'écoulement.

Un ancien militaire, âgé de soixante ans, était sujet à une blennorrhée habituelle et à une dysurie parfois très-forte. Il avait eu trois blennorrhagies

____

(1) Je regrette que la rupture de ce filet ait empêché le dessinateur de le représenter.

dans sa jeunesse. Ses urines charriaient des glaires, et leur excrétion était suivie de souffrances vives dans la région de la vessie. Ces derniers symptômes dataient de deux années, et avaient, dès leur apparition, déterminé M. Richerand à explorer la vessie avec la sonde d'argent; il n'y avait point de pierre. M. Jules Cloquet avait ensuite fait, dans ce viscère, des irrigations avec la sonde à double courant, et était parvenu, par ce moyen, à dissiper les glaires, et à faire cesser presqu'entièrement les douleurs. Il paraît cependant que le cathétérisme faisait souffrir, et que cette opération, confiée à un élève, avait provoqué plusieurs fois un écoulement de sang. Après ce traitement, le malade était resté six mois dans un état de santé passable. Puis, les glaires et les douleurs vésicales étaient revenues, et il s'y était joint une difficulté croissante dans le cours des urines.

Au moment où le malade demanda mes soins, le 5 septembre 1827, il venait de faire usage d'un élixir anti-glaireux, et d'être affecté, à la suite de cette médication, d'une gastro-entérite fort intense.

L'exploration de l'urèthre me prouva l'existence d'un rétrécissement à cinq pouces, et me donna l'empreinte 5i8. J'appliquai le nitrate d'argent le lendemain.

Le 9, la sonde exploratrice pénétra un demi-pouce plus loin, et y prit l'empreinte 5i9. Je cautérisai.

Le 12, le 16 et le 20, les empreintes 52o, 521 et

522, obtenues au même point, à cinq pouces et demi, m'y firent appliquer le caustique à trois reprises.

Le 24, la sonde exploratrice (*fig.* 523) parvint librement à la vessie, et je ne m'occupai plus que de dilater.

Le 30, les urines n'étaient point glaireuses, leur excrétion se faisait librement, et les douleurs vésicales avaient cessé; mais il y avait toujours un écoulement abondant. Quinze jours plus tard. celui-ci était bien moindre, et, à la fin d'octobre, il était presque nul.

Ce fait montre l'utilité des irrigations pour combattre les catarrhes de vessie. Les difficultés du cathétérisme étaient dues, sans doute, à des rétrécissemens qui commençaient : auraient-elles contribué à leur développement?

CENT VINGT-QUATRIÈME OBSERVATION.

Trente-huit ans; trois blennorrhagies; dysurie; blennorrhée; rétention d'urine complète; préparatifs pour la ponction de la vessie; issue spontanée des urines; traitement par la dilatation; récidive de la maladie; deux rétrécissemens, l'un très-fort à quatre pouces, l'autre très-long à cinq pouces; quatorze cautérisations; rétablissement du cours naturel de l'urine.

Le 18 septembre 1827, M. le docteur Manseau me confia un malade auquel il avait lui-même donné des soins précédemment. C'était un fabricant de flanelles, âgé de trente-huit ans et un peu lymphatique. Il avait eu trois blennorrhagies. Dès la première, il avait éprouvé de la gêne dans le cours des urines, et depuis la seconde, qui datait de dix ans, il était sujet à une blennorrhée continue. Il avait eu plusieurs rétentions d'urine complètes. L'une d'elles avait été prolongée au point de faire prendre le parti extrême de la ponction de la vessie; mais, pendant les apprêts de l'opération, la nature se suffit à elle-même, les urines se firent jour au-dehors. Il y avait sept années de cela; le malade se trouvait à cette époque dans un village près de Mayence. Le traitement auquel, une année plus tard, il avait été soumis par M. Manseau, avec l'assentiment de M. Dupuytren, consistait dans l'emploi, d'abord intermittent, puis continu, de bougies emplastiques pendant un mois. Après ce traitement, le cours des urines s'était rétabli, et l'écoulement avait diminué; mais l'un ne tarda pas à se déranger, et l'autre devint bientôt plus fort que jamais.

Dans le moment où ce malade vint me voir, il n'urinait plus que par un jet filiforme, et quelquefois même que par gouttes, et il lui fallait plus d'une demi-heure pour vider la vessie; aussi était-il dans l'habitude de ne procéder à cette excrétion que dans des temps de repos, le matin et le soir.

J'examinai l'urèthre devant M. Manseau : la sonde

exploratrice ne put arriver que jusqu'à quatre pouces et un quart, et sortit avec une empreinte longue et très-déliée (*fig.* 524). Il y avait seize heures que le malade n'avait pas uriné; je craignis une ischurie, et je cherchai, avec l'aide d'un conducteur, à passer une bougie très-mince dans la vessie. Arrêtée d'abord à cinq pouces, cette bougie finit par arriver au but, et lors de sa sortie, cinq minutes après, le malade rendit une grande quantité d'urine, par un jet filiforme prolongé.

Le lendemain, je commençai par introduire une bougie, puis je cautérisai.

Le 22, la sonde exploratrice arriva à cinq pouces, et me donna l'empreinte 525. Je voulus cautériser avec l'instrument de Ducamp; mais le stylet éprouva de la difficulté à s'engager dans le rétrécissement. Je dus renoncer à cet instrument. Je pris le porte-caustique modifié, et la cautérisation fut pratiquée sans difficulté, sous les yeux de M. le docteur Combes. Je cautérisai ensuite, le 26, à cinq pouces et un quart, le 29, à cinq pouces et demi, le 2 octobre, encore à cinq pouces et demi, le 5, le 8, le 11 et le 15, à cinq pouces trois quarts, toujours avec une amélioration sensible, mais faible.

Le 18, j'eus l'empreinte 526 à ce même point, et j'y portai le caustique; puis, je répétai cette opération sur la même partie le 22, le 26 et le 29.

Le 3 novembre, la sonde exploratrice parvint à

six pouces; je cautérisai, et je mis une sonde à demeure.

Le 6, la sonde exploratrice (*fig.* 527) entra dans la vessie, et, le jour suivant, les bougies jaunes les plus fortes furent introduites facilement, et retirées sans empreinte. Vers le milieu du mois, quand le malade partit pour sa fabrique, dans la Touraine, les urines sortaient largement; mais il restait encore un léger écoulement.

La ponction de la vessie, dont le malade a été menacé, était-elle nécessaire? non; puisqu'il a pu s'en passer. Que de fois cette opération a été pratiquée sans qu'il y eût plus d'urgence.

Le premier rétrécissement était très-grand, et a cédé à une seule cautérisation; le second, qui paraissait plus petit au premier abord, a exigé treize cautérisations. Cette différence tient évidemment à l'étendue de ce dernier rétrécissement, qui avait plus d'un pouce de longueur; il est à croire aussi qu'il était le plus ancien.

Une cautérisation, tentée vainement avec le porte-caustique de Ducamp, a été exécutée facilement avec le porte-caustique modifié. Beaucoup de faits analogues établissent, pour moi, la supériorité de cet instrument pour attaquer les rétrécissemens de la partie courbe de l'urèthre.

Il y a d'autres faits à noter dans cette observation : ce sont la quantité d'urine que rendait le malade à chaque excrétion, la durée de cet acte et la faculté de le retarder à volonté : il paraît que la vessie, habituellement distendue, avait acquis de la capacité et perdu beaucoup de sa sensibilité.

CENT VINGT-CINQUIÈME OBSERVATION.

Trente-neuf ans; plusieurs blennorrhagies; blennorrhée; légère dysurie; injections forcées; application de l'uréthrotome; emploi de bougies coniques et raides; gangrène sur le pénis; ouverture de l'urèthre; établissement de plusieurs fistules; deux rétrécissemens; une fausse route; introduction d'une sonde; cautérisations; amélioration sensible; inflammation d'un testicule; guérison.

Le 24 décembre 1826, je fus appelé, dans le faubourg du Temple, près d'un malade affecté de plusieurs fistules urinaires; c'était un ancien négociant. Il avait trente-neuf ans, un tempérament sanguin et une constitution forte, mais altérée par de longues souffrances. Il avait été affecté de plusieurs blennorrhagies dans sa jeunesse. Sujet à un léger écoulement et à quelque difficulté dans le cours des urines, il s'était confié à un chirurgien, qui, d'après l'annonce d'un journal politique, combattait les affections de ce genre par des procédés beaucoup plus doux et plus prompts que les moyens en usage. Il venait de recevoir ses soins pendant trois mois et

demi, et, durant ce temps, il avait presque toujours
eu la fièvre, et gardé le lit. Il avait été différentes
fois dans l'impossibilité d'uriner, s'était vu frappé de gangrène sur le pénis, avait subi un grand
nombre d'opérations douloureuses à l'urèthre, et
une plus douloureuse encore au périnée ; savoir, une incision pour ouvrir aux urines une large
voie par cette région. De nombreuses tentatives
pour arriver à la vessie avaient été vaines : les injections forcées, l'uréthrotome, les sondes droites,
des bougies à pointe fine et raide, tout avait
échoué. Il ne sortait presque plus d'urine par
l'ouverture naturelle : il s'était établi une fistule
au périnée, une au pubis, et deux au dos de la
verge.

Je procédai à l'examen de l'urèthre. Une petite
bougie de cire, dont l'extrémité était arrondie, parut, après plusieurs secousses et quelque résistance, pénétrer jusqu'à cinq pouces et demi ;
mais elle sortit un peu tortillée, et le malade,
pendant son séjour, accusa une sensation que, depuis quelque temps, il était dans l'habitude d'éprouver à chaque introduction d'instrument : il lui
semblait que le corps étranger quittait l'urèthre, et
s'engageait dans les chairs, à la droite de ce canal.
Une petite bougie de gomme élastique se trouva
arrêtée à quatre pouces ; une sonde exploratrice
moyenne passa avec un peu de peine à deux pou-

ces, et, parvenue à quatre pouces, y prit l'empreinte 528.

Ces recherches me prouvèrent l'existence de plusieurs rétrécissemens, et devaient me faire craindre celle d'une fausse route. Les fistules et l'urèthre donnaient beaucoup de pus; le malade était très-amaigri, et en proie à une fièvre continue avec redoublement chaque soir; il ne voulait plus entendre parler de la personne qui l'avait traité; la guérison n'était pas certaine; elle devait se faire attendre : je provoquai une consultation. M. Dupuytren avait déjà vu le malade; il voulut bien se joindre à moi. Ce chirurgien prit une sonde d'argent d'une ligne et demie de diamètre, constata l'existence de deux rétrécissemens, reconnut celle d'une fausse route, et parvint à la vessie.

L'algalie fut laissée en place. Je la retirai soixante-six heures après; le malade ne pouvait plus la supporter. Je lui substituai une sonde de gomme élastique, et j'augmentai graduellement le diamètre de celle-ci. Je ne négligeai ni les bains de siége ni les autres moyens hygiéniques déjà employés. A la fin de janvier, la fistule du pubis et celles du pénis étaient fermées, et l'état général du malade était bien amélioré; toutefois il y avait encore un mouvement fébrile. J'insistai sur l'emploi de la sonde.

Le 21 février, voyant que la fistule du périnée ne

faisait pas de progrès vers la guérison, que l'urèthre était le siége d'une abondante suppuration, et que la sonde rencontrait toujours un obstacle à deux pouces, et un autre à quatre, je pris le parti de cautériser ces deux obstacles. Dans ce but, je portai une sonde exploratrice sur chacun d'eux. Le premier me donna l'empreinte 530, et le second, l'empreinte 529. Je cautérisai d'abord à quatre pouces, et deux jours après, à deux pouces. Je répétai ensuite cette opération, une fois sur le premier rétrécissement, et deux fois sur le second. J'obtins une grande amélioration dans l'état du malade.

Je faisais toujours usage de la sonde. J'avais essayé de m'en passer; mais une gêne croissante dans le cours des urines m'avertit bientôt qu'il serait imprudent de négliger ce moyen.

Cependant la fistule s'était fermée, et depuis une vingtaine de jours, je m'en tenais à la sonde; tout à coup le testicule gauche devint le siége d'une vive douleur. De concert avec le médecin ordinaire du malade, M. le docteur Bernardin, j'eus recours aux antiphlogistiques locaux et généraux. Mais tout ce que nous fîmes n'aboutit qu'à calmer un peu la douleur, et n'empêcha pas l'inflammation de se développer et de se terminer par suppuration. Ensuite, la fistule du périnée s'ouvrit de nouveau.

Vers la fin du mois d'avril, le 25, l'exploration

de l'urèthre me donna, à quatre pouces, l'empreinte 531; je revins à la cautérisation. J'en usai avec réserve, une fois chaque semaine au plus.

J'eus la satisfaction de voir, sous l'influence de ce moyen, de la sonde, des bains de siége et de quelques soins de régime, la sonde exploratrice sortir avec la forme 532, la fistule se fermer, la suppuration de l'urèthre s'affaiblir, cesser, le malade recouvrer de l'embonpoint et revenir à la santé la plus brillante. J'ai cru néanmoins qu'il y aurait imprudence à laisser là la sonde; elle est portée la nuit, et souvent même une bonne partie de la journée.

Est-ce à l'uréthrotome, aux injections forcées, à la sonde droite ou aux bougies coniques et raides qu'il faut attribuer les désordres que présentait ce malade, quand j'ai entrepris son traitement? Je ne puis le dire; mais ce que je puis affirmer, c'est que ces instrumens avaient été mis en usage par une main habile et habituée à s'en servir.

CENT VINGT-SIXIÈME OBSERVATION.

Quarante ans; hypospadias; trois blennorrhagies; blennorrhée légère; chute sur le périnée; fistule urinaire, traitée par la sonde pendant deux années; un rétrécissement; cautérisations; guérison.

Un bijoutier de la rue aux Ours vint, le 13 avril 1827,

me prier de lui donner des soins. Il avait une fistule urinaire au périnée. Il était âgé de quarante ans,
fort, sanguin, lymphatique et replet. La fistule datait
de deux années. Elle s'était établie à la suite d'une
chute sur le périnée. Jusque-là le malade avait toujours uriné assez librement; mais il était sujet à
avoir, parfois, un léger écoulement, et, dans sa
jeunesse, il avait eu trois blennorrhagies.

Un praticien de mérite, et un de nos grands chirurgiens, un professeur dont je m'estime heureux
d'avoir été l'élève, avaient traité ce malade par les
sondes laissées à demeure. Quatre fois la fistule s'é-
tait fermée pendant le séjour de l'algalie, et quatre
fois elle s'était ouverte, lorsque cet instrument
avait été retiré.

Je procédai à l'examen de l'urèthre. Ce canal
présentait un vice de conformation, un hypospadias;
il se terminait à la partie inférieure et postérieure du
gland. La sonde exploratrice, portée dans son intérieur, rencontra un faible obstacle à un pouce et
demi, le surmonta, parvint à quatre pouces, et prit
l'empreinte 533. Cette empreinte prouvait l'existence d'un rétrécissement, et, par un filet saillant à
sa partie inférieure, indiquait le siége du trajet
fistuleux.

J'avais un double motif pour appliquer le nitrate
d'argent sur l'obstacle. Je pouvais espérer de le détruire par cet agent, et de favoriser en même temps

la cicatrisation de l'orifice interne de la fistule. Je cautérisai donc à plusieurs reprises ; j'eus le soin de mettre quatre ou cinq jours d'intervalle entre les opérations, et de placer, après elles, une sonde plus petite que la sonde habituelle.

Le 8 mai, la fistule existait encore ; mais elle donnait très-peu d'urine, et le canal était bien plus libre ; l'empreinte 534 en offre la preuve. J'insistai sur les mêmes moyens.

Un mois après, le 8 juin, la fistule était fermée.

Depuis cette époque, j'ai encore porté le caustique, de temps à autre, sur l'obstacle, tant que les sondes exploratrices ont continué à présenter un filet, c'est-à-dire l'espace de deux mois à peu près. Ensuite le malade, dont l'intelligence et l'adresse ont singulièrement hâté la guérison, a habitué, peu à peu, le canal à se passer de la sonde, d'abord pendant une heure, puis pendant deux et trois heures, enfin toute la journée ; mais il se sert encore de cet instrument la nuit, et n'ose pas le réformer tout-à-fait ; les antécédens le rendent craintif. Je ne puis qu'applaudir à sa précaution.

Cette observation prouve qu'à l'aide de la sonde exploratrice, on peut préciser le siége de l'orifice interne des fistules urinaires, et autorise à penser que, par des applications méthodiques du nitrate d'argent, on favorise la guérison de ces maladies.

CENT VINGT-SEPTIÈME OBSERVATION.

Vingt-neuf ans ; une blennorrhagie ; injections astringentes ; sensations morbides au périnée et le long de l'urèthre ; besoins fréquens d'uriner ; usage d'un grand nombre de moyens sans succès ; un rétrécissement organique compliqué d'irritation et de spasme ; une cautérisation ; usage de bougies de cire ; application d'une sonde à demeure pendant douze jours ; amendement faible et temporaire.

Le 9 novembre 1827, je fus consulté par un clerc de notaire, sur une maladie pour laquelle il avait reçu successivement les soins et les avis de MM. Pasquier, Lullier-Winslow, Marjolin, Richerand, Dupuytren, Broussais et Lagneau. Il était âgé de vingt-neuf ans, petit, sanguin, et nerveux. Atteint d'une blennorrhagie à dix-sept ans, il l'avait supprimée, au bout d'un mois, par des injections d'extrait de saturne ; et c'est à cette époque qu'il faisait remonter les accidens dont il se plaignait. Voici quels ils étaient ; j'extrais textuellement d'une note qu'il me présenta : « Des picotemens et des élancemens, sup-
» portables, à la vérité, mais presque continuels, au
» col de la vessie et au périnée, se propageant quel-
» quefois le long du canal de l'urèthre ; une douleur
» sourde et une espèce de pesanteur dans l'aîne
» droite ; une cuisson assez vive pendant et quel-

» quefois après l'émission des urines ; une chaleur
» générale dans tout le bas ventre, et dans la partie
» des fesses voisines du périnée, lorsque la position
» assise était prolongée quelque temps ; mais sur-
» tout, et c'est là ce qui incommodait le plus,
» des envies fréquentes d'uriner, principalement le
» soir. »

Le besoin d'uriner se faisait sentir plus tôt, quand
une première excrétion avait eu lieu. Pendant cet
acte, la verge se gonflait légèrement, et, sur la fin,
le jet des urines était très-mince, et comme bifurqué. Du reste, il n'existait aucune difficulté pour
chasser les urines ; et les recherches les mieux faites, par MM. Marjolin, Richerand et Pasquier, n'a-
vaient fait découvrir aucun corps étranger dans la
vessie. On avait d'abord appliqué le nitrate d'argent ; après cela, « sirops, tisanes, bains de toute es-
» pèce, injections, cataplasmes, frictions, lavemens,
» exutoires, suppositoires, introduction de bougies,
» tout avait été mis en usage, et rien n'avait procuré
» de soulagement. »

J'explorai l'urèthre : une petite bougie parvint à la
vessie ; une bougie de deux lignes de diamètre passa
aussi, quoiqu'avec un peu d'effort, et sortit après
avoir été légèrement étranglée, vers cinq pouces et
demi. La sonde exploratrice, introduite à cette profondeur, prit l'empreinte 536. Un stylet uréthro-
cystique, d'une ligne et demie de diamètre, se trou-

va arrêté sur ce point, soit en entrant, soit en sortant, et marcha librement dans le reste du canal.

L'existence d'un rétrécissement était un fait évident ; mais était-il spasmodique, inflammatoire, ou organique? La forme de l'empreinte et l'étranglement de la bougie de cire indiquaient un rétrécissement organique. D'un autre côté, la marche des instrumens, du stylet en particulier, m'avait prouvé que la partie rétrécie de l'urèthre était douée d'une sensibilité plus vive que le reste ; et le speculum, porté sur cette coarctation, deux jours après, le 11, me fit voir qu'elle était plus rouge que la portion de membrane muqueuse qui la précédait. Enfin la petitesse de l'empreinte et la grosseur relative du jet de l'urine annonçaient un état spasmodique du canal. Je jugeai qu'il y avait un rétrécissement organique, compliqué d'irritation, et, parfois, de spasme.

Je le cautérisai légèrement le 13; puis, je fis usage de bougies de cire pendant quelques jours. Les plus grosses furent introduites, et maintenues en place pendant vingt, trente minutes, sans être étranglées; mais les sensations morbides, accusées par le malade, diminuaient à peine. Je me décidai à lui faire porter une sonde. Il la garda pendant douze jours. J'espérais modifier par elle la sensibilité de la partie irritée, comme j'avais, par le caustique, détruit la saillie organique de la partie rétrécie. Mes espérances ne furent remplies qu'en partie. Il y eut un amendement bien marqué, mais de peu de durée ; et, quelques mois après, le malade éprouvait les mêmes sensations qu'avant la cautérisation. De sorte que je n'ai été guère plus heureux que les médecins qui l'avaient dirigé précédemment.

Quelque peu satisfaisant que soit ce traitement, il est en faveur des moyens que nous avons employés, puisque ces moyens sont les seuls qui aient procuré quelque soulagement.

CENT VINGT-HUITIÈME OBSERVATION.

Soixante ans; plusieurs blennorrhagies; dysurie; usage de bougies; rétablissement momentané du cours de l'urine; récidive de la dysurie; deux rétrécissemens; dilatation; amendement passager; trois cautérisations; guérison.

Un ancien agent de change, d'un tempérament sanguin et d'une forte constitution, éprouvait depuis quelques années de la difficulté pour uriner. Il avait eu plusieurs blennorrhagies dans sa jeunesse; mais il n'était sujet à aucun écoulement, et ne remarquait point de gêne dans l'éjaculation. Il avait soixante ans.

Il me fit appeler, le 17 avril 1827. Deux années avant, M. le docteur Lefèvre l'avait soumis à l'usage des bougies, et était arrivé graduellement à lui en faire porter de deux lignes de diamètre. Ce traitement, les heureux effets qu'il avait procurés, et la récidive de la dysurie ne me laissèrent pas de doute sur l'existence d'un ou de plusieurs rétrécissemens dans l'urèthre. L'exploration de ce canal m'en fit reconnaître deux à un pouce de distance l'un de l'autre, à quatre pouces et demi, et à cinq pouces et demi.

Il fut décidé que nous les soumettrions d'abord à une dilatation intermittente faible, et que plus tard, quand les occupations du malade le permettraient, nous les cautériserions. Je fis donc usage de bougies de cire pendant un quart d'heure, une demie heure chaque jour, et je parvins, en moins de deux semaines, à rendre l'excrétion des urines assez libre. Le jet avait la grosseur d'une petite plume à écrire.

Six mois et demi après, le 2 novembre, ce malade, revenu à peu près à l'état où il était avant, me pria de le traiter par le caustique. Je commençai par l'examiner : une petite bougie emplastique arriva à la vessie, mais après avoir rencontré un obstacle à quatre pouces et demi ; une sonde exploratrice moyenne fut arrêtée à ce dernier point, et y prit l'empreinte 537. M. Lefèvre, qui était présent à l'examen, s'assura avec moi que cette empreinte était parfaitement d'accord avec les empreintes prises le 17 avril, qu'elle présentait les mêmes saillies et les mêmes enfoncemens.

Il fut évident pour nous que la dilatation n'avait apporté qu'une modification momentanée dans les rétrécissemens. Je cautérisai immédiatement. Le malade, qui distinguait très-bien le mouvement circulaire de l'instrument, ne sentit point l'action du caustique.

Il n'y eut aucun incident à la suite de cette opération. Cependant, le 5, quand je présentai une bougie au canal, elle se trouva arrêtée. Des tentatives répétées pour lui faire franchir l'obstacle restèrent sans résultat. Je la laissai en place une dizaine de minutes; elle revint avec une grande escarre. Le lendemain, une petite bougie de cire, puis une autre d'une ligne et demie de diamètre, passèrent facilement; cependant celle-ci se trouva légèrement étranglée vers cinq pouces et demi.

Le 7, la sonde exploratrice parvint à ce point, et y prit l'empreinte 538. Je cautérisai. Déjà le cours des urines était moins embarrassé.

Le 10, et les huit jours suivans, je me bornai à passer des bougies de cire.

Le 19, une nouvelle exploration de l'urèthre me donna l'empreinte 539 à cinq pouces et demi. J'y portai le caustique pour la seconde fois. M. Lefèvre put encore se convaincre que les faibles souffrances éprouvées par le malade dans cette opération se liaient au mouvement de l'instrument, et non à l'action chimique du nitrate d'argent.

Le 21, la sonde exploratrice (*fig.* 540) entra dans la vessie, et je me bornai à faire usage de bougies emplastiques. A la fin du mois, la guérison était complète : le malade urinait largement, et ne conservait aucun indice d'irritation à l'urèthre. L'état des choses n'a pas changé depuis.

On voit que la dilatation n'a fait qu'affaisser les obstacles sur eux-mêmes, et que leur destruction par le caustique n'a point coûté de douleurs.

———

Je pourrais ajouter ici beaucoup d'autres observations à l'appui des opinions que j'ai émises dans ce travail, surtout relativement à l'action du nitrate d'argent; depuis une année, j'en ai recueilli un grand nombre. Je pourrais invoquer, par exemple, comme preuve de l'excellence de cet agent, pour combattre les rétrécissemens de l'urèthre, l'expérience de M. D***, employé au ministère des finances; de M. F***, voyageur du commerce; de M. R***, beau-frère d'un des membres les plus distingués de l'Académie des Sciences; de M. de F***, chef de bataillon dans un de nos régimens de ligne; de M. le comte de C***, officier d'état-major; de M. le docteur M***, médecin anglais résidant à Paris, etc. Tous ont été débarrassés en fort peu de temps de rétrécissemens de l'urèthre plus ou moins anciens, et accompagnés de symptômes divers, particulièrement de dysurie, de blennorrhée, de dyspermasie et de catarrhe de vessie. Mais l'exposition de leur traitement ne serait en quelque sorte que la répétition de ce que j'ai rapporté; elle augmenterait beaucoup le volume de cet ouvrage, déjà trop étendu, et ne changerait pas probablement la manière de voir des personnes que les faits cités n'ont pu affranchir de leurs préjugés sur la cautérisation. Je termine. Je vais seulement relater ce fait-ci, qui se lie directement à mon sujet, et dont il n'existe point d'exemple dans la série d'observations que j'ai donnée. Il vient de s'offrir à moi pour la première fois.

Un jardinier du Bourget, âgé de plus de soixante ans, croit remarquer de l'embarras dans le cours des urines, et veut s'assurer si le canal n'est point obstrué. Dans ce but, si non dans un autre plus pénible à déclarer, il prend une tige de rose trémière, la dépouille de ses feuilles, la porte dans l'urèthre, et l'y pousse de façon que bientôt elle s'y trouve en entier, et disparaît derrière le méat urinaire.

Un jour, deux jours, trois jours, quatre jours se passent, sans que le patient ose parler à personne de l'accident qui lui est arrivé. Il espérait que l'urine parviendrait à chasser le corps étranger, et comptait beaucoup sur la putréfaction pour aider à cette expulsion. Mais le cinquième jour, l'excrétion des urines, déjà très-difficile, devint impossible, et nécessité fut enfin de s'adresser à un homme de l'art.

M. le docteur Commecy fut consulté. Ce médecin n'avait pas sous la main les instrumens propres à l'extraction sollicitée ; elle était urgente : il engagea le malade à venir me trouver.

Je le vis trois heures après, le 2 juin à midi. Il n'avait pas rendu d'urine depuis la veille au soir ; il faisait souvent des efforts pour en excréter ; le pénis était gonflé, douloureux, et il sortait de l'urèthre une matière purulente abondante.

Je présentai un stylet à l'urèthre ; il s'enfonça à quatre pouces de profondeur sans rencontrer d'obstacle ; mais il me fut facile de reconnaître qu'il n'avançait ainsi que parce qu'il s'était engagé dans la cavité que le corps étranger offrait à son centre. On sentait ce corps à travers l'urèthre, et un petit speculum, introduit dans ce canal, me l'y fit distinguer très-nettement ; il était à un demi-pouce du méat. Je le fixai avec la main gauche, portée sur son trajet, et, le saisissant de la main droite, à l'aide de pinces à pansemens, je le retirai sans difficulté.

Il avait six pouces de long et trois à quatre lignes de diamètre.

Le cours des urines se rétablit aussitôt, et l'uréthrite, provoquée par la présence de cette singulière bougie, n'a pas tardé à se dissiper, sous la seule influence du régime et des bains locaux.

FIN.

TABLE

DES MATIÈRES.

*Indication des faits principaux, et des observations qui les
présentent.*

Abcès urineux, obs. 2, 4, 28, 99.
Application de l'uréthrotome, obs. 125.
Besoin fréquent d'uriner, obs. 13, 24, 37, 53, 70, 75, 113.
Blennorrhagie, obs. 1, 2, 3, 4, 5, 6, 7, 8, 9, 10, 11, 12,
13, 14, 16, 17, 18, 19, 20, 21, 22, 23, 25, 26, 27, 28,
29, 30, 33, 34, 35, 36, 37, 38, 39, 40, 41, 42, 43, 44, 45.
46, 47, 48, 49, 50, 51, 52, 53, 54, 55, 57, 58, 59, 60, 61,
62, 63, 64, 65, 66, 68, 69, 70, 71, 72, 73, 74, 75, 76, 77,
78, 79, 80, 81, 82, 83, 84, 85, 86, 87, 88, 89, 90, 91, 92, 93,
95, 96, 97, 99, 100, 102, 104, 105, 106, 107, 108, 110, 111,
112, 113, 114, 115, 116, 117, 118, 119, 120, 121, 122, 123,
124, 125, 126, 127, 128.
Blennorrhée, obs. 2, 3, 5, 8, 9, 12, 13, 14, 16, 17, 18,

Traitemens antiphlogistiques, obs. 8, 10, 23, 33, 53, 57, 94.

Traitemens par les bougies, 8, 11, 14, 18, 19, 28, 33, 35, 45, 47, 57, 61, 68, 69, 85, 95, 98, 99, 102, 106, 109, 111, 114, 117, 120, 125, 127, 128.

Traitement par le camphre, obs. 37.

Traitemens par les cantharides, obs. 113.

Traitement par le caustique. *Voyez* Cautérisation de l'uréthre.

Traitement par le chlorure d'oxide de sodium, obs. 29, 120.

Traitemens par divers moyens pharmaceutiques, obs. 45, 86, 88, 93, 99, 127.

Traitemens mercuriels, obs. 14, 34, 45, 96.

Traitemens par les préparations balsamiques, obs. 9, 32, 37, 45, 53, 61, 88.

Traitemens par les sondes de gomme élastique, obs. 6, 7, 11, 14, 19, 35, 42, 43, 45, 46, 50, 67, 68, 69, 80, 85, 86, 94, 99, 117, 118, 119, 122, 124, 125, 126, 127.

Uréthrite aiguë. *Voyez* Blennorrhagie.

Uréthrite chronique. *Voyez* Blennorrhée.

Urines purulentes, obs. 42.

ERRATA.

Pag. 103, dernière ligne, plessimètre, *lisez*, pleximètre.
Pag. 200, septième ligne, M. Mezière, *lisez*, M. Vernière.
Pag. 212, dans la note, Lieutand, *lisez*, Lieutaud.
Pag. 311, *lig.* 15, l'encrétion, *lisez*, l'excrétion.
Pag. 363, 364, 366, escarrhe, *lisez*, escharre.
Pag. 415, 416 et 418, M. Colson, *lisez*, M. Bodson.
Pag. 584, *lig.* 15, une, *lisez*, un.